经皮经肝
硬质胆道镜取石术

Percutaneous Transhepatic Choledochoscopic Lithotomy

主　编　王　平

主　审　刘衍民　李　君

副主编　孙北望　朱灿华

SPM
南方传媒

广东科技出版社
全国优秀出版社

· 广州 ·

图书在版编目（CIP）数据

经皮经肝硬质胆道镜取石术 / 王平主编. —广州：广东科技出版社，2023.11
ISBN 978-7-5359-8114-1

Ⅰ.①经… Ⅱ.①王… Ⅲ.①胆道疾病—结石（病理）—诊疗 Ⅳ.①R575.6

中国国家版本馆CIP数据核字（2023）第132598号

经皮经肝硬质胆道镜取石术
Jingpi Jinggan Yingzhi Dandaojing Qushishu

出 版 人：严奉强
责任编辑：丁嘉凌
装帧设计：友间文化
责任校对：于强强
责任印制：彭海波
出版发行：广东科技出版社
　　　　　（广州市环市东路水荫路11号　邮政编码：510075）
销售热线：020-37607413
https://www.gdstp.com.cn
E-mail：gdkjbw@nfcb.com.cn
经　　销：广东新华发行集团股份有限公司
印　　刷：广州一龙印刷有限公司
　　　　　（广州市增城区荔新九路43号）
规　　格：889 mm×1194 mm　1/16　印张22.5　字数540千
版　　次：2023年11月第1版
　　　　　2023年11月第1次印刷
定　　价：288.00元

《经皮经肝硬质胆道镜取石术》

主　编：王　平

主　审：刘衍民　李　君

副主编：孙北望　朱灿华

编　者：

广州医科大学附属第一医院肝胆外科（按姓氏笔画排序）

丁兆伟　王　平　王宗信　王淑雯　叶　欣　叶永青　朱灿华　刘婉明

孙北望　李　锟　李恩泽　应佳鑫　张新洽　范锦明　罗燕君　钟云龙

焉　磊　曹亚文　龚靖霖　梁　青　谢嘉奋　蔡银燕

中山大学附属第三医院肝移植科

张　彤

广州医科大学附属第一医院超声科（按姓氏笔画排序）

汤　庆　周兴华

广州医科大学附属第一医院影像科（按姓氏笔画排序）

邓　宇　李新春

广州医科大学附属第一医院麻醉科（按姓氏笔画排序）

莫仲翘　董庆龙

广州医科大学附属第一医院手术室（按姓氏笔画排序）

王　莉　高　飞

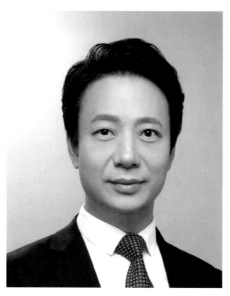

王平

　　教授、主任医师、医学博士、博士研究生导师、博士后合作导师，广州医科大学附属第一医院肝胆外科副主任。以客座研究员身份先后访问美国梅奥诊所、哥伦比亚大学肝移植中心、克利夫兰医学中心、日本东京大学医学部肝胆胰外科、名古屋大学肿瘤外科、日本国立国际医疗中心、日本杏林大学医学部等国际著名肝胆外科和肝移植中心。博采众家之长，在经皮经肝Ⅰ期胆管造瘘取石术治疗复杂的肝胆管结石领域开创了一系列新理论和新技术。

　　担任广州市医学会腔镜外科学分会主任委员、广东省医学会加速康复外科学分会副主任委员、广东省医师协会肿瘤外科医师分会副主任委员、广东省肝病学会微创治疗专业委员会副主任委员、日本外科学会委员、中国研究型医院学会消化外科专业委员会委员、山东省结石病微创治疗技术联盟特聘专家顾问、《中华肝胆外科杂志》编委、《广州医科大学学报》编委、《岭南现代临床外科》编委、《肝胆胰外科杂志》编委、《临床普外科电子杂志》编委。入选《岭南名医录》、第五届"羊城好医生"。

　　长期从事肝胆胰外科临床工作与基础研究，擅长肝癌、胆管癌、胰腺癌、复杂肝胆管结石及狭窄、胆管损伤、门静脉高压症、急性和慢性肝功能衰竭的外科治疗。参与编写了《肝胆管结石病经皮经肝取石手术应用指南（2021版）》《精准肝脏外科学》《数字化胆道外科学》等多部医学专著。多次代表中国肝胆外科学术界在国际学术会议上做特邀专题演讲。在国内外核心期刊发表研究论文33篇，其中18篇被《科学引文索引》（SCI）收录。主持省级课题2项、市级课题3项。

序

PREFACE

　　肝胆管结石病是我国肝胆外科的常见病和多发病。目前，肝胆管结石病的主要治疗方式是外科治疗，包括肝切除术、胆管空肠吻合术和经皮经肝取石术。当病情进展，出现弥漫性肝内胆管结石、肝萎缩、胆汁性肝硬化等晚期症状，会给外科治疗带来严峻挑战。随着医学科学和技术的快速发展，微创技术由于具有创伤小和快速恢复等特点，已成为外科治疗的重要组成部分和发展方向。近年来，肝胆管结石病微创治疗领域取得了快速进展，如腹腔镜、胆道镜、机器人手术系统等诸多微创技术的突破。

　　20世纪，Huard P和Nimura Y等学者先后报道和运用经皮经肝胆管造影、经皮经肝胆管引流和经皮经肝胆道镜检查（percutaneous transhepatic cholangioscopy，PTCS）等微创技术诊治肝胆管结石病。随着对肝胆管结石病的病理特点认识加深，2004年广州医科大学附属第一医院团队对PTCS进行改造。随后，2013年王平带领的团队在PTCS的基础上优化穿刺取石方案，提出了经皮经肝Ⅰ期胆管造瘘取石术（percutaneous transhepatic one-step biliary fistulation，PTOBF）的概念。该手术方案具有可操作性强、取石次数少、住院时间短、结石复发率低等特点，对经皮经肝穿刺技术存在穿刺难、易出血、结石取净难等问题，本书结合笔者丰富的临床经验，进行了详细的总结。

　　本书主编王平教授带领的团队对经皮经肝取石术进行了多年的探索和实践，积累了丰富的经验，成功举办多届全国性经皮经肝取石技术学习班，并编写了《肝胆管结石病经皮经肝取石手术应用指南（2021版）》。他们团队编写了这本《经皮经肝硬质胆道镜取石术》，该书内容较为详细，包括了经皮经肝取石术的发展历史、原理、应用解剖、影像学检查、适应证和禁忌证、手术器械、术前准备、操作步骤、并发症防治、模拟训练等。本书具有较高的学术水平及临床参考价值，适合肝胆外科医护人员学习，值得向广大医护人员推荐。

中国工程院院士：董家鸿

前言

肝胆管结石病是常见的胆道外科疾病，占胆石症的0.6%~21.2%，多见于我国西南、华南、长江流域和东南沿海等地区。肝胆管结石病起病隐匿、症状复杂，晚期可继发胆汁性肝硬化、肝萎缩和肝内胆管癌等并发症，主要的治疗方式为外科治疗。随着腹腔镜、胆道镜和机器人手术系统等微创手术技术的迅速发展，以及人民生活水平提高和对健康的关注，肝胆管结石病的微创手术因其具有创伤小、出血少、恢复快等特点，在临床上的应用越来越广泛。微创经皮经肝胆道镜取石术经不断改善，已具有残石率低、结石复发率低、手术时间短等优势，逐渐在临床中被认可及采纳。

经皮经肝取石手术最早可追溯到20世纪30年代的经皮经肝胆管造影术，通过穿刺胆管造影观察胆管情况。1981年Nimura Y等报道经皮经肝胆道镜检查（percutaneous transhepatic cholangioscopy，PTCS）可在胆管引流后进行肝内胆管检查和取石治疗。2004年广州医科大学附属第一医院科研团队改良传统PTCS技术，在行经皮经肝胆管引流术（percutaneous transhepatic cholangial drainage，PTCD）1周后直接扩张瘘道至16 F，用硬质胆道镜进行取石手术。2013年，该团队在PTCS的基础上优化穿刺取石方案，提出了一种新的术式，即经皮经肝Ⅰ期胆管造瘘（percutaneous transhepatic one-step biliary fistulation，PTOBF）取石术。临床研究表明PTOBF取石术的术后残石率为13.8%，结石复发率为14.9%，手术并发症发生率为9.6%，较传统的微创取石术低，优势更加明显。

鉴于穿刺难、易出血、狭窄难以解除等挑战性问题，微创经皮经肝胆道镜取石术仅在国内少数医院开展运用。为此，笔者曾多次举办全国性PTOBF取石术学习班向同行推广这种具有创伤小、术后复发率低、治疗周期短等优点的改良经皮经肝取石手术。目前，国内尚未有系统全面介绍经皮经肝胆道镜取石术的专著，笔者为此组织了相关专家撰写了本书，希冀进一步推广该手术。

本书分为二十八章，从经皮经肝硬质胆道镜取石术的发展历史、原理和应用解剖开始，详细介绍了经皮经肝硬质胆道镜取石术相关的影像学检查、适应证与禁忌证、术前准备和麻醉选择等，讲解说明取石术的入路选择、穿刺定位、通道建立、结石探查、碎石取石等取石术过程的每一个步骤，此外针对合并狭窄和（或）胆管肿瘤的处理等进行了阐述，同时详述经皮经肝硬质胆道镜取石术并发症的防治、围手术期护理和随访。最后一章提供了经皮经肝硬质胆道镜取石术的模拟训练方法。

本书的编写人员均具有丰富的经皮经肝硬质胆道镜取石术经验，在编写过程中查阅了大量的国内外文献。本书的出版凝集了各位作者的智慧和心血，具有很高的学术价值及实用指导价值，可以作为治疗肝胆管结石病的重要参考书，希望此书能够对肝胆外科医生有所帮助。

尽管编者们做出了努力，但由于个人学识水平终究有限，难免出现一些疏忽和不足，在此恳请各位读者提出宝贵的意见和建议！

编者

2023年10月

目录
CONTENTS

07 | 第七章 | 经皮经肝硬质胆道镜取石术术前磁共振检查

08 | 第八章 | 经皮经肝硬质胆道镜取石术术前三维重建

| 第十一章 | 经皮经肝硬质胆道镜取石术的术前准备

| 第十二章 | 经皮经肝硬质胆道镜取石术的麻醉方式

第一章

经皮经肝胆道镜取石术概述

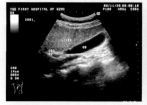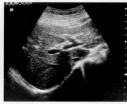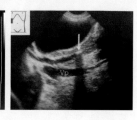

经皮经肝胆道镜取石术（percutaneous transhepatic choledochoscopic lithotomy，PTCSL）是一种借助影像学设备（B超、X线或CT）进行定位穿刺，建立从皮肤到肝内胆管的通道，再利用胆道镜经通道进行碎石、取石等操作的一项技术。近年来，该技术的简便性、直观性、微创性及安全性等特点逐渐受到临床医师的认可。临床实践经验的累积和手术器械的不断改良，极大地促进了该项技术的发展与应用，现已成为肝胆外科领域一项不可或缺的诊疗技术。

第一节
经皮经肝胆道镜取石术的发展历史

回顾历史，经皮经肝穿刺技术的应用最早可追溯至1937年，由Huard P 和Hop D X两位科学家首次提出。他们通过经皮经肝穿刺建立通道，将造影剂注入胆管内观察胆管梗阻的情况。1974年，日本科学家Takada T在X线引导下，经皮经肝穿刺进入肝内胆管，注入造影剂观察到胆管梗阻后，放置引流管进行引流。1981年，日本科学家Nimura Y对经皮经肝胆道镜检查（percutaneous transhepatic choledochoscopic，PTCS）进行首次报道。他提出PTCS是在经皮经肝胆管引流术（percutaneous transhepatic cholangial drainage，PTCD）引流1周的基础上，对瘘道进行分期扩张，然后利用胆道镜进入肝内胆管进行操作。

1985年，北京医科大学第一医院张宝善教授率先在国内开展经皮经肝胆道镜技术治疗肝胆管结石，并在国内大力推广该项技术。但该项技术可导致严重的并发症（如胆漏、出血、胆管感染和腹膜炎等），因此并未在临床中推广应用。2002年，广州医科大学附属第一医院刘衍民教授和美国西北大学的Robert B教授受到泌尿外科经皮肾镜取石术和经皮肾造瘘术的启发，提出了经皮胆道镜造瘘术的概念。广州医科大学附属第一医院的团队通过建立动物模型，对引流管周围瘘道的形成过程、瘘道肉芽组织的结构及扩张对瘘道产生的影响进行研究，证实了在行PTCD引流后5日左右，经瘘道规范扩张行PTCS有利于减少长治疗周期带来的并发症，是一项安全可靠的技术。2004年，广州医科大学附属第一医院对传统PTCS技术进行改良，在影像学设备的引导下行PTCD，放置7 F导管引流1周后，利用8~16 F扩张器逐步扩张瘘道，并将鞘管联合扩张器一并送入胆管内，再利用输尿管镜及软质胆道镜进行碎石、取石等操作，其所有操作均在鞘管内进行，手术器械全程不与肝内瘘道接触，避免损伤瘘道。经过几十年的发展，PTCSL已经在国内外逐渐被认可，其在肝胆管结石治疗领域的地位正逐步上升。

经皮经肝 I 期胆管造瘘取石术

传统的经皮经肝胆道镜技术并未获得临床上的广泛认可，究其原因是治疗周期长、瘘道易受损伤，术后容易发生胆漏、出血、胆管感染、腹膜炎等并发症，一旦发生上述并发症，将给患者带来不可估量的损失。2013年，广州医科大学附属第一医院王平教授提出了一种在PTCS基础上新的术式——经皮经肝 I 期胆管造瘘（percutaneous transhepatic one-step biliary fistulation，PTOBF）取石术（图1-1），即在超声引导下经皮经肝穿刺胆管成功后，立即用扩张器扩张瘘道至14F大小，然后置入保护性鞘管建立手术操作通道，联合使用硬质胆道镜进行碎石、取石等手术。与传统的经皮经肝胆道镜手术相比，PTOBF通过建立保护性鞘管通道，以人工鞘管代替天然形成的瘘道，既缩短了治疗周期，又降低了因手术器械与瘘道接触导致出血、胆漏等并发症的风险，极大地提高了手术的安全性，减轻了手术带给患者的痛苦。

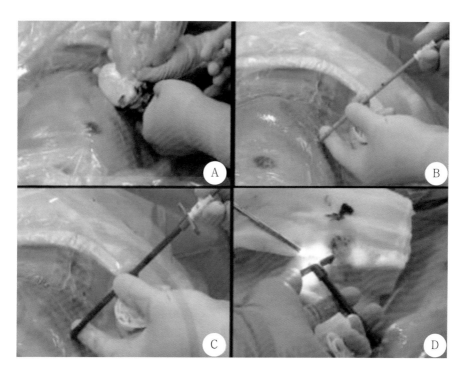

图1-1 PTOBF取石术

A：超声定位穿刺；B：穿刺成功后一次性扩张瘘道至 14 F；
C：置入 14 F 保护性鞘管；D：硬质胆道镜取石。

　　传统的硬质胆道镜因其工作效率低，已被临床所淘汰。目前，临床所使用的硬质胆道镜均已改良，可以进入胆总管下段及肝内扩张的3～4级胆管内，但其不足之处在于无法进行弯曲，故对肝内部分盲区内胆管束手无策，遇此情况时，可联合使用纤维胆道镜，以降低残石率。与纤维胆道镜相比，硬质胆道镜具有以下几个优点：①在处理嵌顿性结石、铸型结石等较大较硬的结石时，硬性金属材质的三爪钳优势明显，可直接咬碎结石后夹出，也可在碎石系统的帮助下将结石击碎成小块，然后利用三爪钳夹出；②硬质胆道镜坚固耐用、不易损坏，价格较纤维胆道镜更加低廉，可减轻患者经济负担；③硬质胆道镜操作简单、操作空间大，可为术者提供清晰的手术视野，减少术中及术后并发症的发生，提高了取石效率。

　　PTOBF取石术是对经皮经肝胆道镜技术的传承和改良。近年来，经过大量的临床实践，证明该项技术在治疗肝胆管结石方面疗效显著，值得在临床上大力推广。

（梁青　应佳鑫　王平）

▶ **参考文献** ◀

[1]张宝善,山川达郎,三芳端.经皮经肝胆道镜的临床应用[J].中华外科杂志,1985,23(6):353-355.

[2]刘衍民,曾可伟,王纯忠,等.改良的经皮经肝胆道镜术治疗肝内胆管结石(附15例报告)[J].外科理论与实践,2004,9(6):485-486.

[3]王和鑫,梁志鹏,邓国荣,等.硬质胆镜经皮经肝一期治疗肝内外胆管结石的探讨[J].中国内镜杂志,2013,19(6):642-644.

[4]王平,陈小伍.经皮肝穿刺一期硬镜碎石术在治疗肝胆管结石的应用[J].中国普通外科杂志,2014,23(8):1063-1066.

[5]方驰华,刘文瑛,范应方,等.三维可视化技术指导经硬镜靶向碎石治疗肝胆管结石[J].中华外科杂志,2014,52(2):117-121.

[6]李昊,刘衍民,文辉清,等.硬质胆道镜经皮肝胆总管取石术的应用价值[J].中国内镜杂志,2014,20(1):101-103.

[7]彭观景,李称才,陈博艺,等.硬质胆道镜经瘘道治疗胆管结石[J].中华肝胆外科杂志,2017,23(2):100-103.

[8]蒋小峰,张大伟,卢海武,等.经皮经肝胆道镜硬镜碎石术治疗肝内胆管结石194例临床疗效分析[J].中国实用外科杂志,2017,37(8):896-899.

[9]HUARD P,HOP D X. La ponction transhepatique des canaux biliaires[J]. Bull Soc Med Chir Indochine,1937,15:1090-1100.

[10]TAKADA T,SUZUKI S,NAKAMURA M,et al. Percutaneous transhepatic cholangioscopy as a new approach to the diagnosis of the biliary diseases[J].Gastroenterol Endosc,1974,16(1):106-111.

[11]NIMURA Y. Percutaneous transhepatic cholangioscopy(PTCS)[J].Stomach and Intestine,1981,16(4):681-689.

[12]JOSHI M R. Use of ureterorenoscope as choledochoscope[J]. J Nepal Health Res Counc,2010,8(2):69-74.

[13]WANG P,SUN B,HUANG B,et al.Comparison between percutaneous transhepatic rigid cholangioscopic lithotripsy and conventional percutaneous transhepatic cholangioscopic surgery for hepatolithiasis treatment[J]. Surg Laparosc Endosc Percutan Tech,2016,26(1):54-59.

第二章

胆 石 症

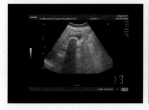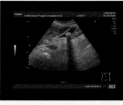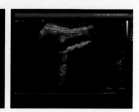

胆石症是肝胆外科最常见的疾病之一，是指发生在胆囊和（或）肝内外胆管的结石性疾病，其多由于胆汁中的胆固醇及胆红素水平异常升高引起。在人体发生的结石病中，胆管结石最为多见，其患者占全球成年人口的10%~20%。胆石症可根据结石的成分和位置进行分类，根据结石的成分可分为胆固醇类结石（>90%）、胆色素类结石及混合性结石等；根据结石位置可分为胆囊结石、肝内胆管结石和肝外胆管结石，其中胆囊结石中80%以上都是胆固醇类结石，而胆管结石则以胆色素类结石为主。

第一节

胆 囊 结 石

胆囊结石是一个古老的疾病，早在3 500多年前的古埃及木乃伊体内就发现了胆囊结石。在我国长沙出土的一具2 000年前的西汉女尸体内也发现了胆囊结石的痕迹。现如今，随着人们生活习惯的改变，胆囊结石的发病率日趋升高，胆囊结石已成为胆管外科的常见病及多发病之一。

一、胆囊结石形成原因

（一）胆固醇过饱和

胆囊中胆汁的胆固醇含量过饱和是形成胆囊结石的基础和首要条件。人体中的胆固醇多以脂蛋白的形式存在，血浆高密度脂蛋白胆固醇（high density lipoprotein-cholesterol，HDL-Ch）将机体内过多的胆固醇转运至肝脏内进行代谢，其对调节体内血脂的水平具有重要作用，因此HDL-Ch也被称为机体的"防石因子"。而与HDL-Ch相反，低密度脂蛋白胆固醇（low density lipoprotein-cholesterol，LDL-Ch）则是机体的"致石因子"。当HDL-Ch与LDL-Ch比例失调时，血浆中的胆固醇就会高于正常水平，成为形成结石的基础。

（二）胆囊胆汁成核因子异常

成核是指溶解在胆汁中的胆固醇析出形成胆固醇结晶的过程，是胆固醇结石形成的重要环节之一。在人体内存在促成核因子和抗成核因子，两者之间保持着动态平衡以调节胆汁中胆固醇的成核过程。目前研究表明，载脂蛋白A（apolipoprotein A，ApoA）和载脂蛋白B（apolipoprotein B，ApoB）不仅仅是高密度脂蛋白（HDL）和低密度脂蛋白（LDL）的载脂蛋白，同时还在成核机制中发挥重要作用。ApoA1是一种主要的抗成核因子，而ApoB则是一种促成核因子。在胆石症患者中，ApoA1的含量降低，ApoB的含量升高，二者之间的动态平衡被打破，容易形成胆囊结石。

（三）胆囊动力减弱

胆囊平滑肌的运动受神经体液等因素的共同调节。胆囊上皮细胞吸收胆汁中过饱和的胆固醇后，过量的胆固醇转化成胆固醇酯并储存在胆囊壁的黏膜层和固有层，使得胆囊平滑肌的肌膜变硬，影响胆囊收缩的信号转导过程。同时，胆囊慢性炎症使得胆囊壁纤维化，损害胆囊的收缩功能。胆囊的收缩功能减弱后，胆囊内胆汁淤积，肠肝循环的胆盐减少，富含胆固醇的囊泡更易聚集，为结石的形成提供条件。

二、胆囊结石的治疗现状和方法

（一）药物治疗

药物治疗是胆囊结石治疗方案的重要组成部分，传统的药物治疗可以有效缓解胆囊结石急性发作时的症状，虽然该类药物在清除结石方面效果不尽如人意，但其在胆囊结石的治疗中仍不可或缺。近年来，随着治疗胆囊结石的新型药物不断应用于临床，胆囊结石的药物治疗或许有了新的应用前景。

1. *传统药物治疗*　目前，治疗胆囊结石疗效明确的药物主要有两种，即熊去氧胆酸和鹅去氧胆酸。这两种药物可减少胆固醇的分泌，从而使胆汁中胆固醇处于不饱和状态，进而溶解胆结石表面的胆固醇，经过长期药物作用胆结石的体积便会逐渐缩小直至完全消失。另外有研究表明，熊去氧胆酸对胆囊平滑肌有刺激作用，可以加强胆囊的收缩。应用溶石药物治疗胆囊结石，一般在6个月后行超声检查，约90%的患者结石完全溶解。虽然服用药物治疗后结石得到一定的控制，但其复发率高，有研究表明，溶石治疗后1年复发率达10%，5年复发率为30%~50%。

2. *新型药物治疗*　胆固醇类结石的形成主要与胆固醇的过度分泌及胆固醇的吸收障碍两个因素密切相关。近年来，有学者提出，可利用他汀类药物来治疗胆囊结石。因为他汀类药物是羟甲基戊二酰辅酶A（3-hydroxy-3-methylglutaryl coenzyme A，HMG-CoA）还原酶的竞争性抑制剂，而HMG-CoA又是合成胆固醇的关键酶，所以他汀类药物可通过阻断酶促反应，抑制胆固醇的生成。但目前，应用该类药物治疗胆囊结石仍存在大量争议，国内外文献中很少见到相关报道，甚至有研究表明该类药物与胆囊结石的治疗效果之间无相关性。所以，对于他汀类药物在治疗胆囊结石方面的疗效仍有待进一步研究。

胆固醇的过度分泌会引起胆囊结石，胆固醇在小肠内的吸收机制同样也会影响胆结石的形成。有动物实验表明，肠道内胆固醇的吸收效率与胆固醇结石的形成呈正相关，这表明了小肠吸收胆固醇在胆囊结石发病机制中发挥重要作用。依折麦布是新一代的2-氮杂环丁烷酮类药物，其能抑制肠道内的胆固醇转运蛋白，从而抑制肠道对胆固醇的吸收，目前该药已被批准为新的降胆固醇药。该药控制胆固醇的吸收作用已经在动物及临床试验中得到初步验证，对于其是否能在胆囊结石的治疗上普及使用，仍然需进行大量研究。

（二）体外冲击波碎石术

体外冲击波碎石术（extracorporeal shock wave lithotripsy，ESWL）最早应用于尿路结石的治疗。自20世纪80年代开始，国内外学者开始探索将ESWL应用于胆石症的治疗。根据国内外文献报道，经

ESWL治疗胆结石清除率可达80%以上。术前对结石的钙化程度及胆囊功能的评估是ESWL成功的关键所在。国外有研究表明，相较之下，腹腔镜胆囊切除术的经济效益比更高，但接受ESWL的患者术后生活质量更高。ESWL的并发症主要为轻度胰腺炎，发生率仅为1%～2%。在临床上，并发症并不是限制其应用的主要因素，限制ESWL临床应用的主要因素是术后结石复发率高。经过几十年的发展，该方法的临床应用仍饱受争议。2016年，日本胃肠镜协会推出的《胆石症诊治指南》建议将ESWL作为不符合胆囊切除术或不愿接受手术的胆石症患者的备选治疗方案。所以，建议在临床上全面评估患者的病情，决定是否需要进行ESWL。

（三）外科治疗

有明显症状或者并发症的胆囊结石患者，推荐首选胆囊切除术治疗，其中腹腔镜胆囊切除术具有伤口小、住院时间短、费用低等优点，已成为微创外科手术的经典代表之一。

第二节

胆总管结石

一、胆总管结石形成原因

胆总管结石按发病部位可分为原发性胆总管结石和继发性胆总管结石。原发性胆总管结石是指在胆总管内形成的结石；继发性胆总管结石是指胆囊中的结石坠入胆总管而形成的结石。原发性胆总管结石通常来自棕色色素结石，是沉淀的胆色素和胆固醇的结合。原发性胆总管结石的发生原因包括：①饮食结构和代谢性因素；②胆管感染、其他部位的炎症和寄生虫感染伴随的细菌均可分泌一种酶，水解葡萄糖醛酸胆红素生成不溶于水的游离胆红素，最终形成沉淀；③胆管狭窄；④动力排空障碍。

二、胆总管结石的诊断

（一）临床表现

胆总管结石典型的临床表现为腹痛、高热寒战和黄疸［查科三联征（Charcot三联征）］，严重者还可有血压下降及神经精神症状［雷诺兹五联征（Reynolds五联征）］；体检时可发现皮肤、巩膜黄染，右上腹压痛、反跳痛或肌紧张，有时可见墨菲征；在发作间歇期可能没有明显的症状或体征；少数患者始终没有明显症状。

（二）实验室检查

发作期患者可出现白细胞和中性粒细胞升高；肝功能检查可见异常，如胆红素、碱性磷酸酶、γ-谷氨酰转酞酶及血清转氨酶可有不同程度的升高；重症胆管炎患者，可出现电解质及肾功能指标异常；发作间歇期各项指标可能正常。

（三）影像学检查

影像学检查包括腹部超声检查、CT扫描、磁共振成像（MRI）、磁共振胰胆管造影术（MRCP）、超声内镜（EUS）、经内镜逆行胰胆管造影术（ERCP）等。

《中国经内镜逆行胰胆管造影术指南（2018版）》建议有可疑症状体征的患者，通过一线、二线检查逐步确立诊断，进而制订治疗方案，怀疑胆总管结石的患者建议采用创伤小且诊断率较高的影像学检查，如MRCP或EUS，不建议实施诊断性ERCP；如条件许可，建议行ERCP前常规接受MRCP检查。

三、胆总管结石的治疗现状和方法

胆总管结石以手术治疗为主。胆总管结石的治疗方法包括内镜手术、腹腔镜手术、联合胆道镜碎石手术、开腹手术及经皮经肝治疗等。治疗原则包括：解除胆管梗阻；取净结石；通畅引流，预防复发；合理应用抗生素。

（一）胆总管切开取石联合T形管引流术

胆总管结石可采用开腹或腹腔镜手术治疗。常见的腹腔镜探查胆总管取石的手术入路有两种，即经胆囊管途径和经胆总管切开途径。经胆囊管入路时，在胆管造影完成后，钢丝沿着胆囊管被送入胆总管，通过球囊导管，胆囊管被轻轻扩张以允许柔性胆道镜通过。为了使光纤内镜通过管道系统，其末端安装了一个灌溉系统，水可以不断地从内镜的末端注入，将胆道镜图像投影到屏幕。胆道镜送入胆囊管后，辅助器可调整胆道镜的尖端，使管腔投影保持在屏幕上，进而将柔性胆道镜推到胆管的远端。在辨认出结石后，通过一个铁丝篮诱捕结石，将其与胆道镜一起取出。经胆总管切开入路时，在胆总管（即胆囊管下方）做一个纵向切口，切口的大小至少要和最大的一颗结石直径相同。探查结束后，应经胆总管切开放置T形管，并用可吸收缝线闭合胆管。经T形管做胆管造影证明结石被取出。随着先进的腹腔镜、内镜和经皮技术的发展，开放性胆管探查取石术的使用已变得越来越少。

（二）内镜下十二指肠乳头括约肌切开取石术

内镜下十二指肠乳头括约肌切开取石术（endoscopic sphincterotomy，EST）是临床上常用的胆总管结石取石术。患者最常用的体位为俯卧位，也可取左侧卧位或仰卧位。内镜医生将十二指肠镜放入十二指肠的第二部分，并将导管和导丝送入胆总管。然后切开十二指肠乳头括约肌，用烧灼法扩大肝胰壶腹（Vater壶腹）。导致插管困难的原因可能是壶腹周围肿块、含有乳头的十二指肠憩室、胆总管囊肿或乳头狭窄。取石失败的常见原因包括结石巨大、肝内结石、多发性结石、胃或十二指肠解剖改变、嵌顿性结石和十二指肠憩室。括约肌切开取石并不能消除胆管结石复发的风险。在ERCP和括约肌切开术的治疗下，如果不同时进行胆囊切除术，有的患者会出现胆管疾病的复发症状。

取石时可使用EST及内镜下乳头括约肌球囊扩张术（endoscopic papillary balloon dilation，EPBD）。EPBD可以作为代替EST的另一种处理方式，具有减少术后出血并发症、操作相对容易、有可能部分保留括约肌功能等优点，尤其适合年轻患者，以及胆囊未切除、肝硬化、凝血功能差、憩室旁乳头、乳头有效切开困难及比尔罗特Ⅱ式胃切除术后患者等，但EPBD可能增加术后胰腺炎的风险。目前，直径为12～20 mm的大球囊已应用于内镜下取石。内镜下乳头大球囊扩张术（endoscopic papillary large-balloon dilation，EPLBD）通常应用于EST小切开后，但也有单独应用的报道。EPLBD与EST相比，结石清除率低，往往需要机械碎石，且术后胰腺炎风险增加，故目前不提倡单独应用。但患者凝血功能障碍或解剖结构改变，结石直径≤8 mm时，首选EPLBD，而非EST。

（三）胆管空肠鲁氏Y形吻合术

胆管空肠鲁氏Y形（Roux-en-Y）吻合术是现在最为广泛应用的胆肠吻合术式。由于这种术式改变了解剖结构，可能导致反流性胆管炎。虽然在这种术式的基础上设计了多种抗反流术式，但临床效果均有限。从本质上讲，胆管与空肠袢式吻合术也是一种基于胆管空肠Roux-en-Y吻合术的改良术式，由于其不横断空肠，不改变空肠原有的电生理活动，因此，减少了由于胆支肠袢生理功能异常导致的胆汁分泌。胆管空肠Roux-en-Y吻合术最突出的优势就是可以通过充分游离胆支肠袢减小胆肠吻合口的张力，同时利用胆支肠袢的顺行蠕动避免肠内容物的反流。胆管空肠Roux-en-Y吻合术是目前胆管重建采用最多、相对疗效最确定的术式。

1. 胆管空肠Roux-en-Y吻合术的适应证

（1）肝外胆管损伤和肝外胆管狭窄。

（2）各种肝胆胰外科肿瘤行根治术时需切断胆管，胆管重建者。

（3）十二指肠乳头开口部憩室引起的反复胰腺炎和胆管炎发作。

（4）先天性胆管畸形，如先天性胆总管囊性扩张，囊肿切除后的胆管重建。

（5）胆管消化道吻合口术后狭窄。

（6）难以切除的胆管癌或胰头癌行姑息性减黄治疗。

（7）反复发作的胆总管结石。

现在已经不用简单易行的胆管十二指肠吻合术了，这是由于其存在的张力，常导致吻合口狭窄和盲端综合征，此处易成为胆汁淤滞和食物残渣聚集的地方，导致病菌滋生、繁殖，发生胆管炎。胆总管与空肠端行胆管空肠Roux-en-Y吻合术比胆管十二指肠吻合术的引流效果更好。

2. 胆管空肠Roux-en-Y吻合术的禁忌证

胆总管以上的肝内胆管狭窄或结石未能处理者，禁止施行胆管空肠Roux-en-Y吻合术，否则，术后不但起不到治疗作用，反而会加重肝内胆管感染，使病情进一步恶化。

3. 胆管空肠Roux-en-Y吻合术的手术要点

（1）分离胆管周围粘连时必须彻底止血，保持视野清晰，如有出血，切忌盲目钳夹，以免损伤门静脉、十二指肠和结肠。

（2）胆总管与空肠吻合，单层缝合即可，不必加浆肌层缝合，以保证吻合口够大，且不形成内翻阻隔。

（3）胆肠吻合口后方应常规放置引流管，注意引流管不能压迫吻合口。

（4）胆肠吻合后是否安置支撑管，应视病变情况而定。一般可不放支撑管；若胆管内腔狭窄，管壁炎症重，术后存在吻合口狭窄可能，则需置管支撑。

（5）切开或离断胆管时，应用尖刀切开胆管后用剪刀上下延长切口，不能使用电刀，因为电刀传导的热烧伤会使胆管术后瘢痕收缩，导致吻合口狭窄。

（6）由于肝右动脉横穿胆管后方入右肝，游离胆总管后方时，注意保护肝右动脉，防止与胆管一同被游离切断。

（7）分离胆总管后壁时，注意勿损伤门静脉。胆管周围不做过多分离，以避免影响胆总管血供。

（8）胆管离断后，用无损伤血管钳夹闭防止胆汁流入腹腔，导致术后腹腔感染和严重粘连。

第三节
肝胆管结石

一、肝胆管结石形成原因

肝胆管结石，也称为原发性肝内结石，是指发生在左、右肝管汇合部及以上的胆管内结石，与胆管感染、胆管狭窄、胆汁淤积及胆管寄生虫病等因素有关。胆汁淤滞是结石形成的必要条件，在狭窄的肝胆管段，由于胆汁引流不畅，胆色素及胆固醇等胆汁成分便可沉积下来而形成结石。

二、肝胆管结石的治疗现状和方法

治疗肝胆管结石的基本原则是去除病灶、取净结石、解除狭窄、通畅引流、防止复发。外科手术是肝胆管结石的主要治疗方法，最终的治疗目标是阻止胆管炎的发作和疾病的进展，可通过多学科诊疗技术（如内镜、经皮、腹腔镜或开腹肝切除术）来实现。随着医学技术的进步，肝胆管结石的治疗模式发生了变化，创伤小、康复快的微创手术（如经皮经肝穿刺治疗、腹腔镜肝切除术等）在临床上的应用越来越广泛。此外，越来越多的机器人辅助腹腔镜手术、吲哚菁绿（ICG）引导下的肝切除术和三维技术被应用于临床。

（一）肝切除术

肝切除术被认为是治疗肝胆管结石最有效的方法。肝切除术不仅有利于清除结石，而且有利于切除狭窄胆管和不可逆性改变的肝旁组织，切除潜在的胆管癌。

1.肝切除术的适应证

（1）肝区域性的结石合并肝纤维化萎缩、脓肿、胆瘘。

（2）难以取净的肝叶、肝段结石合并胆管扩张。

（3）不易手术修复的高位胆管狭窄伴有近端胆管结石。

（4）局限性的肝胆管结石合并肝内胆管囊性扩张或胆管出血。

（5）结石合并胆管癌。

2. 肝切除术的优点

肝切除术治疗肝胆管结石较胆总管空肠吻合术和PTCSL等其他治疗方法具有残石率低和结石复发率低等优点。

3. 肝切除术的进展

腹腔镜肝切除术是近年来逐步发展起来的一项技术，因其创伤小、恢复快、出血少、术后并发症发生率低而在临床上开始广泛采用。

由于慢性炎症反复发作会导致解剖结构改变和肝周粘连，术中往往很难确定目标肝段和胆管狭窄的位置。在ICG荧光成像过程中，目标肝脏区域会出现微弱的荧光信号，而周围的正常肝脏实质会出现较强的荧光信号，因此，ICG显像可指导肝段切除和胆管断流术，最大限度地切除病灶，并保留正常的残留肝组织。

随着数字医学和计算机技术的飞速发展，三维技术使肝切除术成为治疗肝胆管结石的精确手术。三维可视化模型能为外科医生提供逼真的图像和真实的三维立体感，直观地显示肝脏的形态，萎缩或肥大情况，结石的大小、数量及分布，肝脏一、二、三级胆管树的三维解剖及狭窄、扩张情况。在某些肝内胆管广泛扩张的病例中，甚至可以显示四级胆管树。三维重建技术为操作者提供了更清晰的肝脏解剖图像，包括结石的位置、血管和胆管的走向，以及结石与血管和胆管之间的空间关系（图2-1），可使得肝切除术更加精准和安全。

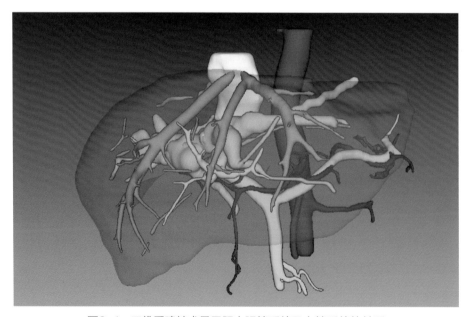

图2-1 三维重建技术显示肝内胆管系统及血管系统的关系

（二）胆肠吻合术

未纠正的狭窄和残留结石是肝胆管结石治疗失败的主要原因。因此，纠正肝胆管狭窄也是治疗肝胆管结石的关键之一。肝切除术适用于肝胆管局部狭窄的患者，不适用于多节段性胆管结石和狭窄的患者。对于这些情况，可选择胆肠吻合术（胆总管与空肠吻合术）。胆肠吻合术是通畅引流、解除狭窄的重要方法。关于胆肠吻合术在肝胆管结石治疗中的应用，中国专家共识明确了两个目的：①针对胆汁流向消化道的异常，通过胆肠吻合术可建立一个合理的通道引流胆汁；②针对消化液流向胆管的异常，如胰液、肠液反流，通过胆肠吻合术可规避以上情况，防止反流性胆管炎及远期癌变的风险。目前，胆肠吻合术的使用频率有所下降，主要原因是结果不佳，以及PTCSL和内镜手术等微创手术的应用增加。胆肠吻合术后结石复发主要与胆肠吻合术后吻合口狭窄有关，其他原因还包括肝胆管狭窄、反复胆管感染、胆肠吻合口残留手术缝线等。

（三）肝移植

当肝胆管结石合并胆汁性肝硬化、肝功能衰竭时，已发展至肝脏终末期疾病，出现弥漫性不可逆的肝损害和肝功能障碍，治疗难度大，预后极差。对于肝脏终末期疾病，肝切除术、PTCSL和内镜治疗效果不佳。对于这种情况，肝移植是最佳选择。肝移植治疗肝胆管结石的适应证包括：①失代偿性胆汁性肝硬化继发原发性肝胆管结石合并门静脉高压症；②弥漫性肝胆管结石合并复发性胆管炎、双侧肝内胆管狭窄、梗阻性黄疸；③经肝部分切除、胆肠吻合术或胆道镜检查不能完全清除，严重影响生活质量的肝胆管结石；④多次手术仍不能清除的肝胆管结石。然而，肝移植也受到诸多因素的影响，如肝源短缺、手术费用高、肝移植难度大、术后并发症多、免疫排斥反应严重等，制约了手术的发展。

（四）经皮经肝胆道镜取石术

与传统手术治疗相比，经皮经肝胆道镜取石术（PTCSL）具有微创的优点。对于无肝叶萎缩、结石局限于肝一段或一叶，以及因反复胆管手术史而不能耐受开放手术的患者，推荐首选此方法。笔者对PTCSL和肝切除术治疗肝胆管结石进行了随机对照试验比较。结果表明，PTCSL联合碎石术能显著提高手术效率，促进患者术后恢复，同时彻底清除结石，避免残留，减少肝胆管结石并发症的发生。传统的PTCSL在超声或X线引导下穿刺成功后，置入引流管，术后4周瘘道成熟后，胆道镜经瘘道取石。然而，传统的PTCSL在治疗上存在许多缺点，如治疗周期长、操作复杂等。随着技术的进步，笔者团队首次提出了改良的经皮经肝Ⅰ期胆管造瘘（PTOBF）取石术（图2-2、图2-3）。该术式是在超声引导下胆管穿刺成功后，立即用胆管扩张器逐渐扩张瘘道，置入保护鞘，然后在硬质胆道镜下结合碎石（电液碎石、钬激光碎石等）及取石方法，取出肝胆管结石。该技术的特点是治疗周期短，术中保护鞘起到保护作用，降低了手术风险，且硬质胆道镜的直径小于光纤胆道镜，可进入二、三级胆管树，临床疗效良好。研究表明，PTOBF的即刻和最终结石清除率明显高于PTCSL，肝内结石复发率较低，住院时间较PTCSL短。对于双侧肝胆管结石，PTOBF的优势更为明显。2020年，对于PTOBF治疗双侧肝胆管结石的研究结果表明，PTOBF对双侧肝胆管结石的治疗效果优于肝切除术，在结石清除率和结石复发率方面有明显优势。作为一种新的手术方法，PTOBF可操作性强、安全性高、疗效显著提高，已得到广大外科医生和患者的认可。

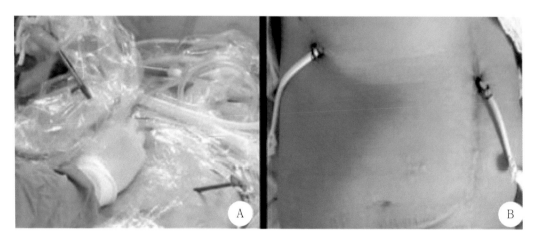

图2-2 PTOBF取石术双侧入路取石

A：术中；B：术后。

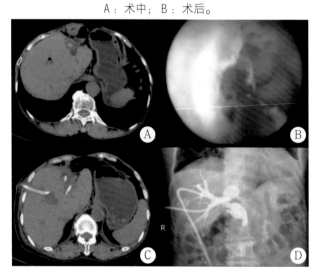

图2-3 PTOBF取净结石的同时解除胆管狭窄

A：术前CT；B：电刀切开狭窄；C：术后CT；D：术后T形管造影。

（应佳鑫　梁青　张新治　王平）

▶ **参考文献** ◀

[1]周辉芳,张晓玲,史美瑗.胆囊结石病因与致石疾病研究进展[J].河北医科大学学报,2010,31(8):1029-1032.

[2]徐永波.胆囊结石成因的研究进展[J].实用医药杂志,2008(4):491-493.

[3]苏伟,张玉海,马玉平,等.浅析胆囊结石的病因学以及临床治疗方案[J].医药前沿,2012,2(18):50-52.

[4]LAMMERT F,GURUSAMY K,KO C W,et al. Gallstones[J]. Nat Rev Dis Primers,2016,2:16024.

[5]万波,母齐鸣,何伟.高胆固醇饮食致石大鼠胆囊黏膜和平滑肌囊性纤维化跨膜传导因子蛋白表达的改变[J].广东医学,2018,39(3):350-354.

[6]WANG D Q,SCHMITZ F,KOPIN A S,et al. Targeted disruption of the murine cholecystokinin-1 receptor promotes intestinal cholesterol absorption and susceptibility to cholesterol cholelithiasis[J]. J Clin Invest,2004,114(4):521-528.

[7]李修红,杨秀江.胆囊结石的药物治疗进展[J].医学综述,2014,20(23):4292-4294.

[8]GUARINO M P,CONG P,CICALA M,et al. Ursodeoxycholic acid improves muscle contractility and inflammation in symptomatic gallbladders with cholesterol gallstones[J]. Gut,2007,56(6):815-820.

[9]JAZRAWI R P,PIGOZZI M G,GALATOLA G,et al. Optimum bile acid treatment for rapid gall stone dissolution[J]. Gut,1992,33(3):381-386.

[10]RABENSTEIN T,RADESPIEL-TRÖGER M,HÖPFNER L,et al. Ten years experience with piezoelectric extracorporeal shockwave lithotripsy of gallbladder stones[J]. Eur J Gastroenterol Hepatol, 2005,17(6):629-639.

[11]DAVIS K G,WERTIN T M,SCHRIVER J P. The use of simvastatin for the prevention of gallstones in the lithogenic prairie dog model[J]. Obes Surg,2003,13(6):865-868.

[12]PORSCH-OZÇÜRÜMEZ M,HARDT P D,SCHNELL-KRETSCHMER H,et al. Effects of fluvastatin on biliary lipids in subjects with an elevated cholesterol saturation index[J]. Eur J Clin Pharmacol,2001,56(12):873-879.

[13]CAROLI-BOSC F X,LE GALL P,PUGLIESE P,et al. Role of fibrates and HMG-CoA reductase inhibitors in gallstone formation: epidemiological study in an unselected population[J]. Dig Dis Sci,2001,46(3):540-544.

[14]KRAWCZYK M,LÜTJOHANN D,SCHIRIN-SOKHAN R,et al. Phytosterol and cholesterol precursor levels indicate increased cholesterol excretion and biosynthesis in gallstone disease[J]. Hepatology,2012,55(5):1507-1517.

[15] WANG D Q H,ZHANG L,WANG H H. High cholesterol absorption efficiency and rapid biliary secretion of chylomicron remnant cholesterol enhance cholelithogenesis in gallstone-susceptible mice[J]. Biochim Biophys Acta,2005,1733(1):90-99.

[16]WANG H H,PORTINCASA P,WANG D Q H. Molecular pathophysiology and physical chemistry of cholesterol gallstones[J]. Front Biosci,2008,13(2):401-423.

[17]DAVIS H R,VELTRI E P. Zetia: inhibition of Niemann-Pick C1 Like 1(NPC1L1)to reduce intestinal cholesterol absorption and treat hyperlipidemia[J]. J Atheroscler Thromb,2007,14(3):99-108.

[18]陈亚东,蔡海斌,刘鹏,等.胆囊结石非手术治疗的研究进展[J].世界华人消化杂志,2018,26(25):1511-1516.

[19]CARRILHO-RIBEIRO L,SERRA D,PINTO-CORREIA A,et al. Quality of life after cholecystectomy and after successful lithotripsy for gallbladder stones: a matched-pairs comparison[J]. Eur J Gastroenterol Hepatol,2002,14(7):741-744.

[20]PAUMGARTNER G,SAUTER G H. Extracorporeal shock wave lithotripsy of gallstones: 20th anniversary of the first treatment[J]. Eur J Gastroenterol Hepatol,2005,17(5):525-527.

[21]CARRILHO-RIBEIRO L,PINTO-CORREIA A,VELOSA J,et al. A ten-year prospective study on gallbladder stone recurrence after successful extracorporeal shock-wave lithotripsy[J]. Scand J Gastroenterol, 2006,41(3):338-342.

[22]TAZUMA S,UNNO M,IGARASHI Y,et al. Evidence-based clinical practice guidelines for cholelithiasis 2016[J]. J Gastroenterol,2017,52(3):276-300.

第三章

经皮经肝穿刺取石术原理

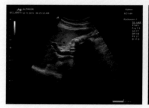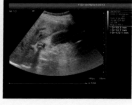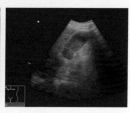

第一节

第一节
传统的经皮经肝胆道镜检查的原理

传统的经皮经肝胆道镜检查（percutaneous transhepatic cholangioscopy，PTCS）的原理是建立一个从皮肤到肝内胆管系统的瘘道，先用6 F引流管行经皮经肝胆管引流术（percutaneous transhepatic cholangial drainage，PTCD），1周后可将引流管更换为10 F PTCS导管，之后每周2~3次更换更大口径的导管来扩张瘘道，2~3周导管扩张至18~20 F后，用纤维胆道镜从胆管远端探查并治疗肝胆管结石、胆管狭窄等疾病（图3-1）。

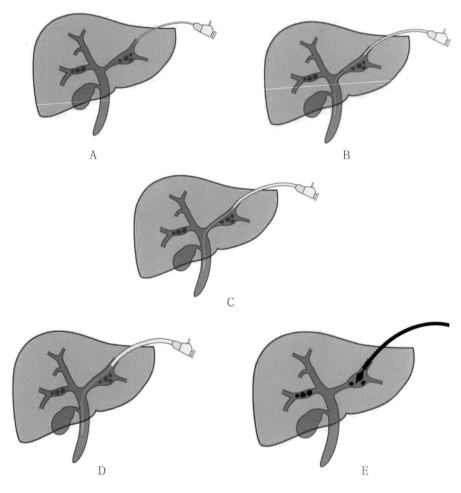

图3-1　传统PTCS的原理

A：PTCD；B：PTCD 1周后扩张瘘道至10~12 F；C：2周后扩张至14~16 F；
D：3周后扩张至18~20 F；E：4周后纤维胆道镜取石。

第二节

经皮经肝 I 期胆管造瘘取石术的原理

近年来，随着超声、CT诊断技术的发展和腔内器械的改进，出现了经皮经肝 I 期胆管造瘘（percutaneous transhepatic one-step biliary fistulation，PTOBF）取石术，其原理是在超声引导下穿刺肝内胆管成功后直接扩张瘘道至14 F，置入14 F胆管保护性鞘管联合硬质胆道镜治疗复杂肝胆管结石、胆管狭窄、先天性胆管疾病、肝移植术后并发症、胆管肿瘤等（图3-2）。

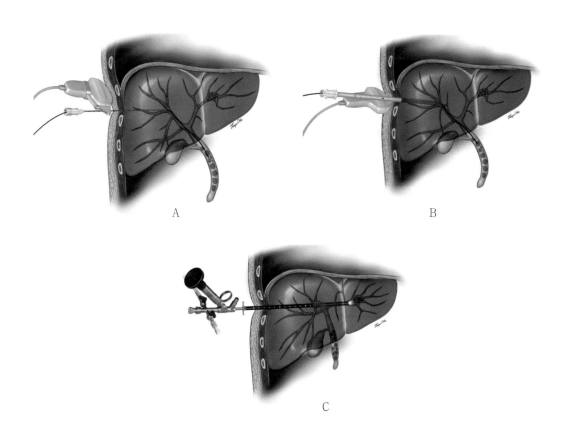

图3-2 PTOBF取石术原理

A：超声引导经皮经肝穿刺胆管；B：直接扩张瘘道至14 F；C：放置14 F保护性鞘管联合硬质胆道镜取石。

（曹亚文 王平）

▶ **参考文献** ◀

[1]张宝善,山川达郎,三芳端.经皮经肝胆道镜的临床应用[J].中华外科杂志,1985,23(6):353-355.

[2]刘衍民,曾可伟,王纯忠,等.改良的经皮经肝胆道镜术治疗肝内胆管结石(附15例报告)[J].外科理论与实践,2004,9(6):485-486.

[3]王和鑫,梁志鹏,邓国荣,等.硬质胆镜经皮经肝一期治疗肝内外胆管结石的探讨[J].中国内镜杂志,2013,19(6):642-644.

[4]王平,陈小伍.经皮肝穿刺一期硬镜碎石术在治疗肝胆管结石的应用[J].中国普通外科杂志,2014,23(8):1063-1066.

[5]方驰华,刘文瑛,范应方,等.三维可视化技术指导经硬镜靶向碎石治疗肝胆管结石[J].中华外科杂志,2014,52(2):117-121.

[6]李昊,刘衍民,文辉清,等.硬质胆道镜经皮肝胆总管取石术的应用价值[J].中国内镜杂志,2014,20(1):101-103.

[7]彭观景,李称才,陈博艺,等.硬质胆道镜经瘘道治疗胆管结石[J].中华肝胆外科杂志,2017,23(2):100-103.

[8]蒋小峰,张大伟,卢海武,等.经皮经肝胆道镜硬镜碎石术治疗肝内胆管结石194例临床疗效分析[J].中国实用外科杂志,2017,37(8):896-899.

[9]HUARD P,HOP D X. La ponction transhepatique des canaux biliaires[J]. Bull Soc Med Chir Indochine,1937,15:1090-1100.

[10]TAKADA T,SUZUKI S,NAKAMURA M,et al.Percutaneous transhepatic cholangioscopy as a new approach to the diagnosis of the biliary diseases[J].Gastroenterological Endoscopy,1974,16(1):106-111.

[11]NIMURA Y. Percutaneous transhepatic cholangioscopy(PTCS)[J].Stomach and Intestine,1981,16(4):681-689.

[12]JOSHI M R.Use of ureterorenoscope as choledochoscope[J].J Nepal Health Res Counc,2010,8(2):69-74.

[13]WANG P,SUN B,HUANG B,et al.Comparison between percutaneous transhepatic rigid cholangioscopic lithotripsy and conventional percutaneous transhepatic cholangioscopic surgery for hepatolithiasis treatment[J].Surg Laparosc Endosc Percutan Tech,2016,26(1):54-59.

第四章

经皮经肝穿刺取石术的应用解剖

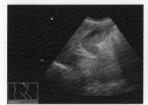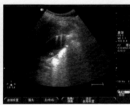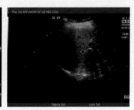

第一节
肝　脏

一、肝脏的大体解剖

肝脏是人体最大的腺体，同时也是人体最大的实质性器官，呈不规则楔形，分为两面（膈面、脏面）四缘（前、后、左、右）。肝脏的膈面有矢状位的镰状韧带附着（图4-1、图4-2），膈面后部无腹膜覆盖的部分称为裸区，在裸区左侧有一较宽的沟，称为腔静脉沟，其中走行着下腔静脉。

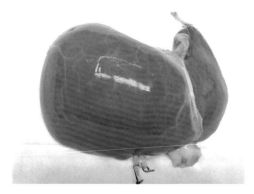

图4-1　肝的韧带前面观

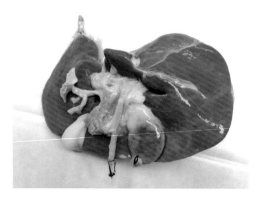

图4-2　肝的韧带后面观

肝脏的脏面凹凸不平，脏面中部有呈H形的3条沟，其中横沟称为肝门，也称第一肝门（图4-3），位于脏面正中，是肝管、肝动脉、门静脉及神经淋巴管的出入口。左侧纵沟前部为肝圆韧带裂，后部为静脉韧带裂。右侧纵沟前部为胆囊窝，后部为腔静脉沟。在腔静脉沟的上端处，肝左静脉、肝中静脉、肝右静脉在此注入下腔静脉，临床常将此处称为第二肝门（图4-4）。

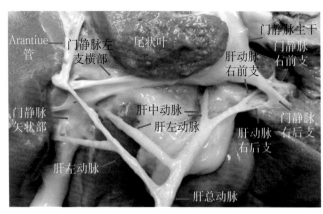

图4-3　第一肝门

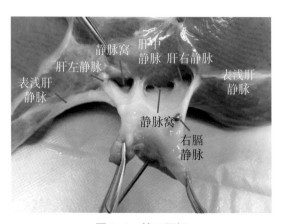

图4-4　第二肝门

肝脏大部分位于右季肋区和腹上区，小部分位于左季肋区。肝上界可用三点法表示，即右侧锁骨中线与第5肋的交点、前正中线与剑胸结合线的交点、左侧锁骨中线与第5肋间的交点。肝脏下界右侧与右侧肋弓一致，中部超出剑突下约3 cm，左侧被肋弓掩盖。正常成人在右肋缘下不能触及肝脏。肝脏长约26 cm，宽约16 cm，厚约6 cm，重约1 300 g。肝脏凭借镰状韧带和冠状韧带与膈肌和腹前壁相连，因此肝脏可随呼吸上下移动，在手术时应考虑此特点。

二、肝脏的分段

肝脏的分段是根据肝内Glisson系统来划分的。肝门静脉、肝固有动脉及肝管的各级分支在肝内的走行基本相同，此三套管道由Glisson鞘包绕，形成Glisson系统。目前普遍使用的分段方法为Couinaud肝段划分法（图4-5），其将肝脏划分为五叶八段。在肝内，有些部位缺少Glisson系统的分布，这些部位称为肝裂。肝裂是划分肝段的重要标志，同时也是手术部分切除肝脏的适宜部位。肝内共有6个肝裂（图4-6），其中叶间裂3个，段间裂3个。叶间裂分为正中裂、左叶间裂和右叶间裂。正中裂相当于自下腔静脉左缘，至肝前缘胆囊切迹中点的平面，其内有肝中静脉走行。正中裂将肝脏分为左、右半肝，为左内叶和右前叶的分界。左叶间裂相当于自肝圆韧带切迹，向后上方至肝左静脉汇入下腔静脉处的平面，其内有肝左静脉的左叶间支走行。左叶间裂将左半肝分为左内叶（Ⅳ段）和左外叶。右叶间裂相当于自下腔静脉右缘，至肝前缘胆囊切迹右侧中外1/3交界处的平面，其内走行着肝右静脉。右叶间裂将右半肝分为右前叶和右后叶。段间裂分为左段间裂、右段间裂和背裂。左段间裂相当于自肝左静脉注入下腔静脉处与肝脏左缘的中上1/3交界处连线的平面，其内走行着肝左静脉。左段间裂将左外叶分为左外叶上段（Ⅱ段）和左外叶下段（Ⅲ段）。右段间裂相当于肝门横沟的右端与肝脏右缘中点连线的平面，其相当于肝门静脉右支主干平面。右段间裂将右前叶分为右前叶上段（Ⅷ段）和右前叶下段（Ⅴ段），将右后叶分为右后叶上段（Ⅶ段）和右后叶下段（Ⅵ段）。

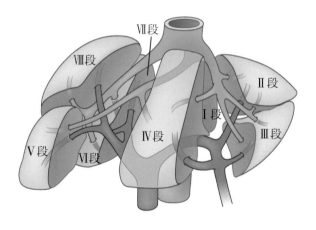

图4-5　Couinaud肝段划分法

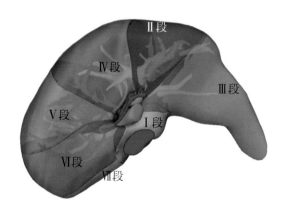

图4-6　肝内管道与肝裂的关系

肝脏的血管系统

肝脏存在3套血管系统，即肝静脉、肝动脉和门静脉。其中肝静脉为出肝血流，肝动脉及门静脉为入肝血流。

一、肝静脉

肝静脉包括肝左静脉、肝中静脉、肝右静脉、肝右后静脉和尾状叶静脉，均经腔静脉沟出肝注入下腔静脉（图4-7）。

1. **肝左静脉**　肝左静脉收集全部左外叶及小部分左内叶的静脉血，其主干位于左段间裂内。典型的肝左静脉由上、下两根合成，多与肝中静脉汇合后注入下腔静脉。肝左静脉上、下两根分别引流Ⅱ段和Ⅲ段的静脉血。

2. **肝中静脉**　肝中静脉收集左内叶大部分和右前叶左半部分的静脉血，由左、右两根合成，其汇合点多在正中裂中1/3偏下。肝中静脉的前壁及两侧壁均有数条属支注入，主要来自左内叶和右前叶上段。

3. **肝右静脉**　肝右静脉收集右前叶右半部分及右后叶大部分的静脉血，前、后两根在右叶间裂中1/3偏上处汇合，注入下腔静脉右壁。其主要的属支有右后上缘静脉，出现率为48.8%。

4. **肝右后静脉**　肝右后静脉位于肝右叶后部，位置较表浅，分为上、中、下3组。其中肝右后下静脉经第三肝门注入下腔静脉，由于其口径较粗（平均6.6 mm），出现率较高（84%），具有较大的临床意义。

5. **尾状叶静脉**　尾状叶静脉由尾状叶中部汇入下腔静脉的小静脉，经第三肝门从左侧汇入下腔静脉。引流尾状叶前上部静脉血的小静脉，称上尾状叶静脉；引流尾状叶后下部静脉血的小静脉，称下尾状叶静脉。

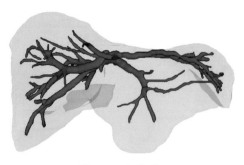

图4-7　肝静脉

二、肝动脉

肝动脉在入肝前分支成肝左动脉和肝右动脉，分别进入左半肝和右半肝。

肝左动脉走行至左侧肝门，分支出左内叶动脉和左外叶动脉。左外叶动脉于肝门静脉左支角部凸侧的深面或浅面分出左外上段动脉和左外下段动脉，与相伴走行的肝管进入Ⅱ段、Ⅲ段。左内叶动脉又称为肝中动脉，多经肝门静脉左支横部浅面进入Ⅳ段。

肝右动脉走行至右侧肝门，分支出右前叶动脉和右后叶动脉。右前叶动脉、右后叶动脉均发出上、下段支，分别进入Ⅴ段、Ⅵ段、Ⅶ段、Ⅷ段。

尾状叶动脉可起自肝左动脉、肝右动脉、肝中动脉和右前叶动脉，但起自肝左动脉者居多（69%）。

起自肝固有动脉以外的肝动脉，称肝迷走动脉。分布至左半肝的肝迷走动脉多起自胃左动脉（约25%），分布至右半肝的肝迷走动脉多起自肠系膜上动脉（约8.9%）。肝门区手术时，应注意肝迷走动脉的存在。

三、门静脉

门静脉左支分为横部、角部、矢状部和囊部4部分（图4-8）。横部走向左前方，位于横沟内；角部以90°～130°角向前转弯成为矢状部，走行在肝圆韧带裂内；矢状部向前延伸形成囊部，肝圆韧带连于此部。左支主要有3个分支：①左外上支，起于角部，分布于Ⅱ段；②左外下支，多起于囊部，分布于Ⅲ段；③左内支，起于囊部右壁，有2～5支不等，分布于Ⅳ段。门静脉右支粗短，分为右前支和右后支。右前支分出数条腹侧扇状支和背侧扇状支，分别进入Ⅷ段和Ⅴ段。右后支为右支主干的延续，分为Ⅵ段支

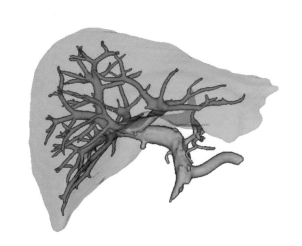

图4-8 肝门静脉分支

和Ⅶ段支，分别分布于Ⅵ段和Ⅶ段。尾状叶接受门静脉左支、右支的双重分布，以发自左支横部的为主，而尾状突主要接受肝门静脉右后支的分布。

肝脏管道系统结构复杂，变异种类多，极大地增加了手术及介入等治疗的难度和风险。因此，术前全面了解肝脏管道系统的解剖结构是手术和治疗成功的先决条件。熟悉和掌握肝脏血管系统的解剖结构，不仅能缩短手术时间、增加手术的准确性、降低手术风险、提高手术的成功率，而且对手术方案的选择、制订及患者的处理有重要影响。

第三节

胆　管

一、胆管的解剖

肝内胆管起源于毛细胆管，逐渐汇合成区域小胆管、肝段胆管、肝叶胆管、左肝管、右肝管。肝内胆管与门静脉和肝动脉的各级分支相伴行。三者处于同一纤维结缔组织鞘内。肝内胆管可分为三级，左、右肝管为一级胆管，肝叶胆管为二级胆管，肝段胆管为三级胆管（图4-9）。

右肝管由右前叶和右后叶肝管汇合而成，并接受尾状叶右段及尾状突的小肝管。成人右肝管平均长度为0.84 cm，平均管径为0.28 cm。左肝管多由左外叶肝管和左内叶肝管汇合而成，主要引流左半肝的胆

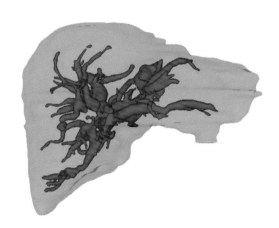

图4-9　肝内动脉和胆管

汁。它与右肝管汇合前接受1~2支来自尾状叶左段的小肝管。成人左肝管平均长度为1.64 cm，平均管径0.27 cm。尾状叶肝管一般有2~5支，均较细短，分为左段肝管和右段肝管。副肝管是肝门部的重要解剖学变异之一，走行于肝十二指肠韧带内，并于肝外胆管的不同部分汇合，副肝管出现率为5%~10%，其实际上是肝内胆管树的一部分，引流一定区域的胆汁。副肝管与肝内其他胆管之间并无吻合支，所以手术时如误扎副肝管，会引起该区域胆汁引流障碍。

二、肝内区域胆管分段

了解肝内区域胆管解剖，首先要确定肝段胆管，然后顺着肝段胆管向下（肝门），按照其汇流方式确定肝叶胆管，这种方法称为顺流法。相反，从肝门向上流（末梢）辨认的方法称为逆流法。顺流法可避免出现逆流法的混乱情况。另外，对没有固有名称的胆管，如将右前叶的前下支（5a）和前上支（8a）形成的合干记为5a+8a，将左外叶腹侧支（3）和左内支（4）形成的合干记为3+4，这样就可正确地反映肝内胆管的合流形态。另外，区域有两层含义，一层含义就是像S3和S这样的Couinaud肝段，另一层含义就是像右前叶和右后叶这样的Goldsmith区域，后者现在多被称为领域（section）（由国际肝胆胰学会所提倡），亚区域也就是相当于Couinaud肝段的小领域。

（一）右前叶的肝段胆管分支

右前叶以肝门平面为界可分为上段（S8）和下段（S5）。在胆管造影片上，沿肝门水平走行的

胆管命名很困难，其中包括了S5胆管。S8胆管分为3支，即腹侧支（B8a）、外侧支（B8b）和背侧支（B8c）。胆管造影时，首先在仰卧位胆管造影片上确定外侧支B8b，然后在右侧卧位胆管造影片上将B8b以外分支划分为腹侧的B8a和背侧的B8c。这些亚段胆管分支通常有几支，只有1支的情况少见。在右侧卧位胆管造影片上，B8b常位于B8c的背侧。内侧支（B8d）是汇入B8c主干或者其下流方向的较细胆管支，与右尾状叶胆管（B1r）很难鉴别。S5胆管分为3支，即腹侧支（B5a）、背侧支（B5b）和外侧支（B5c）。在S8中，将背侧支胆管记为c，外侧支记为b。但在S5中，由于从1991年才增加了5c，其背侧支胆管记为b，外侧支记为c。与B8一样，B5的a、b、c分支也可在右侧卧位片上辨认出来。腹侧支B5a在仰卧位或第1（右前）斜位、第2（左前）斜位上多数不显影，因此，右侧卧位摄片不可或缺。B5a走行在主门静脉裂附近，B5b走行在胆囊床右缘附近，B5c远离胆囊走行。

B5a和B8a形成合干的比例高。B5c多汇入B8b、B8c或B8bc。与此相反，B5b时常单独汇入右前叶胆管或右肝管。另外，17%的B8c汇入右后叶胆管。

（二）右后叶的肝段胆管分支

右后叶也以肝门平面为界分为上段（S7）和下段（S6）。与右前叶一样，沿肝门水平走行的胆管支含有S6的胆管分支。

S7胆管可分为腹侧支（B7a）和背侧支（B7b），在仰卧位胆管造影片上，通常是B7a位于外侧，B7b位于内侧。S6胆管分为3支，即腹侧支（B6a）、背侧支（B6b）和外侧支（B6c），在右侧卧位胆管造影片上，很容易辨认B6a和B6b。在仰卧位摄片上，B6a多数与胆囊体底部重叠，B6c差不多呈水平走行。95%的病例由右后叶胆管主干形成。但是，约12%的右后叶胆管汇入左肝管，约10%的右后叶胆管为南绕型（southern backforward），即右后叶胆管不是走行在门静脉右支的后上方，而是从门静脉右支的下方汇入右肝管或肝总管。另外，有5%的病例B6和B7不汇合形成右后叶胆管，而是各自单独汇入肝门部胆管，在这种汇合形式中，B6基本上都表现为南绕型。

（三）左半肝的肝段胆管分支

左半肝的肝段胆管分支没有右半肝那样复杂（图4-10）。左外叶上段（S3）胆管可分为上支（B3a）和下支（B3b）。B3a是斜向走行在肝左静脉前方的胆管支，在右三叶切除或扩大右半肝切除术后的胆管造影片上，B3a有特征性表现，即纵行向上走行至右膈下。左内叶（S4）胆管可分为3支，即下支（B4a）、上支（B4b）和背侧支（B4c）。B4c位于门静脉左支矢状部的上方，通常只有较细的1支。B4c以外的S4胆管可以矢状部平面为界分为左内叶下支（B4a）和上支（B4b），也有所有S4胆管都位于矢状部平面以上

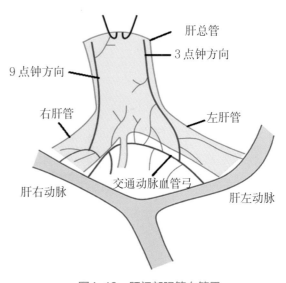

图4-10　肝门部胆管血管弓

的病例。这时，走行在胆囊床附近的是B4a，远离胆囊走行的是B4b。

（四）尾状叶的胆管分支

尾状叶胆管（B1）可分为4组，即右支（B1r）、左上支（B1ls）、左下支（B1li）和尾状突支（B1c）。位于右肝管、右后叶胆管、左肝管或左外叶胆管上方的是B1r或B1ls，位于左肝管下方的是B1li，位于右肝管后面或下方的是B1c（图4-11）。

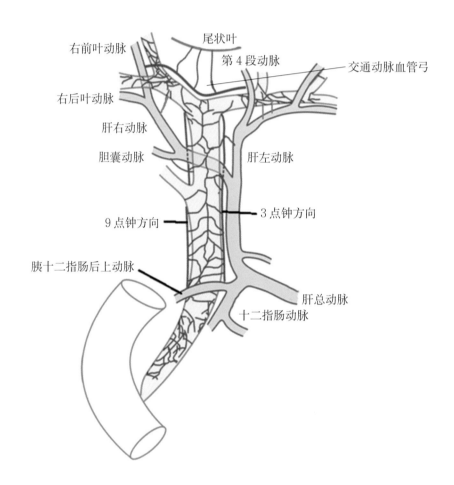

图4-11　肝外胆管的动脉网

以静脉韧带（Arantius管）为界，位于右侧的是B1r，位于左侧的是B1ls。B1r通常可看到2～4支。最右侧的一支B1r通常与B8d没有明确的解剖学区分标准，很难鉴别，一般将向肝门附近汇入的看作B1r，远离肝门汇入的看作B8d；有时B1ls与B2也很难区别，B1ls在静脉韧带右侧汇入B2或左外叶胆管，在静脉韧带左侧汇入的应看作B2的分支。B1li与B1c或B1r形成合干后汇入右肝管或右后叶胆管。另外，B1li一般分为2支，即腹侧支和背侧支，呈"分叉舌"样，通常背侧支汇入右肝管或右叶后支胆管，而腹侧支汇入左肝管或左叶外侧支胆管。

三、胆管与毗邻血管的关系

在肝内，胆管、肝动脉、门静脉分支均包裹在汇管区Glisson鞘内，各管道之间的关系密切，并且肝内胆管分支密集，所以术中操作不慎易引起胆管出血。

在肝门板中，交通动脉血管弓供应肝门胆管血运并连接肝右动脉（RHA）和肝左动脉（LHA）。3点钟方向和9点钟方向的边缘动脉加入交通动脉血管弓。肝总管（CHD）被翻起可显示交通动脉血管弓。

十二指肠上段胆总管主要由3点钟方向（左）和9点钟方向（右）的边缘动脉供应，后者由来自下方的胰十二指肠后上动脉（PSPDA）和来自上方的肝右动脉（RHA）、肝左动脉（LHA）及胆囊动脉组成。这些边缘动脉发出的小分支形成了胆总管周围动脉丛。边缘动脉向上方走行，与供应肝门胆管的肝门胆管动脉丛汇合。交通动脉血管弓（CA）连接RHA和LHA，存在于左、右肝管汇合处的头侧。CA来自右侧的右前叶动脉（RASA）和左侧的第4段动脉（ⅣA），在左边。

（应佳鑫　叶永青　张彤　王平）

▶ **参考文献** ◀

[1]NIMURA Y, HAYAKAWA N, KAMIYA J, et al. Hilar cholangiocarcinoma-surgical anatomy and curative resection [J]. J Hep Bil Pancr Surg, 1995,2(3):239-248.

[2]NIMURA Y. Surgical anatomy of the biliary ducts [M]//ROSSI P, BEZZI M. Biliary tract radiology. Berlin Heidelberg : Springer-Verlag, 1997,21-30.

[3]KAMIYA J, NAGINO M, UESAKA K, et al. Clinicoanatomical studies on the dorsal subsegmental bile duct of the right anterior superior segment of the human liver [J]. Langenbecks Arch Surg,2003,388(2):107-111.

[4]OHKUBO M, NAGINO M, KAMIYA J, et al. Surgical anatomy of the bile ducts at the hepatic hilum as applied to living donor liver trans plantation [J]. Ann Surg,2004,239(1):82-86.

[5]KAMIYA J, NIMURA Y, HAYAKAWA N, et al. Preoperative cholangiograph of the caudate lobe:surgical anatomy and staging for biliary carcinoma [J]. J Hep Bil Pancr Surg, 1994,1(4):385-389.

第五章

经皮经肝硬质胆道镜取石术术前超声检查

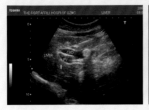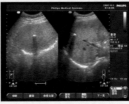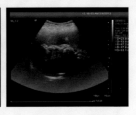

第一节

第一节
超声声像图与参考值

一、胆囊

正常胆囊超声二维纵切面声像图表现为一轮廓清晰的无回声区（图5-1），近似椭圆形，颈窄底宽，后壁及后方回声增强。胆囊前壁亮线自然、光滑整齐。胆囊颈部向内突出的黏膜螺旋襞（Heister瓣）断面在超声声像图中表现为类似结节样的高回声，不要将之误诊为结石或息肉。

正常胆囊超声测量参考值：长径<9.0 cm，短径（横径）<3.5 cm，胆囊壁厚<3 mm。彩色多普勒血流成像（CDFI）：正常人胆囊动脉血流信号显示率为65%～80%，峰值流速（Vmax）为 $12.91 \pm 4.29 \sim 18.4 \pm 6.3$ cm/s，阻力指数（RI）为 $0.69 \pm 0.09 \sim 0.75 \pm 0.05$。

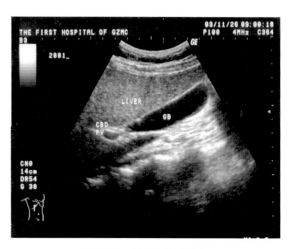

图5-1 胆囊长轴切面
GB：胆囊；LIVER：肝；CBD：胆总管；PV：门静脉。

二、胆管

（一）肝内胆管

利用门静脉在超声声像图上的工字形（图5-2）和Y字形结构（图5-3），很容易定位门静脉左、右支前上方的左、右肝管，内径为2～3 mm。普通的超声仪器可以清晰显示肝内叶间二级胆管，

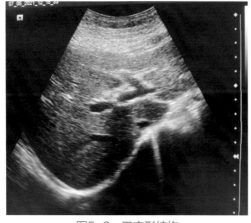

图5-2 工字形结构

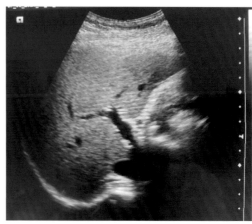

图5-3 Y字形结构

高分辨率的超声仪器配高频探头还可观察到段间胆管（三级胆管）。

　　肝内胆管结石常伴胆管扩张，超声声像图表现为与门静脉平行走行的树枝样强光带或无回声管道，管道内部回声多变，可见结石强回声带、炎性物絮状高回声带等，并发胆管炎可见胆管壁回声增厚、增高。

（二）肝外胆管

　　肝外胆管在超声声像图上大致分为上、下两段。

　　胆总管上段相当于肝总管和胆总管的十二指肠上段，自肝门发出后与门静脉伴行，内径为门静脉的1/3～1/2（图5-4）。此段超声检查时易于显示，患者取左侧卧位，探头长轴平行于门静脉主干侧动即可显示未扩张的胆总管上段。该部位可用于测量肝外胆管宽度，评判有无扩张。

　　肝外胆管下段因有肠气干扰，通常不能清楚显示，通过改变体位、饮水、探头加压等措施可稍微提高显示率。胰腺段胆总管在胰头横断面表现为钩突和下腔静脉间的圆形无回声区（图5-5）。肠内段在没有扩张的状态下需用腔内探头方可显示。

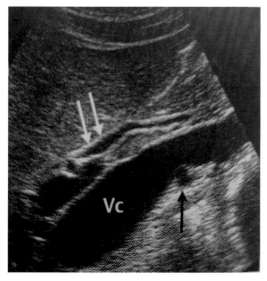

图5-4　门静脉主干与胆总管上段平行及宽度对比

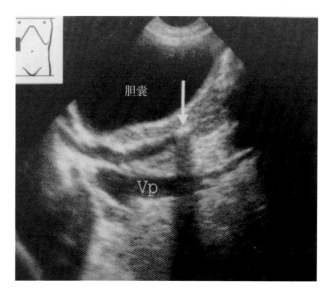

图5-5　胰腺段胆总管结石

第二节
胆 系 结 石

一、胆囊结石

　　胆囊结石（gallbladder stones）是最常见的胆囊疾病。胆囊结石形成的原因复杂，一般认为与胆系感染、胆汁的理化性质改变、胆汁滞留及寄生虫病等有密切关系。胆囊结石往往合并胆囊炎，且互为因果，最终胆囊缩小，囊壁增厚，腔内可充满结石。

1. 病理概要　胆囊结石按所含主要化学成分不同可分为3类。

（1）胆固醇结石。其主要成分为胆固醇，结石多为单发，呈球形或类球形，直径较大，白色或黄色，因钙含量较少，X线平片可不显影。其比重较小，可漂浮在胆汁中。

（2）胆色素结石。其主要成分为胆色素，呈松软的泥沙状，棕色或橘红色，一般数目较多，X线平片常不显影，称为阴性结石。

（3）混合性结石。其主要成分为胆固醇、胆色素和钙盐，颗粒较小，表面光滑，呈多面体，常为多发，因钙含量较多，一般X线平片可显影。

2. 临床表现　当结石还是泥沙状或很软时，一般没有明显症状，或仅有轻微的右上腹不适、嗳气。当结石长到一定大小，质地比较硬，在某种原因（如进食）作用下引起胆管收缩，才会出现右上腹疼痛，有时右上腹疼痛可呈持续性，并向右肩部或背部放射。发生梗阻时可出现右上腹胆绞痛、黄疸；合并感染时可伴寒战、发热。部分患者胆绞痛发作时可引起心电图改变（胆心综合征）。查体可见墨菲征阳性，肝区叩痛。

3. 超声表现

（1）典型的胆囊结石具有三大特征。

1）胆囊腔内高/强回声团。胆囊结石与周围液性胆汁声阻抗差较大，使得胆囊结石的边界可清楚显现。由于结石本身的形状、结构和成分不同，其回声形态可有较大差别。结构较致密且表面较光滑的结石，表现为新月形强回声（图5-6）；结构较松散的结石，由于透声性好，结石的全貌均可被显示，呈满月形强回声（图5-7）；数个堆积在一起的小结石可产生堆积状、沙堆状强回声（图5-8）。

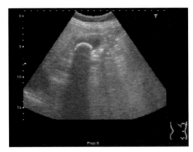 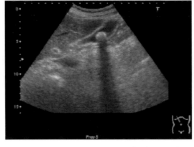 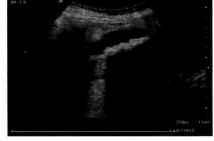

图5-6　胆囊致密结石（新月形）　　图5-7　胆囊疏松结石（满月形）　　图5-8　胆囊多发结石（堆积状、
　　　　及声影　　　　　　　　　　　　　　及声影　　　　　　　　　　　　　　沙堆状）及声影

2）强回声团伴有声影。结石强回声后方，与声束入射方向一致的无回声暗带，即声影（图5-7）。它是结石对声能的吸收及反射的综合效应。典型的声影对确定胆结石比强回声更具有特异性。直径<0.3cm的小结石，由于腹部探头声束波长产生绕射，声影不明显。

3）强回声团随体位改变而移动。由于结石的密度与胆汁不同，患者体位变动时胆囊结石会迅速或者缓慢移动，以此诊断胆结石的准确率接近100%，也可用于与胆囊赘生物的鉴别诊断。部分患者的结石与胆囊壁有轻度粘连，通过探头加压振动，有可能使其分离。

（2）非典型胆囊结石的声像图表现。

1）充填型胆囊结石。位于胆囊窝的正常胆囊液性透声腔消失，胆囊轮廓的前壁呈弧形或半月形光带，胆囊腔被不规则的强回声及后方的宽大声影取代，胆囊的后壁完全不显示。这种现象简称为囊壁结石声影三合征，即WES征（图5-9）。注意不要与肠气回声相混淆造成漏诊、误诊。

2）胆囊颈结石。当结石嵌顿于胆囊颈部时，由于囊壁螺旋襞与结石紧密接触，其间无胆汁衬托，强回声减弱，声影混淆，检查者若不留意，容易漏诊，需多切面扫查，通过胆囊肿大和颈部的声影进行诊断；若颈部结石尚未嵌顿，周围有胆汁衬托，在横断面上出现靶环征，则较易诊断（图5-10）。

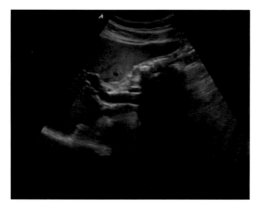
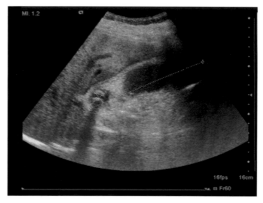

图5-9　充填型胆囊结石（WES征）　　　图5-10　胆囊颈结石（声影区）合并急性胆囊炎

3）胆囊泥沙样结石。泥沙样结石沉积在胆囊最低位置，呈层状分布的高回声带，后方有弱声影，如颗粒较粗或沉积较厚时，不难诊断。如结石细小、沉积层较薄时，可能无明显声影，仅表现为胆囊后壁较粗糙，回声稍增强，极易与胆囊后壁的增强效应相混淆。借助移动体位，实时观察结石的移动，对诊断泥沙样结石有较大的帮助（图5-11）。

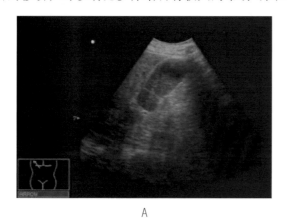
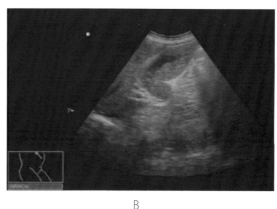

A　　　　　　　　　　　　　　　　　B

图5-11　胆囊泥沙样结石
A：平卧位；B：左侧卧位，胆囊内泥沙样结石向重力方向移位并铺平。

4）胆囊壁间结石。在胆囊壁上附着一个或多个强回声光点，其后方伴有彗星尾征，改变体位时不移动（图5-12）。胆固醇性息肉也表现为囊壁强回声斑并有彗星尾征，且较胆囊壁间结石常见，所以胆囊壁间结石超声诊断较少。

5）胆囊切除术后胆囊颈管扩张伴结石。胆囊切除后，残存的胆囊管膨大，可复发结石。超声声像图中确认胆囊切除后，在胆囊窝内发现类圆形无回声腔，一般腔很小，腔内见强回声，伴声影（图5-13）。

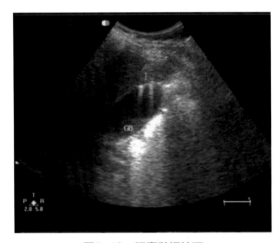 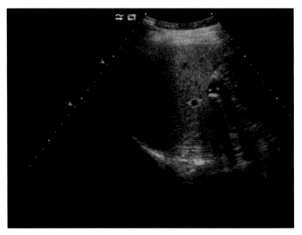

图5-12　胆囊壁间结石　　　　　　　　　　图5-13　胆囊切除术后胆囊颈管扩张伴结石及声影
（箭头所指：后方伴彗星尾征）

4. 鉴别诊断　依据超声声像图中胆囊内的强回声并伴有声影，以及随体位改变而移动的特点，可以对绝大多数胆囊结石作出正确诊断，其准确率＞95%。对非典型胆囊结石应注意排除假阳性和假阴性的干扰。

二、胆管结石

胆管结石（bile duct stones）临床比较常见，占胆系结石发病者的一半以上，其发病机制与人体代谢、寄生虫感染及慢性炎症密切相关，极易引发梗阻性黄疸。依发生部位不同可分为肝外胆管结石和肝内胆管结石。

（一）肝外胆管结石

肝外胆管结石是指位于肝总管和胆总管的结石，约占胆系结石的50%。临床症状主要出现在发病之初，主要表现为上腹部阵发性胆绞痛，有胆管感染者可出现寒战、发热，24 h后出现黄疸，重症可致中毒性休克而危及生命。少数患者（特别是老年人）在结石发作间歇期，无明显症状或仅有轻度的上腹不适。

1. 病理概要　肝外胆管结石分为原发性与继发性两种。前者为在肝外胆管内形成的结石，后者为源自肝内胆管或胆囊内的结石。发生结石时，肝外胆管呈不同程度的扩张，胆管壁由于结石反复刺激，产生炎症性充血、水肿、增生，以至纤维化增厚，在超声声像图上表现为扩张的、增厚的胆管壁高回声，管腔内部可见数量不等的结石高/强回声团。结石在胆管内可移动，亦可发生嵌顿而导致完全性梗阻，引起黄疸、化脓性胆管炎，严重者出现查科三联征，即腹痛、高热寒战、黄疸。

2. 超声表现

（1）肝外胆管扩张，与门静脉主干形成双筒猎枪征（图5-14）。扩张的胆管壁可增厚，回声增强，内壁欠光滑。结石部位在胆囊管以上者胆囊不增大；结石部位在胆囊管内或以下胆管者胆囊增大；结石在胆总管则可以引起整个胆管系统的扩张。

（2）管腔内出现形态稳定的高/强回声团，与胆管壁间分界清楚。

（3）强回声团后方可见声影。

（4）部分胆管扩张明显的患者，在改变体位时强回声团可移动。

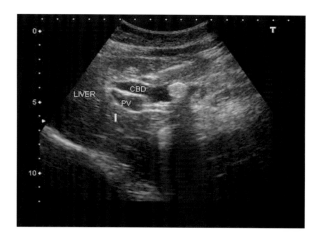

图5-14 胆总管结石（强光团处）并扩张呈双筒猎枪征
CBD：胆总管；PV：门静脉；LIVER：肝。

3. 鉴别诊断 超声检查对肝外胆管结石诊断的准确率为80%～90%。胆总管下段结石需与十二指肠气体、蛔虫残骸和回声较强的胆管肿瘤相鉴别。可通过多切面扫查进行鉴别诊断，十二指肠气体形成的强回声形态不固定，周围无连续性管壁回声；蛔虫残骸有节段性的等号样回声；肿瘤后方无声影，胆管壁连续性被破坏。CDFI及超声造影对于肿瘤具有较高的鉴别诊断价值。

（二）肝内胆管结石

临床上，多数肝内胆管结石患者无自觉症状，结石较多且位置较低者可出现肝区和胸背部深在的持续性隐痛。当发生化脓性胆管炎时，可出现寒战、发热、肝区触痛，黄疸较轻或不出现黄疸。

1. 病理概要 肝内胆管结石全部为以胆色素为主的混合性结石，好发于左、右肝管汇合区及左肝管，常多发，严重者可致胆管炎性脓肿、胆管狭窄及肝实质萎缩、纤维化。

2. 超声表现

（1）肝内沿胆管分支走向出现圆形（图5-15）、泥沙样、团块样、条索状、柱状、树枝状、铸型（图5-16）高/强回声团，结石数量不一。泥沙样及团块样结石可随体位轻微移动；条索状、铸型结石数量大，填塞肝内胆管，无移动性，胆管内通常无胆汁暗区。

（2）大多数结石后方伴有声影，部分结石质地松散，混合炎性渗出，声影不明显，仅表现为中等回声团块或呈条索状。

（3）当有淤滞的胆汁充盈在肝内胆管时，可见光团出现在扩张的胆管内，结石周围

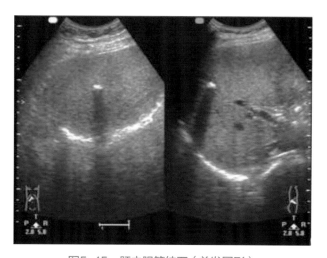

图5-15 肝内胆管结石（单发圆形）

有宽窄不等的无回声暗区，胆管前后壁的亮线清晰；若胆管内无淤滞的胆汁，则胆管壁界线显示不清，此时注意伴行的门静脉分支，有助判断。

（4）强回声团远端小胆管轻至中度扩张，出现平行管征（图5-17）。

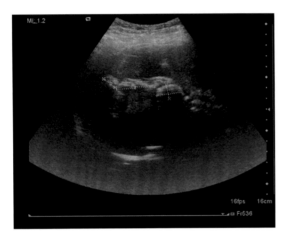 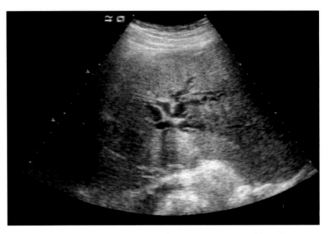

图5-16　肝内胆管结石（多发性、条索状、柱状、树枝状、铸型）　　　　　图5-17　肝内胆管扩张（箭头所指：平行管征）

（5）超声检查对肝内胆管结石的检出率＞95%，目前已成为胆管结石的首选诊断方法。既往胆管手术，可造成肝内胆管积气，气体强回声对结石诊断会产生一定程度干扰，需要有经验的超声医师比对形态及其他间接征象加以鉴别诊断。

3. 鉴别诊断　肝内胆管结石有时需与肝内胆管积气相鉴别，后者多有手术史，强回声形态不稳定，气体密度较小，始终位于胆管腔的上方，呈薄层状、连续或断续的强回声，细小胆管内呈分布均匀的短等号征，可随体位改变发生轻微移动，后方常有彗星尾征。

（三）胆管扩张的超声表现

1. 肝内胆管扩张　在正常情况下，目前包括超声在内的各种影像学检查对于二级以上的肝内胆管尚难以清楚显示。正常左、右肝管内径一般＜2 mm，或＜伴行的门静脉的1/3，若＞3 mm则提示有胆管扩张。若左、右肝管内径为3～4 mm，可诊断为轻度扩张，5～6 mm为中度扩张，≥7 mm为重度扩张。此时扩张的胆管腔内呈无回声暗区，CDFI显示无血流信号。由于二级以上的正常肝内胆管一般情况下显示不清楚，故二级以上末梢支肝胆管内径显示达2 mm即应考虑为轻度扩张而需予以重视；若左、右肝管超过伴行门静脉支宽度的1/3，或达到其宽度呈平行管征时，则应诊断为肝内胆管扩张。

肝内胆管重度扩张时，胆管腔扩张明显超过伴行的门静脉支或压迫使之显示不清呈树杈状、放射状或丛状向肝门部汇集，扩张的胆管后方回声增强，管壁不规则，管道多叉，一直延伸到肝周边。上述情况多见于恶性肿瘤阻塞引起的肝内胆管扩张，尤其是位于高位肝门处的肿瘤。

2. 肝外胆管扩张　正常人胆总管内径≤6.0 mm，胆总管内径＞7.0 mm提示肝外胆管扩张，但胆囊切除或有胆系手术史的患者除外，因其肝外胆管上段测值常为7.0～10.0 mm。肝外胆管内径＞

11 mm为明显扩张，尤其是在脂肪餐后，胆管内径仍＞10 mm对于确定肝外胆管存在梗阻性病变较为可靠。扩张的肝外胆管多为均匀性扩张，与伴行的门静脉内径相近时，超声声像图呈两条平行的管道，称之为双筒猎枪征。

研究显示，肝外胆管发生梗阻后，胆管的扩张先于黄疸的出现，因为胆管梗阻压力升高时先引起管道扩张，在压力进一步升高导致胆汁逆流后才出现临床黄疸，称为无黄疸性胆管扩张，该现象可见于肿瘤早期或结石不全梗阻状态时。

（四）胆管梗阻部位的判断

1. 检查时的判断指标

（1）肝内胆管有无扩张。

（2）单侧或双侧的左、右肝胆管有无扩张。

（3）肝门处胆管有无扩张。

（4）胆囊有无肿大。

（5）胰管有无扩张。

2. 判断胆管梗阻部位　根据上述指标，判断梗阻所在部位（图5-18）。

（1）肝门处胆管正常或不显示，而肝内胆管或左、右肝管仅一侧扩张，提示肝门部梗阻。

（2）胆总管扩张且扩张长度＞3.5 cm，提示胆管下段梗阻（若扩张长度＞9 cm，提示梗阻在壶腹部及乳头部）。

（3）仅有胆囊肿大，而胆管正常，提示胆囊颈部阻塞或胆囊本身有病变。

（4）一般情况下，胆囊肿大提示其胆囊管开口处以下梗阻；胆囊无肿大则提示开口处以上梗阻。

（5）胆管全程扩张，同时有胰管扩张，则提示壶腹部水平阻塞。

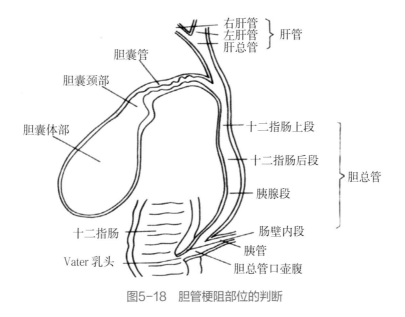

图5-18　胆管梗阻部位的判断

（五）阻塞性黄疸病因的鉴别诊断

1. 鉴别要点　阻塞性黄疸90%以上是由结石、胆管癌、胰头部肿瘤引起的，由于结石和肿瘤的性质、治疗方案和预后完全不同，故鉴别诊断显得尤其重要。此外，少数阻塞性黄疸的病因还包括炎性胆管狭窄、胆管血栓、胆管癌栓。

（1）胆管结石黄疸发生的时间较短，多有腹部胆绞痛史，声像图表现为形态较规则的强回声团，于扩张的胆管腔内，后方有声影，与胆管壁之间分界清楚，扩张程度相对较轻，尤其是小结石所致的胆管不全梗阻，在发病初期或缓解期，肝外胆管可无明显扩张。

（2）软组织肿瘤黄疸为渐进性，多无腹部胆绞痛史，声像图多为低回声团，其形态不规则，后方无声影，不移动。恶性病变者，低回声团与胆管壁分界不清，或胆管壁连续性中断、残缺，胆管呈进行性扩张，持续性加重，即重度胆管扩张征象，此情况多见于恶性肿瘤引起的梗阻。

（3）胆管癌栓病灶呈低回声、条索状、不移动，肝内或近端胆管内有肿瘤病灶。

（4）胆管血栓有胆管出血的临床表现，超声表现与胆管癌栓相似，一般回声偏高。

（5）胆管扩张的病理征象也有助于鉴别诊断。例如：①胆管扩张的形状。均匀扩张者为胆管阻塞，囊状或节段性柱状扩张者多为先天性异常（如先天性胆总管囊肿和先天性肝内胆管囊状扩张症）。②胆管壁的异常。炎症时管壁毛糙增厚、范围广，肿瘤时多呈局限性管壁增厚、狭长、堵塞。③扩张胆管腔内的异常。胆管结石及胆管蛔虫有特异征象；炎症时可出现絮状沉积物回声；肿瘤者呈乳头状实性光团，移动体位不可变形。

需要注意的是，堆积状或泥沙样结石、胆泥，或陈旧性、炎性胆汁团后方可无声影而与软组织肿块相似；有时胆管癌与胆管结石并存，或少数胆管癌出现较弱的声影，以及个别的胆管积脓也可出现类似结石的回声及声影，从而导致与结石鉴别困难。此时可通过CDFI检测血流信号，以及超声造影观测病灶信号有无增强，或经腔内超声探查等方法加以鉴别。

2. 超声诊断阻塞性黄疸的临床价值　超声检查为诊断阻塞性黄疸的首选方法，超声声像图能清楚显示扩张的肝内胆管、肝外胆管，肿大的胆囊及扩张的胰管，对于梗阻部位的判断准确率可达95%，病因诊断符合率达70%～80%。近年来，随着介入性超声诊断技术的发展和广泛应用，超声引导下经皮经肝胆管造影术（PTC）、经皮经肝胆管引流术（PTCD）及经皮经肝胆道镜取石术（PTCSL）等诊断和治疗性技术为临床提供了良好的帮助。

（六）肝内胆管结石相关的肝超声改变

肝内胆管结石病史较长、病情较重时，可导致胆管的完全梗阻，引发胆汁淤积合并感染，胆管壁发生炎症、水肿、增生、纤维化，超声表现为胆管壁增厚、回声增强。结石区域的肝组织（肝叶或肝段）受累，超声显示实质回声增粗，肝段、肝叶萎缩，肝形态异常，比例失常。

第三节

超声引导经皮经肝胆道镜检查的核心意义

　　超声引导经皮经肝胆管穿刺的重点在于肝内胆管与门静脉走行关系，二者同属Glisson系统管道，自始至终伴行左右。左、右肝管及胆总管一般位于门静脉前上方，二级胆管以下二者位置则相对不固定，有时门静脉位于肝内胆管前上方。所以超声定位引导PTOBF的核心意义在于清理穿刺通道，使得直线穿刺路径上没有门静脉血流信号。超声探查灵活多变，选择不同的体表探查位置及探头的侧向、轴向偏转，可在穿刺路径上规避门静脉。

　　规避门静脉时，可能出现两种情况：

　　（1）当门静脉血流位于扩张的肝内胆管正前方时，超声医师可侧向移动或者适度旋转超声探头，将门静脉血流信号偏移出穿刺路径，仅保留侧旁扩张的胆管图像，即为清理穿刺路径。此时依据胆管的扩张程度，可以嘱咐麻醉医师进行呼吸暂停辅助。为保证穿刺精度和一次性成功率，穿刺较细胆管时（胆管扩张约3 mm）通常需要呼吸暂停辅助配合。

　　（2）当门静脉血流位于穿刺胆管正后方时，可将门静脉血流信号偏移出胆管切面。虽然门静脉血流不在穿刺路径上，但是穿刺完毕后，放置导丝，逐步扩张胆管时，手术医生存在盲目性，有可能扩张深度超过穿刺深度，导致胆管撕裂，殃及后方门静脉，并发出血。

　　超声引导PTOBF与C臂机X线引导相比，其优势在于穿刺路径上实时微调清理，降低了门静脉的穿刺损伤及出血的风险。

（汤庆　周兴华）

▶ **参考文献** ◀

[1]LIU L N, XU H X, LU M D, et al. Contrast-enhanced ultrasound in the diagnosis of gallbladder diseases:a multi-center Experience.[J]. PLoS One,2017,7(10): e48371.

[2]SHARMA M P, AHUJA V. Aetiological spectrum of obstructive jaundice and diagnostic ability of ultrasonography: a clinician's perspective[J]. Tropical gastroenterology official Journal of the Digestive Diseases Foundation,1999,20(4):167-169.

[3]任卫东,常才.超声诊断学[M].3版.北京:人民卫生出版社,2013.

[4]周锋.B型超声在胆系结石中的应用价值[J].影像研究与医学应用,2017,1(12):137-138.

[5]韩兴权,万登敏,刘玲,等.超声在肝外胆管结石定位诊断中的临床应用[J].中国超声医学杂志,

2006,22(8): 610-612.

[6]吕扬平,李新新.超声对肝内胆管结石与肝内钙化灶的鉴别诊断[J].中国超声诊断杂志,2006,7(2): 102-104.

[7]邱洁,宋永利.肝内胆管结石的超声诊断价值探讨[J].临床超声医学杂志,2005,7(2):136.

[8]崔海峡,汤颖,任江萍.超声引导下经皮经肝胆管置管引流术对梗阻性黄疸患者术后恢复情况的影响观察[J].实用医学影像杂志,2019,20(1):98-100.

[9]文卫锋,张利,孔小锋,等.彩色多普勒超声引导下经皮经肝穿刺胆道引流术序贯数字减影血管造影透视下胆总管支架植入术治疗梗阻性黄疸40例体会[J].实用医学影像杂志,2015,16(1):41-43.

第六章

经皮经肝硬质胆道镜取石术术前CT检查

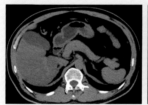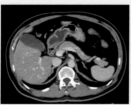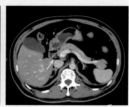

CT检查在胆系结石的应用价值及CT检查技术

一、CT检查在胆系结石的应用价值

CT检查对胆系疾病的诊断具有重要的应用价值，多用于超声筛查之后，为胆系疾病的另一主要影像学检查技术。术前通过CT检查明确胆系结石分布、胆管走行和扩张程度及邻近血管的走行和变异，对于病情的评估及制订手术方案意义重大。多层螺旋CT检查技术的应用进一步提高了胆系结石诊断的敏感度及准确度。

二、CT检查技术

（一）CT平扫

检查前常需要禁食6~8 h，避免胆囊收缩。胃肠道准备和上腹部CT检查相同，目前多主张扫描前使用水对比剂充盈胃肠道。扫描时患者取仰卧位，扫描范围从膈顶至胰头钩突部。多层螺旋CT多为窄准直采集，通过图像薄层重建可更好地显示胆管内较小的结石。CT平扫可以清楚地显示胆系结石的大小、形态、数目及部位，并可根据结石的CT值推测其化学成分。

（二）CT增强扫描

CT增强扫描采用静脉注射非离子型碘对比剂后不同时相扫描，对比剂用量为1.5 mL/kg，注射速率为3~5 mL/s，其优势在于使胆管与周围组织对比更为明显，能够显示轻微扩张的胆管，且对部分紧贴管壁的结石轮廓勾画得更加清楚，有助于胆管小结石的检出及与早期肿瘤性病变的鉴别。

（三）CT胆管成像

CT胆管成像的原理是通过口服或静脉注射特异性对比剂，特异性对比剂经肝脏分泌使胆管充盈显影。特异性对比剂多采用静脉注射，称为CT静脉胆管成像（CT-intravenous cholangiography，CT-IVC）。肝胆特异性对比剂（如碘沙葡胺）经静脉注入并延迟一定时间后，行多层螺旋CT扫描可获取高分辨率图像，经图像重建后，可显示完整的胆管树，通过任意方向、任意角度的旋转，更清晰地观察胆管的解剖形态，以及病变与周围结构的关系。但重度黄疸、严重的肝肾功能不全、甲状腺功能不全及碘过敏是该项检查的禁忌证。

（四）CT图像重建

多层螺旋CT扫描结合图像重建处理技术能获得胆管系统较完整的信息。多平面重建（multiplanar reconstruction，MPR）是将冠状面、矢状面及斜位面联合，可以从任意角度观察病灶形态、精准定位病灶；曲面重建（curved planar reconstruction，CPR）可将迂曲、重叠的胆管及胰管等结构伸展拉直显示在同一平面上，较好地显示全貌；最大密度投影（maximum intensity projection）能显示胆管周围的强化血管及高密度结石，明确其形态、分布及走行；最小密度投影（minimum intensity projection）能显示扩张胆管及其分支形态及走行；容积再现三维成像（volume rendering，VR）可获得结石、胆管系统和血管系统等目标结构的三维可视化图像，有利于精准定位病灶，为临床手术入路的设计提供基础。

（五）CT能谱成像

近年来，CT能谱成像技术逐步在临床上推广应用，其成像原理为通过高低压瞬时切换的X线管和新型半导体材料探测器，对一系列成像链改进，从而将传统X线混合能量分解成40～140 keV连续不断的101个单能量，获得了不同物质的能谱曲线，并且在一定程度上实现了物质定性分离和定量测定。CT能谱生成的单能量图像是指处于某一能量水平的X线穿过物质后产生的衰减图像。由于物质在不同能量水平的衰减不同，在某一能量水平病灶与实质脏器之间的衰减差异可以达到最大而噪声值最低，这一能量水平就是该病灶的最佳keV值。

CT能谱成像技术的出现为胆管结石提供了一种新的诊断平台，特别对于阴性结石的检出效能有所提升。在高keV时，阴性结石为高密度影，CT值较高；在低keV时，阴性结石相对于胆汁为低密度影，CT值较低。

第二节
胆管系统的正常CT表现

一、胆囊

胆囊大体上近似梨形，分为底部、体部和颈部3个部分。CT平扫时，胆囊通常位于肝门下方，肝右叶前内侧；横断面表现为圆形或类圆形，直径为4～5 cm，周围由低密度脂肪环绕。胆囊腔呈均匀水样低密度影，CT值为0～20 HU；胆囊壁光滑锐利，厚度为2～3 mm，呈均匀软组织密度影。CT增强扫描时，胆囊腔内无强化，胆囊壁表现为细线状强化影（图6-1）。

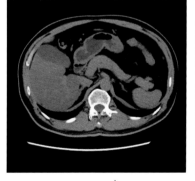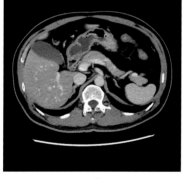

A   B

图6-1 男，61岁，正常胆囊CT表现

A：CT平扫，横断位显示胆囊呈椭圆形，位于肝门下方，肝右叶前内侧，胆囊腔呈均匀水样密度影；B：CT增强扫描，显示胆囊壁呈轻度线状均匀强化影，同时注意该患者有脂肪肝。

二、胆管

胆管可分为3个部分，即肝内胆管、胆囊管和胆总管。引流左、右肝叶的肝内胆管呈树枝状逐级汇向肝门，形成左、右两个肝管，在肝门区汇合成肝总管。CT平扫不显示正常肝内胆管，肝外胆管（尤其是胆总管）通常可显示，特别是薄层扫描和对比增强检查时，表现为小圆形或管状低密度影（图6-2）。正常胆总管长7~8cm，管径为5~8mm，肝左及肝右胆管管径约3mm，肝总管管径为5~8mm。

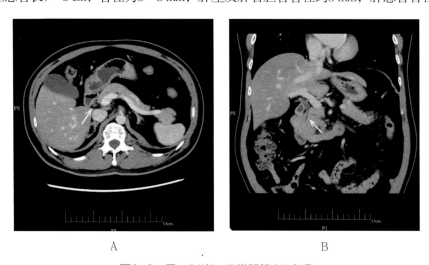

图6-2 男，61岁，正常胆管CT表现
A：CT增强扫描横断位显示正常胆总管呈小圆形（箭头所指），管径约5mm；
B：冠状位MPR可清晰显示胆总管行程。

第三节

胆系结石的CT表现

胆石症是胆管系统最常见的疾患，结石可发生于胆囊、肝内胆管、胆总管等胆管系统的任一部位。胆管结石是由不同比例的胆固醇、胆色素和钙盐所组成，根据其化学成分可分为：①胆固醇结石，胆固醇含量占80%左右，并含少量的钙、蛋白及胆红素；②胆色素结石，呈沙粒状或桑椹状，往往以蛔虫外皮或虫卵为核心；③胆固醇和胆色素混合性结石。

一、胆囊结石

1.数目 结石可单发或多发。

2.形态 结石形状多种多样，可呈圆形、多边形、环形或泥沙样。

3.位置 结石位置可随体位变化而发生改变，如果结石嵌顿在胆囊颈部或胆囊管内可引起胆囊积液、积脓及急性胆囊炎，严重者甚至发生胆囊坏疽、穿孔。

4. 大小　结石大小不一，大者可占据整个胆囊，这种结石的化学成分以单纯的胆红素为主；小的如泥沙，泥沙样结石常沉积在胆囊下部，密度较高，与上部的胆汁形成平面。

5. 密度　胆囊结石的化学成分不同，在CT上所表现的密度亦不同，即高密度、稍高密度、等密度、低密度和混合密度。其中，等密度结石又称为阴性结石。

（1）均匀高密度结石，CT值大于90 HU的致密影，边缘光滑锐利，这种结石以含钙和胆色素为主（图6-3）。

（2）稍高密度结石表现为略高密度或软组织密度影，CT值为30~90 HU，多为混合性结石（图6-4）。

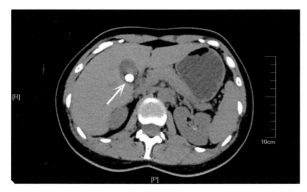
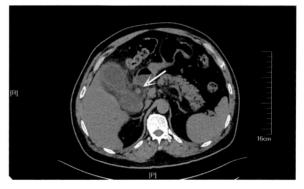

图6-3　女，34岁，胆囊高密度结石，胆囊内可见一均匀高密度结石影（箭头所指），CT值约1300 HU

图6-4　男，57岁，胆囊稍高密度结石，胆囊颈部可见一稍高密度结石影（箭头所指），直径约5 mm，CT值约40 HU；注意同时合并的急性胆囊炎

（3）等密度结石，其密度与胆汁相同，在CT平扫时不能被发现，但在口服胆囊造影剂后能显示，多为胆固醇结石（图6-5）。

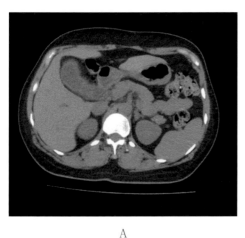
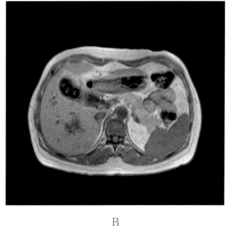

A

B

图6-5　胆囊等密度结石

A：CT平扫，胆囊内未见结石；B：磁共振T1加权像，胆囊腔内可见多发外低内高的结石信号，因此考虑结石在CT上为等密度。

（4）低密度结石，其密度低于胆汁，表现为胆囊内圆形或卵圆形的透亮影，一般CT平扫难以发现，CT胆管成像呈低密度的充盈缺损，多为胆固醇结石（图6-6）。

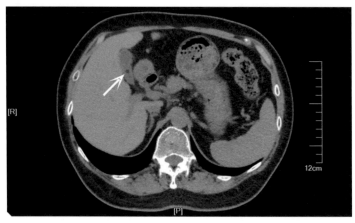

图6-6　女，56岁，胆囊低密度结石，胆囊内可见一类圆形低密度
影（箭头所指），为低密度结石（胆固醇结石）

（5）混合密度结石多为环状或板层状结石，表现为结石的边缘或中心呈高密度，而其余部分呈环状或板层状等密度，也可呈多层状，即周边为环状高密度影，内层为环状低密度影，中心为高密度影，呈同心圆状（图6-7、图6-8）。这种结石常含钙、胆红素及胆固醇多种成分，其含量大致相当。

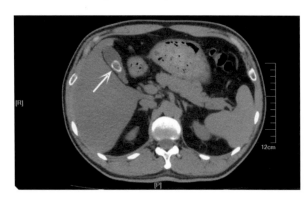

图6-7　男，43岁，胆囊环状结石，胆囊体部可见一环状高密度结石影（箭头所指），结石外周呈环状高密度，中心为等密度

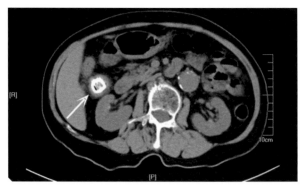

图6-8　女，82岁，胆囊板层状结石，胆囊底部可见一板层状结石影（箭头所指），外周呈板层状高密度，中心为稍高密度，胆囊壁均匀增厚，考虑合并慢性胆囊炎

6. 钙胆汁　钙胆汁是一种罕见的病理变化，胆囊内胆汁含有较多的碳酸钙盐，胆汁密度增高。CT扫描表现为胆囊腔呈均匀密度增高影，CT值可 > 20 HU，在钙胆汁没有充盈整个胆囊时，CT扫描可见钙胆汁平面（图6-9）。

二、胆管结石

胆管结石是胆管梗阻的最常见原因，可分为原发性和继发性。原发性胆管结石指结石生成在

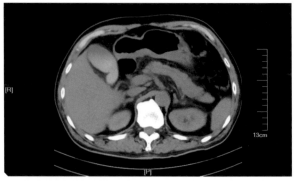

图6-9　男，69岁，钙胆汁致胆囊腔密度明显增高，以下部为著，上部密度略低，可见钙胆汁平面形成

胆管内；继发性胆管结石指结石从胆囊内迁移至胆管。根据结石发生部位分为肝内胆管结石和肝外胆管结石，但肝内胆管结石多合并肝外胆管结石。胆管结石多为胆色素混合性结石。

（一）肝内胆管结石

肝内胆管结石多呈管状、不规则状，典型者可在肝内胆管形成铸型结石，密度可呈等密度或高密度，以高密度结石居多（图6-10）。近端肝内胆管结石常合并远端胆管分支扩张。肝内胆管结石常合并感染及胆管周围炎症，长期反复发作可导致肝脏萎缩及纤维化。

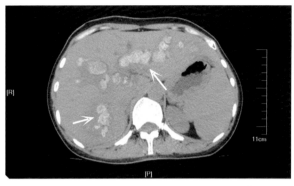

图6-10 女，45岁，肝内胆管结石，CT平扫横断位显示肝左、右叶肝内胆管多发高密度结石（箭头所指），呈铸型充填胆管

（二）肝外胆管结石

我国的肝外胆管结石大多数为原发性，主要是胆色素类混合性结石，CT表现常为稍高密度或高密度。

1.直接征象

（1）在胆管走行区域内见圆形或类圆形高密度影，常多发，大小不等，边界清楚，密度均匀，如为多发性结石可沿胆管向上堆积呈管状，甚至充满整个胆管系统使之呈铸型（图6-11）。若合并感染，胆管内可见低密度气体影。

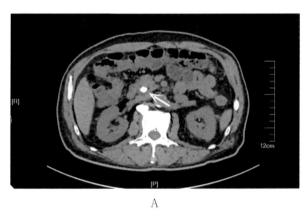

A

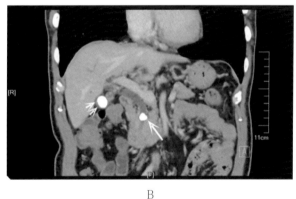

B

图6-11 男，74岁，胆总管结石

A：横断位CT平扫；B：冠状位CT增强扫描；A、B图均显示胆总管下段一高密度结石影（箭头所指），其上胆总管梗阻、扩张，管径约10.5 mm，同时合并胆囊结石（双箭头所指）。

（2）环征是指外周为完整的高密度环，中央为低密度的结石，提示结石外周为胆色素成分，中央为胆固醇成分（图6-12）。

（3）靶征是指结石位于扩张的胆管中央，呈致密或软组织密度影，周围被低密度胆汁环绕（图6-13）。

（4）新月征是指结石呈偏心性紧贴于扩张胆管的侧壁，胆汁呈新月状围绕结石（图6-14）。

（5）胆系结石增强扫描不强化。

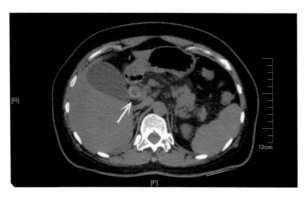

图6-12 女性，44岁，胆总管结石环征，CT平扫显示胆总管一环形高密度影，中央为低密度影（箭头所指）

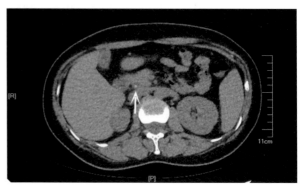

图6-13 女，42岁，胆总管结石靶征，胆总管下段可见一小点状高密度结石影，周围见低密度胆汁环绕（箭头所指）

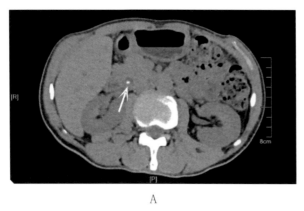

A

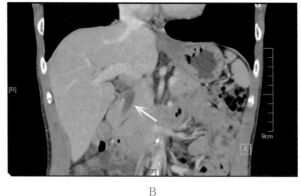

B

图6-14 胆总管结石新月征

A：横断位CT平扫显示胆总管内一高密度结石影紧贴于胆总管后壁（箭头所指），胆汁呈新月状围绕结石；
B：冠状位CT增强扫描显示胆总管扩张（箭头所指）。

2. 间接征象

（1）结石平面近端胆管扩张或胆囊增大，一般肝外胆管的扩张程度大于肝内胆管，与结石梗阻呈间断性和不全性的特点有关。在CT增强扫描时，能更清楚地显示肝内胆管扩张，但少部分胆总管结石并不伴发胆管扩张，扩张的胆管可逐渐变细并突然中断。

（2）当结石呈等密度或低密度时，CT扫描往往不能显示，结合以下间接征象及临床表现可提示结石：①胆总管轻到中度扩张；②胆总管在壶腹部突然中断，周围没有软组织肿块；③胆管渐进性狭窄，节段性胆管均匀强化但无管壁的异常增厚。也可进一步行磁共振胰胆管造影术（magnetic resonance cholangiopancreatograph，MRCP）或经内镜逆行胰胆管造影术（endoscopic retrograde cholangiopancreatography，ERCP）明确。

第四节
胆系结石常见并发症或合并症的CT表现

一、胆石性胆囊炎

胆石性胆囊炎是由胆囊结石阻塞胆囊管引起。由于结石梗阻，胆汁淤积，容易诱发胆囊炎，而胆管梗阻和感染，又进一步促进结石形成和发展。因此，胆石症和胆囊炎往往为互为因果的两个疾病，CT扫描发现胆系结石，常可发现伴发的胆囊炎表现。

（一）急性胆囊炎

急性胆囊炎CT平扫表现为胆囊增大（直径＞5cm），周围脂肪密度增高，胆囊壁弥漫性增厚＞3mm，胆囊窝积液；增强CT扫描常提示增厚的胆囊壁呈分层强化，内层明显均匀强化，外层为无强化的组织水肿层，早期胆囊旁肝实质出现一过性的明显强化，这是由于胆囊炎导致邻近肝组织的炎性充血所致，胆囊周围可见无强化的低密度区，此为浆膜下水肿或渗出。若出现胆囊坏死、穿孔，可见胆囊壁连续性中断，胆囊窝可见含有液平面的脓肿，坏疽性和化脓性胆囊炎可蔓延至邻近的肝脏形成肝内脓肿（图6-15）。

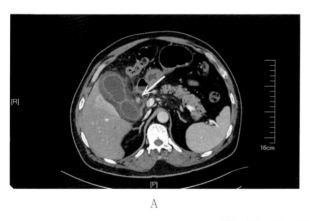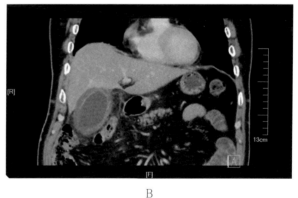

A   B

图6-15　男，57岁，胆石性胆囊炎

A：横断位CT增强扫描显示胆囊颈部一稍高密度结石（箭头所指）；B：冠状位CT增强扫描；
A、B图均显示胆囊壁弥漫性增厚，并见分层强化，内层黏膜明显均匀强化，外层水肿无强化，
胆囊周围脂肪间隙模糊，相邻肝实质可见片状强化。

（二）慢性胆囊炎

慢性胆囊炎是因胆囊结石反复发作伴短暂性阻塞胆囊而导致的慢性炎症及纤维化改变，多表现为胆囊缩小，也可增大（由胆囊积液引起）。胆囊充盈良好时，胆囊壁均匀或不均匀增厚，胆囊壁＞3mm有诊断意义，胆囊壁可有钙化。增强CT扫描，增厚的胆囊壁呈均匀强化（图6-16）。

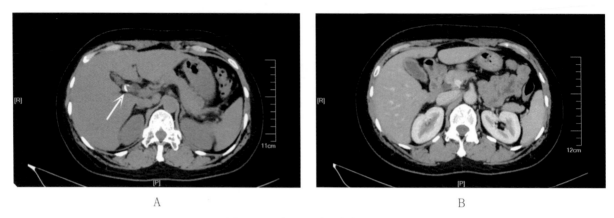

图6-16　女，53岁，慢性胆囊炎

A：CT平扫显示胆囊颈部一半环形高密度结石影（箭头所指）；B：CT增强扫描显示胆囊缩小，

胆囊壁不均匀增厚，部分囊壁厚度约5 mm，囊壁强化尚均匀。

二、胆源性胰腺炎

由于胆总管和胰管共同开口于十二指肠大乳头，当胆总管下段结石嵌顿时，可导致胆源性胰腺炎。CT扫描除可发现胆总管结石外，还可有急性胰腺炎的表现，如胰腺体积增大、肿胀、密度减低，由于炎性渗出而使胰周脂肪间隙模糊，胰周可见水样低密度区，肾前筋膜可增厚等（图6-17）。

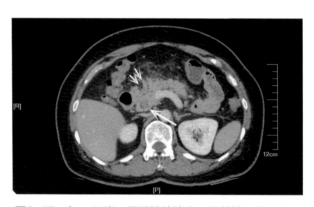

图6-17　女，44岁，胆源性胰腺炎，胆总管下段可见一
稍高密度结石影（箭头所指），胰腺可见增大、肿胀，胰
周脂肪间隙模糊（双箭头所指）

三、逆行性胆管炎

胆总管结石，可引起逆行性胆管炎，CT平扫可发现胆总管结石，CT增强扫描可见胆管壁增厚和强化，其厚度一般<5 mm，动脉期邻近肝实质可见一过性强化。

第五节

胆系结石CT扫描的鉴别诊断

一、胆囊结石

高密度胆囊结石的CT扫描显示较为明显，诊断和鉴别诊断一般不难。等密度或低密度的结石应和胆囊占位性病变（如胆囊息肉、息肉型胆囊癌等）鉴别。变换体位时，可见结石随体位变化而移动，而胆囊息肉或胆囊癌等占位性病变则固定在囊壁上；此外，胆囊结石CT增强扫描前后的CT值无变化，而胆囊息肉或胆囊癌则有不同程度的强化。

二、肝内胆管结石

肝内胆管结石需与肝灶性纤维化及钙化相鉴别。肝灶性纤维化及钙化较少见，一般不与肝门静脉伴行，且不引起胆管扩张。

三、胆总管结石

胆总管结石需与其他病变引起的胆总管扩张相鉴别。如胆管肿瘤、胰腺癌、壶腹癌等引起的胆管梗阻，其梗阻部位常可见软组织肿块，且梗阻端多表现为突然截断，管腔形态不规则，肝内胆管常显著扩张，呈软藤样改变，可有扩散或转移征象；而胆总管结石更常见胆总管渐进性狭窄，而非突然中断。若胆总管结石并发小的肿瘤时，即使采用高分辨率CT扫描，有时也难以鉴别。

四、其他鉴别诊断

（1）手术后或奥迪括约肌功能不全的患者，高密度的结石需与口服造影剂经胆总管逆流相鉴别，扫描时可饮水而非口服造影剂充盈肠道。

（2）钙胆汁需与胆囊内对比剂充盈鉴别，可查问病史或日后复查明确。

第六节

CT检查对于发现胆管结石的局限性

虽然CT检查分辨率较高，能清晰显示高密度结石影，但由于价格相对昂贵及患者接受X线照射量大，一般不作为胆系结石诊断的首选；其次，在鉴别胆系结石方面，CT检查比超声检查更依赖于结石的化学成分，对等密度、低密度结石的检出率相对较低，容易误诊和漏诊；再者，腹部CT检查图像清晰度不如MRCP，且CT扫描属于断层扫描，难以准确地对病变部位进行定位。但利用多层螺旋CT增强扫描结合CT图像重建技术或CT能谱成像可提高胆系结石的检出率，且能精准定位病灶。

（邓宇）

▶ 参考文献 ◀

[1]王继萍,姜卫国,贺永斌,等.肝内外胆管结石的螺旋CT诊断[J].临床肝胆病杂志,2005,21(5):292-293.

[2]张建青,张启瑜,殷微微,等.螺旋CT胆系成像诊断胆道疾病[J].中国临床医学影像杂志,2000,11(3):185-187.

[3]林晓珠,沈云,陈克敏.CT能谱成像的基本原理与临床应用研究进展[J].中华放射学杂志,2011,45(8):798-800.

[4]谢沛沛,宣伟玲,丁建平.能谱CT单能量成像诊断胆道系统X线阴性结石[J].中华肝胆外科杂志,2016,22(7):460-463.

[5]杨春波,王滨,周茂义,等.螺旋CT扫描对阴性胆总管结石诊断的临床价值[J].实用放射学杂志,2005,21(8):885-887.

[6]范应方,方驰华,朱新勇,等.64层螺旋CT胆道三维成像对肝胆管结石病的诊断价值[J].中华消化外科杂志,2007,6(6):428-432.

[7]赵振国,青科,邓少兵,等.肝内胆管结石的CT诊断[J].实用放射学杂志,2000,16(6):336-338.

[8]钱海珊,柴维敏,丁小龙.螺旋CT对胆总管结石诊断价值(附20例报告)[J].上海医学影像杂志,2002,11(3):210-211.

[9]周奉学,王建安,周毅.恶性梗阻性黄疸的CT征象分析(附50例报告)[J].实用放射学杂志,2004,20(7):605-607.

[10]马伊敏,李刚,桑桂玲,等.钙胆汁症2例[J].现代中西医结合杂志,2001,10(6):561.

第七章

经皮经肝硬质胆道镜取石术
术前磁共振检查

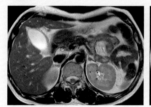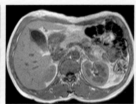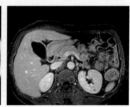

第一节

胆管疾病磁共振检查技术

一、磁共振检查前注意事项

1. 磁共振（MR）检查前6 h禁食、禁水。

2. 体内有植入物（如心脏起搏器、心脏人工瓣膜、人工耳蜗或体内金属置入物等）的患者，检查前应告知工作人员，确认能否进行磁共振检查。

3. 磁共振检查前，应取下所有随身物品，工作人员应严格核查。

4. 危重患者检查过程中需要临床医生及家属陪同；有幽闭环境恐惧症的患者不适合磁共振检查。

5. 对患者实行有效的呼吸训练，以配合检查，以免影响图像质量。

二、磁共振成像技术

磁共振成像（MRI）技术是目前最先进的检查技术之一，对软组织的分辨率极高，具有多方位、多平面、多参数的成像特点，能够精确地对病灶进行定位、定性，对病灶周围器官受累情况进行评估。磁共振成像是非射线成像，不存在辐射影响。磁共振成像技术在腹部疾患诊断应用中优势明显，能指导临床进行术前评估及为选择合适手术方式提供依据，更可为后续治疗提供重要临床信息。

三、磁共振胰胆管造影术

磁共振胰胆管造影术（magnetic resonance cholangiopancreatography，MRCP）是利用磁共振水成像技术来显示肝管、胆管、胆囊及胰胆管的一种成像显示方法。胆囊及胆管中有胆汁填充，这些静止或相对静止的胆汁中含有较多的水分，因此具有较长的横向弛豫时间（T2）。如果采用重T2加权成像方式（即超长重复时间、超长回波时间），胆汁的水样结构在成像时就具备较大的横向磁化矢量，磁共振影像中表现为高信号，与周围组织的横向磁化矢量大部分衰减而形成的低信号形成了明显对比。相对于其他的成像技术，通过胆管系统中胆汁与其他组织的天然差异，实现胰胆管系统显影，MRCP具有无创、无须引入外来对比剂的特点，被临床医师广泛应用并在临床实践中得到认可。

1. 扫描前准备　患者禁食、禁水4～6 h。对患者进行必要的呼吸训练，使患者学会控制好呼吸幅度和频率，呼吸频率为14～18次/min，尽量保持呼吸均匀一致，并训练呼气末屏气。

2. 患者体位　仰卧位，头先进，身体左右居中，双手上举或平放，一般常规采取双手上举。

3. 摆位　使用腹部多通道相控阵线圈，线圈中心对准胸骨剑突，确保肝脏位于线圈中心，线圈上下片要对齐并平整放置。

观察腹部呼吸最明显的位置，外加呼吸门控。呼吸门控上放置软垫，避免过瘦患者呼吸门控触发效率低下。

4. 扫描定位　轴位，扫描块包含左肝管、右肝管、胆囊、胆囊管、胆总管、胰管全程，以便清晰显示肝胆胰管行程及结构。

四、上腹部磁共振平扫及增强扫描

1. 扫描前准备　患者禁食、禁水4~6 h，对患者进行必要的呼吸训练，使患者学会控制好呼吸幅度和频率，呼吸频率为14~18次/min，尽量保持呼吸均匀一致，并训练呼气末屏气。

2. 患者体位　仰卧位，头先进，身体左右居中，双手上举或平放，一般常规采取双手上举。

3. 摆位　观察腹部呼吸最明显的位置，外加呼吸门控。呼吸门控上放置软垫，避免过瘦患者呼吸门控触发效率低下。线圈中心对准胸骨剑突，确保肝脏位于线圈中心，线圈上下片要对齐并平整放置。

4. 线圈　使用腹部多通道相控阵线圈（Torso线圈）。

5. 扫描序列

（1）横断位T2加权（T2 WI）压脂序列，扫描范围包括肝脏上缘及下缘，施加匀场框保证脂肪抑制的均匀性，使用呼吸触发进行扫描。

（2）横断位纵向弛豫时间加权（T1 WI）mDIXON序列，扫描范围包括肝脏上缘及下缘，序列生成图像包括同相位T1 WI（IP）、反相位T1 WI（OP）、水相位T1 WI（W）及脂肪相位T1 WI（F），使用呼气末屏气进行扫描。

（3）冠状位T2 WI序列，扫描范围包括肝脏前缘及后缘，使用自由呼吸进行扫描。

（4）横断位T1 WI mDIXON超短回波时间、重复时间快速成像序列动态增强扫描，扫描范围包括肝脏上缘及下缘，使用高压注射器进行动态增强，造影剂流速为2.5 mL/s，总量为15~20 mL，造影剂注射结束后加20 mL生理盐水，流速2.5 mL/s。利用磁共振透视技术观察对比剂流动情况，当对比剂到达腹主动脉、肝总动脉或肝固有动脉，动脉显影时进行触发扫描，嘱患者呼气末屏气后进行信号采集；在动脉期扫描结束后，继续扫描门静脉期及平衡期，必要时在注射对比剂5~10 min后增加延迟期扫描。如果设备及技术条件成熟，推荐进行肝脏灌注扫描以代替肝脏动态增强扫描。

（5）冠状位T1 WI mDIXON序列，扫描范围包括肝脏前缘及后缘，使用呼气末屏气进行扫描。

（6）弥散序列，扫描范围包括肝脏前缘及后缘，使用呼吸触发进行扫描。使用多b值成像，扫描b值为0 s/mm²、50 s/mm²、800 s/mm²。

第二节

正常胆管及胆系结石的磁共振检查

一、胆管系统正常及异常的磁共振成像

正常胆囊位于胆囊窝内，边界清楚，光滑锐利，横断面大小约4 cm×5 cm（图7-1A～C）。正常胆囊壁厚度<3 mm；当胆囊壁厚度为3～4 mm时，提示胆囊壁增厚；当胆囊壁厚度>5 mm时，则可诊断为胆囊壁异常增厚。胆汁在MRI上呈长T1长T2信号，胆囊壁呈等T1等T2信号。

在MR平扫及增强序列上，除近肝门区部分肝内胆管外，其余肝内胆管均不能显示（图7-1D～F）。正常肝内胆管直径为1～3 mm，呈树枝状，胆管壁无强化。肝内胆管直径>5 mm，为扩张，MRI表现为树枝状长T1长T2信号，与门静脉伴行。肝总管直径为3～5 mm，胆总管直径为3～6 mm，肝总管及胆总管直径>10 mm，为扩张。

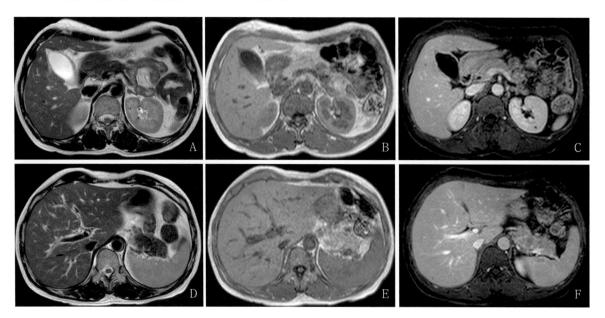

图7-1　正常胆囊、肝内胆管的MRI表现
A～C：胆囊层面T2 WI、T1 WI和增强T1 WI压脂门静脉期MRI，可见正常胆囊位于胆囊窝内，边界清楚；
D～F：门静脉右支层面T2 WI、T1 WI和增强T1 WI压脂门静脉期MRI，正常肝内胆管均不能显示。

在磁共振胰胆管造影术（magnetic resonance cholangiopancreatography，MRCP）中，静态或缓慢流动的胆汁和胰液呈高信号，实质脏器和快速流动的血液呈低信号或无信号，所以胆管树和胰管可以清晰显示（图7-2）。

二、胆囊结石

1. 胆囊结石磁共振成像 大部分胆囊结石呈圆形、类圆形或泥沙样T1 WI及T2 WI低信号影（图7-3）。部分胆囊结石中心可出现T2 WI高信号影，这可能是由于结石中存在充满水的裂缝。若结石内含有蛋白质大分子、金属离子等成分（具有较短的T1），则T1 WI呈高信号（图7-4），或中心高、周边低信号。研究发现在三维快速扰相梯度回波T1 WI中，90%胆色素结石表现为高信号，而所有的胆固醇结石表现为低信号。由此可见MRI可以用于区分不同类型的胆囊结石。辨认结石的成分对临床治疗具有指导意义，胆

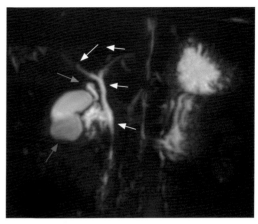

图7-2 正常MRCP最大密度投影（maximal intensity projection，MIP），清晰显示正常胆囊（红色箭头所指）、胆囊管（蓝色箭头所指）、胆管（白色箭头所指）

色素结石易通过内镜碎石清除，而硬度较高的胆固醇结石，则难以通过内镜治疗。胆囊结石于MRCP上表现为大小不等、圆形或类圆形充盈缺损影，边界清晰。由于胆囊颈部的胆囊结石周围没有胆汁衬托，在T2 WI图像上不会出现充盈缺损影，可以通过T1 WI出现高信号结节进行识别，以免遗漏（图7-5）。横断位T2 WI应使用薄层扫描，因为较小的结石可能会被部分容积效应所掩盖。

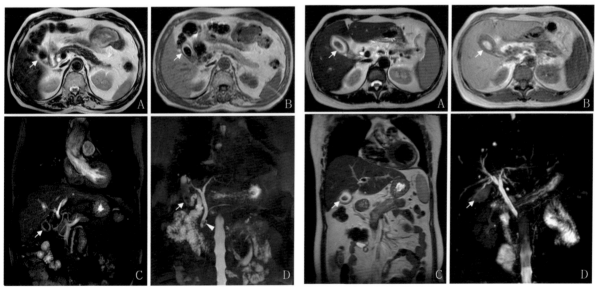

图7-3 胆囊结石MRI，胆囊腔内见类圆形长T1短T2信号结石影（箭头所指）
　　A：横断位T2 WI；B：T1 WI；C：冠状位T2 WI；D：MRCP MIP显示胆囊腔内及胆总管下段类圆形充盈缺损影（箭头所指）。

图7-4 胆囊结石MRI，胆囊腔内见类圆形短T1短T2信号结石影（箭头所指）
　　A：横断位T2 WI；B：T1 WI；C：冠状位T2 WI；D：MRCP MIP显示胆囊腔内类圆形充盈缺损影（箭头所指）。

禁食期间，胆汁经历一个浓缩的过程，水被重新吸收，胆固醇和胆盐的浓度增加，T1缩短，使胆汁在T1 WI上表现为高信号，有时还会出现分层现象。而胆囊泥沙样结石可能具有相似的信号特征，即在T2 WI上为等信号至轻度高信号，在T1 WI上为高信号（图7-6）。两者需要通过随访进行鉴别。

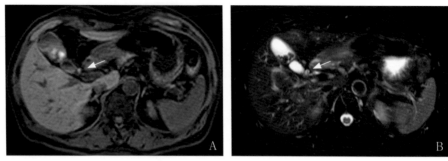

图7-5 胆囊颈结石MRI，胆囊颈部见斑点状短T1短T2信号小结石
（箭头所指），相对T2 WI序列，病灶于T1 WI序列上显示更清晰

A：T1 WI压脂序列；B：T2 WI压脂序列。

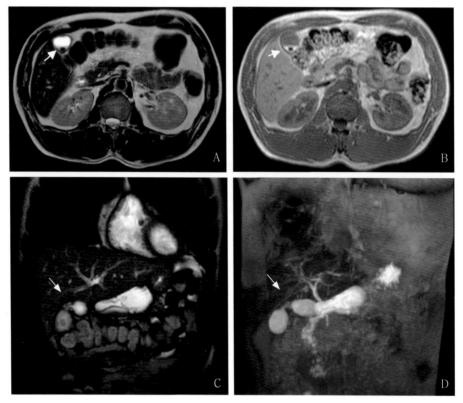

图7-6 泥沙样结石MRI，胆囊腔内见液平面，下层泥沙样结石呈短T1稍长
T2信号（箭头所指），其内亦见一类圆形长T1短T2信号结石影

A：横断位T2 WI；B：横断位T1 WI；C：冠状位T2 WI；D：MRCP MIP显示胆囊体
部局限性狭窄（箭头所指）。

2. 鉴别诊断 MRCP和T2 WI序列可通过显示充盈缺损影间接诊断胆囊结石，但是，也有一些病症与之相关，需要进行鉴别。

（1）胆囊息肉（图7-7）与胆囊腺瘤（图7-8），表现为胆囊壁下等T1等T2或稍长T1稍长T2信号的突起，可呈桑椹状、乳头状。胆囊息肉基底较窄，带蒂，与胆囊壁相连，一般为多发；胆囊腺瘤基底较宽，多为单发。多数胆囊息肉直径＜5 mm，胆囊腺瘤体积一般较胆囊息肉大，但直径通常＜10 mm，当病灶直径＞13 mm时，提示恶变可能。胆囊息肉与胆囊腺瘤可位于胆囊任何位置，不随体位改变而移动，MR增强扫描可见强化影。

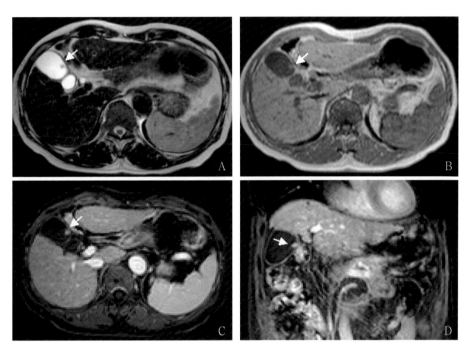

图7-7　胆囊息肉MRI，胆囊壁下见类圆形等T1等T2信号结节影（箭头所指），
直径约4 mm，MR增强扫描见明显强化影

A：横断位T2 WI；B：横断位T1 WI；C：增强压脂T1 WI；D：冠状位增强压脂T1 WI。

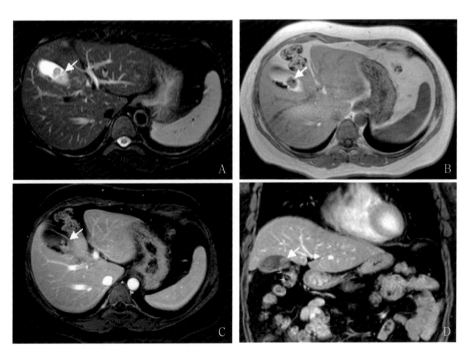

图7-8　胆囊腺瘤MRI，胆囊壁下见分叶状等T1稍长T2信号结节影（箭头所指），
直径约10 mm，MR增强扫描明显强化

A：压脂T2 WI；B：T1 WI；C：增强压脂T1 WI；D：冠状位增强压脂T1 WI。

（2）胆囊血凝块或积气（图7-9），均呈长T1短T2信号。胆囊积气常位于胆囊上方，而结石常位于胆囊下方。胆囊血凝块与胆囊结石的信号、位置均相似，鉴别难度大。

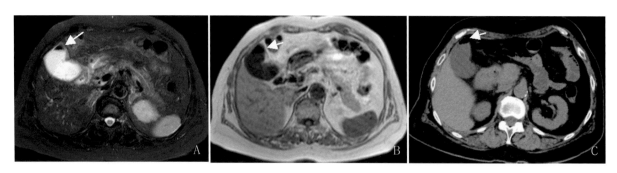

图7-9　胆囊积气MRI及CT表现

A：T2WI压脂序列；B：T1WI；A、B显示胆囊腔内液平面，上层呈长T1短T2信号（箭头所指）
C：CT平扫，显示胆囊内气体密度影（箭头所指）。

3. 并发症

（1）急、慢性胆囊炎。结石导致急性胆囊炎时，胆囊增大，横径>5 cm；囊壁均匀增厚至3～4 mm，T2WI信号增高，增强扫描胆囊壁呈分层强化，黏膜层强化明显，水肿的黏膜下层强化不明显；周围软组织水肿，胆囊窝积液（图7-10）；合并化脓性炎症时，胆囊与周围粘连，形成脓肿，表现为胆囊窝内多房分隔长T1长T2信号影，脓液扩散加权成像（DWI）呈明显高信号，增强扫描脓肿壁明显强化（图7-11）；合并坏疽时，胆囊壁缺血、坏死、出血，甚至穿孔，表现为胆囊壁连续性中断、模糊，增强扫描强化程度减低，呈不完整线样强化（图7-12），胆囊动脉可见狭窄闭塞；若为产气杆菌感染，则可见囊内和囊壁的积气，胆囊周围肝实质增强扫描动脉早期可见一过性强化。

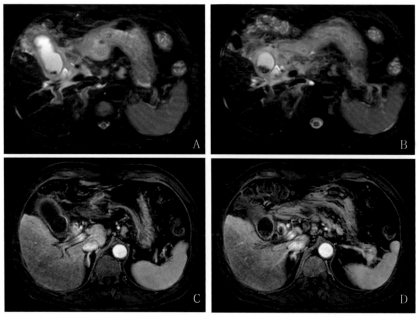

图7-10　男性，69岁，上腹痛3天就诊，诊断为胆囊结石合并急性单纯性胆囊炎

A、B：T2WI压脂序列，显示胆囊腔及胆囊管（红色箭头所指）多发短T2信号结石影，
胆囊壁增厚，T2WI信号增高，胆囊窝见长T2信号渗出灶，邻近肝总管受压狭窄（蓝色箭头所指）；
C、D：增强T1WI压脂序列，显示胆囊壁黏膜层明显强化，胆囊周围肝实质动脉期明显强化。

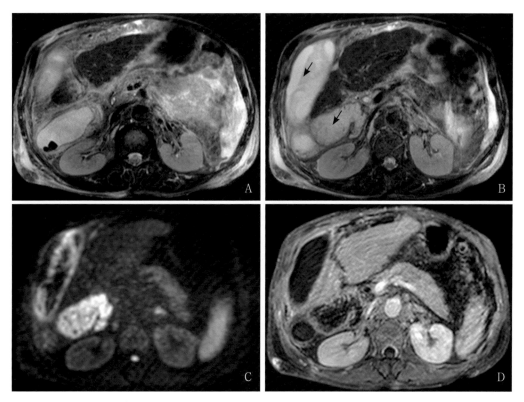

图7-11 男性，64岁，发热3天就诊，诊断为胆囊结石合并急性化脓性胆囊炎

A、B：T2WI显示胆囊腔内数个短T2信号结石影，胆囊壁增厚，胆囊窝及肝周见包裹性长T2信号脓肿灶（箭头所指），其内见多发分隔影，脓液信号欠均匀；C：DWI（b=800）显示脓腔内不均匀高信号影；
D：增强T1WI压脂序列显示脓肿壁及分隔明显强化。

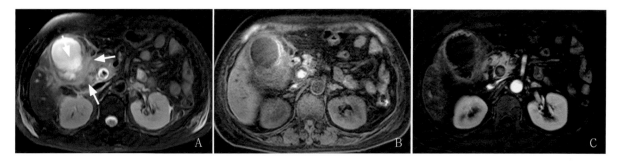

图7-12 女性，69岁，右上腹胆绞痛并呕吐4天就诊，术后病理为胆囊结石合并急性坏疽性胆囊炎

A：T2WI压脂序列显示胆囊壁增厚，局部胆囊壁模糊、连续性中断，与周围脂肪筋膜水肿分界欠清（箭头所指），胆总管上段见数个不规则短T2信号结石影；B：T1WI压脂序列显示胆囊左侧壁出血，呈条片状短T1信号；
C：增强T1WI压脂序列显示胆囊壁不完整线状强化。

　　由于结石的长期刺激，胆囊结石可合并慢性胆囊炎，此时胆囊体积常缩小或正常，急性发作时可增大；胆囊壁均匀或不均匀增厚，部分可见胆囊壁长或短T1短T2信号钙化灶，增强扫描囊壁均匀强化。

　　（2）胆囊癌。胆囊癌的发生机制可能与胆囊结石和慢性胆囊炎长期刺激有关。80%的胆囊癌呈浸润性生长，表现为胆囊壁不均匀、结节状增厚（图7-13）；20%的胆囊癌呈乳头状生长，向腔内突起（图7-14），MRI呈长T1长T2信号，肿块及增厚胆囊壁明显强化，DWI呈明显高信号，对应表观弥散系数（ADC）呈低信号。病灶可合并囊变坏死，或侵犯周围肝组织。

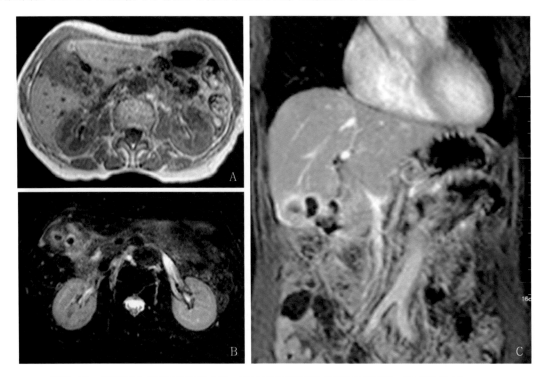

图7-13 浸润性生长的胆囊癌MRI，胆囊壁明显不均匀弥漫性增厚，最厚处约13 mm，
平扫呈等T1稍长T2信号，增强扫描明显强化，胆囊腔内见数个等T1短T2信号结石影
A：T1WI；B：T2WI压脂序列；C：增强T1WI压脂序列。

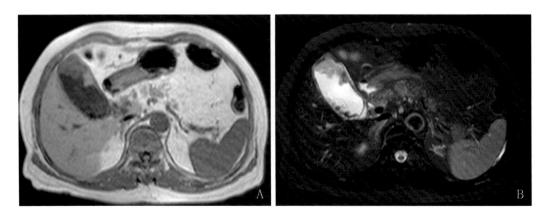

图7-14 乳头状生长的胆囊癌MRI，胆囊底壁局部增厚，并形成分叶状稍短T1长T2信号，
结节向腔内突起，胆囊腔内见多发小类圆形长T1短T2信号结石影
A：T1WI；B：T2WI压脂序列。

（3）米里齐综合征

米里齐综合征（Mirizzi综合征）是胆囊结石罕见的并发症，又叫肝管梗阻综合征。它是由于胆囊管与肝总管两者伴行过长或汇合位置过低，结石嵌顿在胆囊颈部或胆囊管，引起肝总管外压性狭

窄，临床上表现为急性胆管炎、梗阻性黄疸等症状。长期的炎症刺激下可使胆囊管及肝总管侧壁发生慢性局灶性溃疡、坏死，引起胆囊胆管瘘。在极少数情况下，胆囊切除术后胆囊管残余的结石也会引起这种疾病。

临床上以琴代什分型（Csendes分型）标准最为常用，根据有无胆囊胆管瘘及内瘘造成胆管缺损的程度将Mirizzi综合征分为4型：Ⅰ型为胆囊管或胆囊颈部结石嵌顿，压迫肝总管使其变形狭窄，但未形成瘘道；Ⅱ型为胆囊胆管瘘形成，瘘口小于胆总管周径的1/3；Ⅲ型为瘘口小于胆总管周径的2/3；Ⅳ型为瘘口大于胆总管周径的2/3，甚至完全破坏肝总管或胆总管侧壁。由于Mirizzi综合征为胆囊切除术中胆管损伤的高危因素，并且手术处理与一般胆囊结石处理方式不同，因此，术前诊断至关重要。

Mirizzi综合征的MRCP表现为胆囊管或胆囊颈部充盈缺损，肝总管局部受压狭窄，胆囊管与肝总管交界水平以上的胆管扩张，呈枯树枝征，而胆总管大小正常（图7-15）。T2 WI压脂序列轴位图像显示胆囊颈部低信号结石，胆囊壁增厚，Ⅱ型以上病例可见肝总管壁增厚，胆囊侧肝总管壁边缘模糊、中断，出现胆囊三角（Calot三角）周围结构模糊等炎性改变，同时，MR检查还能将此病与肿瘤占位病变鉴别。但MRCP也存在其局限性，由于扫描层较厚，空间分辨率较低，有文献认为其对Mirizzi综合征的分型准确率有待提高。

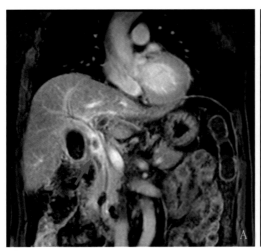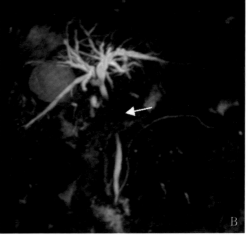

图7-15　Mirizzi综合征Ⅰ型MRI，与图7-10同一患者，显示胆囊管结石嵌顿，局部胆囊壁增厚，增强扫描明显强化（红色箭头所指），邻近肝总管受压改变，受压肝总管在增强图像上显示欠清，在MRCP上显影消失（白色箭头所指），受压水平以上的胆管扩张，呈枯树枝征，而胆总管大小正常

A：增强T1 WI压脂序列；B：MRCP MIP。

从前认为ERCP为诊断Mirizzi综合征的金标准，因为ERCP可直接显示胆管系统、胰管的解剖和病变，并在过程中可以取石、放置支架，然而ERCP为有创性检查，可以诱发急性胰腺炎、胆管炎等并发症。MRCP已在很大程度上取代诊断性ERCP，但对胆囊胆管瘘口的发现和定位，MRCP尚不及ERCP。由于各医院超声水平不一，超声术前诊断准确率约为29%。在超声检查中，由于肝总管狭窄及胆囊胆管瘘的存在，患者的胆囊萎缩，导致显像不佳，再加上胆总管显示不清，所以较难判断该病。有文献认为CT扫描层厚较薄，空间分辨率较高，将其图像进行三维重建对诊断该病具有一定潜力。

（4）Bouveret综合征

Bouveret综合征是一种特殊的胆石性肠梗阻，是胆石症罕见的并发症，好发于60岁以上的老年患者。它是由于结石性胆囊炎长期反复发作，导致胆囊与周围肠道粘连，经过结石的长期压迫，导致粘连处胆囊及肠壁缺血、坏死、穿孔，进而形成瘘口，胆石经过瘘口进入肠道并嵌顿于十二指肠球部或胃幽门部造成胃流出道的梗阻。结石经瘘口排进肠道后，胆管症状缓解或消失，进而出现腹痛、腹胀、呕吐、肛门停止排气的肠梗阻症状，这种梗阻症状具有间歇性，随着结石的移动，梗阻可减轻或加重，又称为滚动性肠梗阻。

MRI可见十二指肠或胃幽门部结石，呈类圆形长或短T1短T2信号影，MRCP表现为充盈缺损影，结石直径一般 > 2.5 cm。结石以上肠管扩张积液，梗阻以下肠管萎陷。胆囊可萎缩变形或增大，胆囊壁增厚、水肿，T2 WI信号增高，胆囊壁局部模糊，胆囊与十二指肠间脂肪线消失，两者之间可有长T2信号液体相连。胆囊及肝内胆管可见低信号气体或结石影。MRI容易将胆管积气和结石混淆。增强扫描可见瘘道壁明显强化。

多排螺旋CT（multisliecs helieal CT，MSCT）是诊断Bouveret综合征的主要方法，其具有扫描时间短，受呼吸运动影响小，分辨率高，图像可经多角度重建后处理的特点。近年来有学者利用MRI对Bouveret综合征进行研究，Pickhardt等研究结果显示，15% ~ 25%的胆石呈等密度，并与周围胆汁或液体分辨不清，在该情况下MRI可清楚区分液体和结石，并且在有足够液体时，MRCP可直接显示胆囊十二指肠瘘。魏胜超等研究结果显示MRI检查瘘口直接显示率为100%，明显高于CT的52.38%。Liang等认为MRCP的主要优点在于能显示肝内外胆管的异常情况，有助于鉴别复杂瘘道。

4.诊断价值　总而言之，磁共振T2加权像和MRCP对胆囊结石的诊断效能最高，其敏感度和特异度接近100%，所有不同类型的结石均显示为被高信号包绕的低信号充盈缺损影。使用T1加权像还可以对结石进行分型。MRCP可以清晰显示胆囊和胆管的发育异常，对确定术前胆管解剖结构，以及可能患有Mirizzi综合征的解剖变异有重要意义。MRI能对胆囊结石进行鉴别诊断，并能较好诊断胆囊结石各种并发症。

三、肝外胆管结石

1.肝外胆管结石磁共振成像　肝外胆管结石MRI表现为肝总管或胆总管内椭圆形、圆形、条形、不规则形的T2 WI低信号影，T1 WI序列结石呈高或低信号，MRCP表现为胆管内充盈缺损影，可见杯口征、轨道征，梗阻以上胆管明显扩张时可呈枯树枝征（图7-16）。正常情况下肝内胆管仅肝门附近少数胆管轻度扩张，呈细条状，由近到远逐渐变细。若为肝总管结石，则左肝管、右肝管、肝内胆管可见扩张积液，若为胆总管结石（common bile duct stones，CBDS），则胆囊亦会增大。合并胆管炎时，可见胆管壁均匀增厚，T2 WI信号增高，增强扫描胆管壁明显强化。

2. 鉴别诊断

（1）假性结石征（图7-17）。这是由于胆总管括约肌在Vater壶腹部强烈收缩，并向胆总管下段突起引起的。MRCP上可见胆总管下段管腔内光滑充盈缺损，并且近端胆管无扩张。值得注意的是，因为它不是真正的充盈缺损，假性结石的下缘是看不见的，如果下缘可见，则可排除假性结石的可能。静脉注射胰高血糖素可使括约肌松弛，充盈缺损影消失可进一步支持假性结石征的诊断。结合T2WI序列也可鉴别胆总管括约肌收缩和结石影。

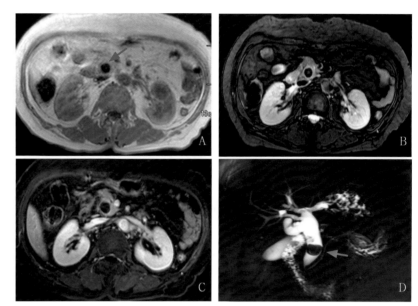

图7-16 胆总管结石MRI

A：T1WI，胆总管下段类圆形长T1短T2信号结石影（红色箭头所指）；
B：T2WI压脂序列；C：增强T1WI压脂序列显示局部胆管壁明显强化；D：MRCP
MIP显示胆总管下段类圆形充盈缺损影（蓝色箭头所指），可见杯口征，梗阻
以上胆管呈枯树枝征扩张，胆囊稍增大。

（2）胆管积气、血管跳动压迫等也可在MRCP中表现为充盈缺损影。胆管积气多发生于侵入操作术后的患者，MRI有时难以将两者区分开来，结合CT检查有助于两者的鉴别；血管跳动压迫则可通过增强扫描进行鉴别。

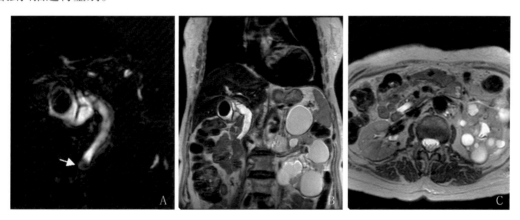

图7-17 假性结石征MRI

A：MRCP显示胆总管下段光滑充盈缺损（箭头所指），呈杯口征改变，充盈缺损影下缘未见显示，
胆囊见一类圆形充盈缺损影；B：冠状位T2WI；C：T2WI，显示十二指肠乳头稍增大，
向胆总管下段突起，局部未见结石或软组织肿块影，胆囊呈类圆形短T2信号结石影。

3. 并发症

（1）胆源性胰腺炎。发生在壶腹部的结石堵塞胰管，可导致胆源性胰腺炎，是胰腺炎最常见的

病因。病理上分为间质水肿性胰腺炎（interstitial edematous pancreatitis，IEP）和急性坏死性胰腺炎（acute necrotizing pancreatitis，ANP）。

　　IEP在MRI上表现为胰腺体积局部或弥漫性增大，T2WI信号均匀增高，增强扫描胰腺强化程度减低，但未发现无强化区，胰周可见长T2信号渗出灶或积液，信号均匀，未见混杂软组织或脂肪信号影（图7-18）。胰周积液发生症状出现4周内，称为急性胰周液体积聚（acute peripancreatic fluid collection，APFC），MRI表现为线状、条片状均匀长T1长T2信号影，常局限于某一间隙，积液量较少，边界较清，增强无强化。胰周积液发生症状出现4周后，称为胰腺假性囊肿（pancreatic pseudocyst，PP），MRI表现为胰腺外类圆形均匀长T1长T2信号影，囊壁较薄、均匀，增强扫描未见强化。

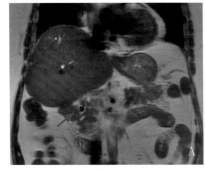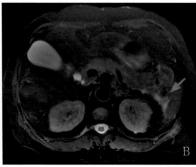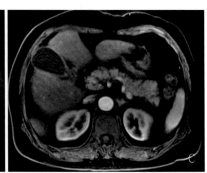

图7-18　女性，68岁，上腹痛1周就诊，胰功能两项检查提示脂肪酶升高（423 U/L），
诊断为胆管下段结石合并间质水肿性胰腺炎

A：冠状位T2WI；B：横断位T2WI压脂序列；A、B显示胆总管下段数个类圆形短T2信号结石影（红色箭头所指），
胰腺体尾部体积增大，信号均匀，胰周少许长T2信号渗出灶（蓝色箭头所指），左侧肾前筋膜增厚；
C：增强T1WI压脂序列，胰腺均匀强化，未发现无强化区。

　　ANP在MRI上表现为胰腺实质和（或）胰周组织信号欠均匀，增强扫描胰腺实质出现斑点状、斑片状或大片状无强化灶，胰周积液呈高低不等混杂信号（图7-19）。此时的胰周积液发生症状出现4周内，称为急性坏死性积聚（acute necrotic collection，ANC），MRI表现为大片状T1WI及T2WI高低混杂信号影（坏死的脂肪或胰腺碎片），部分病灶在压脂序列上可见信号减弱，增强扫描ANC厚薄不均，囊壁可见强化，其内坏死物无强化，病灶范围较大，常多发，可累及多个间隙，边界欠清。需要注意的是凡累及胰腺实质内的积液，即使信号均匀，仍要判定为ANC。胰周积液发生症状出现4周后，称为胰腺包裹性坏死（walled-off necrosis，WON），位于胰腺外周和（或）胰腺内，表现为类圆形T1WI及T2WI高低混杂信号影，部分病灶在压脂序列上信号减低，囊壁较厚、不均匀，增强扫描可见强化。

　　（2）胆管癌。胆管长期受结石、炎症及胆汁中致癌物质的刺激，可发生癌变。胆管癌主要指位于左、右肝管及其以下的肝外胆管癌，好发于肝门区左、右肝管汇合部，80%为腺癌。按部位分类，上段胆管癌指病灶在左肝管、右肝管、汇合部、肝总管；中段胆管癌指病灶位于肝总管与胆囊管汇合部以下至胆总管中段；下段胆管癌指病灶位于胆总管下段、胰腺段和十二指肠壁内段。病理上分为浸润型、乳头型和结节型。其中浸润型最多见，MRI表现为胆管壁增厚（>5mm），相应水平胆管局限性狭窄；乳头型多发于胆管远端；结节型和乳头型均在腔内生长，MRI表现为肝门区及胆管走行区长T1稍长T2信号结节或肿块影（图7-20）。梗阻近端胆管扩张，肝内胆管呈软藤样扩张，扩张胆管突然截断或变窄。MRCP表现为病灶处的胆管空虚。增强扫描病灶呈轻中度延时强化，DWI呈明显高信号，对应ADC呈低信号。肝门部可见肿大转移淋巴结。

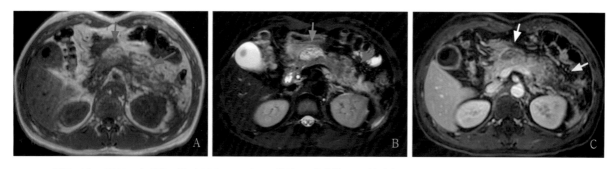

图7-19　男性，34岁，腹痛2周，呕吐9天就诊，胰功能三项检查提示尿淀粉酶和血淀粉酶明显升高
（33057 U/L和2304 U/L），诊断为急性坏死性胰腺炎伴急性坏死性积聚

A：横断位T1WI；B：横断位T2WI压脂序列；A、B显示胰腺体部体积增大，可见T1WI及T2WI高低混杂信号（红色箭头所指）；胰腺前缘可见急性坏死性积聚（蓝色箭头所指），呈包裹性短T1长T2信号，其内见多发条片状等T1等T2信号影，胰周见斑片状长T2信号渗出灶；C：增强T1WI压脂序列显示胰腺体尾部多发无强化灶（黄色箭头所指），胰腺前缘包裹灶为坏死脂肪（白色箭头所指），T1WI压脂序列显示囊内容物信号减弱，增强无强化，囊壁呈边缘强化。

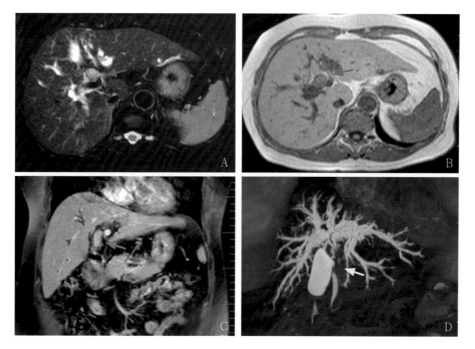

图7-20　女性，64岁，纳差、小便黄1周就诊，诊断为胆总管上段胆管癌

A：横断位T2WI压脂序列；B：横断位T1WI；A、B显示胆总管上段条片状等T1稍长T2信号影（红色箭头所指）；C：冠状位增强T1WI压脂序列；增强扫描明显强化（箭头所指），以上见肝内胆管扩张积液；D：MRCP MIP，显示胆总管上段空虚（黄色箭头所指），以上肝内胆管呈软藤样扩张。

4. 诊断价值　许多研究表明MRCP对肝外胆管结石具有较高的诊断效能。戴结等对5项研究进行荟萃分析，结果显示MRCP诊断CBDS的敏感度为87%，特异度为92%。然而结石的大小会影响MRCP对CBDS的诊断准确率。马宁强等研究显示MRCP对CBDS的漏诊率达12.34%，显著高于T2 WI的3.7%，并认为MRCP对于泥沙样结石及小结石显示效果不理想。Li等分析了79例MRCP诊断继发性CBDS假阴性患者，研究显示79例漏诊患者中，直径＞5 mm的结石占7.59%，直径为3~5 mm的结石占10.13%，直径＜3 mm的结石占18.99%，泥沙样结石占63.29%。刘威等回顾性分析了8例MRCP对CBDS假阴性的诊断，发现漏诊结石均较小，多位于胆总管末端，甚至嵌顿于十二指肠乳头，而胆总管无扩张或仅轻度扩张，提示对于发作性疼痛及直接胆红素升高、转氨酶异常的患者，应进一步做其他检查排除胆总管下端结石可能。所以，诊断胆管结石时应注意使用MRCP结合薄层T2 WI进行观察，以减少部分容积效应的影响，避免漏诊。

对于小结石的诊断有较多文献推荐使用内镜超声检查（endoscopic ultrasonography，EUS）。EUS和MRCP对检测肝外胆管结石的效能相似，而两种诊断方法最大差异在于对小结石和腔内淤泥的显示上。Kondo S等对28例临床怀疑CBDS的患者行EUS、MRCP和螺旋CT胆管造影（helical CT cholangiography，HCT-C），结果显示EUS、MRCP和HCT-C的敏感度分别为100%、88%和88%，而MRCP和HCT-C假阴性病例胆总管结石直径均＜5 mm。EUS分辨率高达0.1 mm，即使是直径＜5 mm的结石，EUS也具有很高的敏感度。

四、肝内胆管结石

1. 肝内胆管结石磁共振成像　MRI表现为与左肝管、右肝管、肝内胆管走向一致的，圆形、椭圆形、不规则或沙粒样T2 WI低信号影，T1 WI呈高或低信号影（图7-21），MRCP呈充盈缺损影，梗阻端呈杯口征，结石较多时，MRCP在该段胆管不显影。梗阻以上胆管呈枯树枝征扩张。有文献报道，肝内胆管结石好发于左叶胆管，因为左外侧叶胆管上下段汇合处胆管稍膨大，结石常停留在该处；而右肝管较短，方向较垂直，结石不易存留。

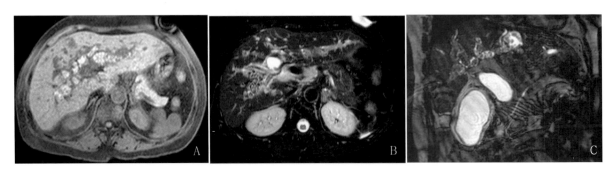

图7-21　肝内胆管结石MRI，左、右叶肝内胆管呈多发类圆形、条片状短T1短T2信号结石影

A：横断位T1 WI压脂序列；B：横断位T2 WI压脂序列；C：冠状位T2 WI。

2. 鉴别诊断

（1）胆管介入术或胆肠吻合术后可出现气胆，MRI对胆管积气和胆管结石有时难以区分，均表现为胆管内长T1短T2信号影，需要结合病史及CT检查进行鉴别。

（2）肝内钙化灶，钙化灶常位于肝脏外围，而且不伴有邻近胆管扩张。

3. 并发症

（1）化脓性胆管炎。肝内胆管结石导致胆汁引流不畅，容易引起胆管内感染，从而发生化脓性胆管炎。MRI上表现为扩张胆管的胆管壁弥漫性增厚，T2 WI信号增高，增强扫描增厚的胆管壁在动脉期明显强化，门脉期及延迟期持续强化。部分患者胆管反复感染可继发胆管狭窄，MRCP可见胆管粗细不均。末端小胆管可呈囊性扩张，T2 WI上可见一个或多个圆形高信号影，中间可见低信号分隔，有文献描述典型者呈梅花瓣样，增强扫描环壁及间隔可见强化（图7-22）。肖新兰等认为这些囊状病灶为扩张肝内胆管胆汁淤积或积脓，引起胆管周围肝实质炎性浸润，但没有肝组织坏死和脓肿壁形成。受累肝实质可见萎缩，萎缩肝叶内扩张胆管相互聚拢。扩张胆管邻近肝实质可见炎性改变，呈斑片状长T2信号，边缘模糊，DWI呈高信号影扩大，增强扫描动脉期明显强化，门脉期及延迟期持续强化。

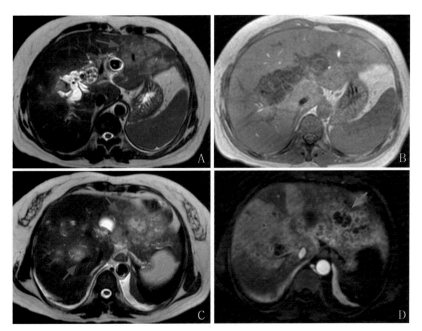

图7-22　女性，51岁，腹痛、腹胀4天就诊，诊断为肝内胆管结石合并化脓性胆管炎，MRI显示左、右肝管多发类圆形等T1短T2信号结石影，以上胆管扩张积液，胆管壁增厚，末端小胆管囊性扩张，呈环形、小囊状长T2信号影（红色箭头所指），增强扫描增厚胆管壁明显强化，部分呈梅花瓣样改变（蓝色箭头所指），邻近肝实质动脉期一过性强化

A、C: 横断位T2 WI；B: T1 WI；D: 增强T1 WI压脂序列。

（2）肝脓肿。化脓性胆管炎未得到控制，细菌沿胆管上行，可引起胆源性肝脓肿。MRI表现为梗阻胆管末端或周围肝实质类圆形长T1长T2信号影，增强扫描呈结节状强化；脓腔形成时，病灶中央可出现更长T1更长T2信号影，DWI显示脓腔呈高信号，对应ADC呈低信号；脓肿壁T1 WI信号低于脓液，高于肝实质；T2WI呈等信号；病灶外可见环状水肿带，呈长T1长T2信号，边缘模糊。增强扫描动脉期脓肿壁呈明显环形强化，病灶所在肝叶一过性强化，脓肿壁周围水肿无强化。门脉期及延迟期脓肿壁持续强化，周围水肿带逐渐强化。在动脉期，环形强化的脓肿壁和无强化的水肿带构成环征（图7-23）。若合并产气杆菌感染，脓肿内可出现小气泡影。环征和小气泡影为肝脓肿的特征性表现。

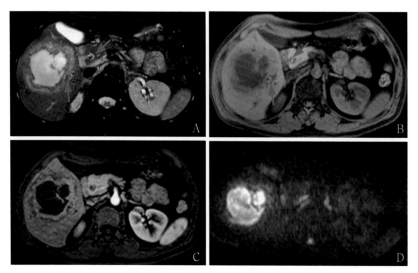

图7-23　男性，39岁，反复发热2月余就诊，诊断为胆总管、肝内胆管结石及肝脓肿
A：压脂T2WI序列；B：压脂T1WI序列；A、B显示肝S5脓肿灶，脓肿壁呈等T1等T2信号，脓液呈长T1长T2信号，脓腔内分隔残留，病灶外可见环状长T2信号水肿带；肝S5肝内胆管、胆总管见条片状短T1短T2信号影（红色箭头所指）；C：增强T1WI压脂序列显示动脉期脓肿壁明显强化，周围水肿带无强化；D：DWI（b=800）显示脓液呈高信号，脓肿壁信号无增高。

（3）胆管细胞癌。MRI上可见肝门区或肝实质实性、囊实性团块，或局部胆管壁不均匀增厚，边界不清，平扫呈不均匀长T1长T2信号影，增强扫描病灶边缘呈环状或花边状轻度强化，内伴不规则线状或网格状强化，门脉期、延时扫描病变强化范围向中心扩展，梗阻以上胆管呈软藤状改变（图7-24），扩张的胆管自病变梗阻端向远端逐渐变细，部分表现为肝内弥漫性小囊状扩张，DWI呈高信号，对应ADC呈低信号。

4. 诊断价值　Tse等研究表明，MRCP检测肝内胆管结石的敏感度为97%，特异度为93%。Sugiyama等人在回顾性研究中发现，MRCP检测和定位肝内胆管结石的敏感度、特异度和准确度分别为97%、99%和98%，而检测和定位肝内胆管狭窄的敏感度、特异度和准确度分别为93%、97%和97%，并认为MRCP可以准确定位肝内胆管结石和伴发的胆管狭窄。

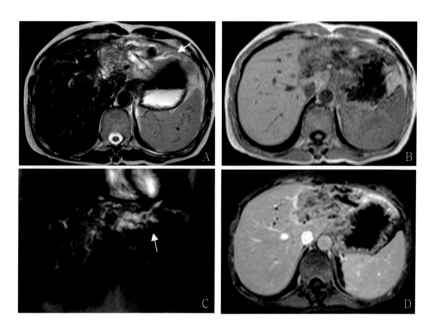

图7-24 女性，52岁，左上腹不适3周就诊，诊断为肝左叶胆管细胞癌合并肝内胆管结石
A：横断位T2WI；B：横断位T1WI；C：冠状位T2WI；A、B、C显示肝左叶胆管细胞癌呈团片状长T1稍长T2信号，
远端胆管呈软藤状改变（箭头所指），扩张胆管内见类圆形短T1短T2信号结石影；
D：增强T1WI压脂序列显示癌灶不均匀中度强化，内见多发分隔影。

（李新春）

▶ **参考文献** ◀

[1]马宁强,王霞,姚晓群,等.MRCP,磁共振sSSh-SPAIR及BTFE-M2D序列对胆道结石的诊断价值[J]. 实用放射学杂志,2011,27(2):231-234.

[2]GORE R M, YAGHMAI V, NEWMARK G M, et al. Imaging benign and malignant disease of the gallbladder[J]. Radiol Clin North Am,2002,40(6):1307-1323.

[3]MOON K L J, HRICAK H, MARGULIS A R, et al. Nuclear magnetic resonance imaging characteristics of gallstones in vitro[J]. Radiology,1983,148(3):753-756.

[4]BARON R L, SHUMAN W P, Lee S P, et al. MR appearance of gallstones in vitro at 1.5 T: correlation with chemical composition[J]. AJR Am J Roentgenol,1989,153(3):497-502.

[5]MORIYASU F, BAN N, NISHIDA O, et al. Central signals of gallstones in magnetic resonance imaging[J]. Am J Gastroenterol,1987,82(2):139-142.

[6]TSAI H M, LIN X Z, CHEN C Y, et al. MRI of gallstones with different compositions[J]. AJR Am J Roe ntgenol,2004,182(6):1513-1519.

[7]徐艳华,谷艳博,宁世杰.胆总管结石患者磁共振胰胆管造影诊断及心理状态分析[J].中国CT和 MRI杂志,2019,17(6):92-94,107.

[8]CATALANO O A, SAHANI D V, KALVA S P, et al. MR imaging of the gallbladder: a pictorial essay[J]. Radiographics,2008,28(1):135-155,324.

[9]BAILLIE J, PAULSON E K, VITELLAS K M. Biliary imaging: a review[J]. Gastroenterology,2003,124(6):1686-1699.

[10]李洪,张海兵,明兵,等. MSC.后处理技术对坏疽性胆囊炎的影像特征分析[J].放射学实践,2016,31(7):644-648.

[11]刘晓红,苏天昊,靳二虎,等. Mirizzi综合征的影像表现与手术对照分析[J].实用放射学杂志,2011,27(11):1689-1692.

[12]于朋涛,孙海军,李之拓,等. Mirizzi综合征的诊治进展[J].临床外科杂志,2019,27(8):721-723.

[13]CHEN H, SIWO E A, KHU M, et al. Current trends in the management of Mirizzi Syndrome:a review of literature[J]. Medicine (Baltimore),2018,97(4):e9691.

[14]CSENDES A, DIAZ J C, BURDILES P, et al. Mirizzi syndrome and cholecystobiliary fistula:a unifying classification[J]. Br J Surg,1989,76(11):1139-1143.

[15]宋超,乔刚,杜庆云. Mirizzi综合征术前影像诊断及腹腔镜手术治疗的临床研究[J].重庆医学,2018,47(2):260-262.

[16]FAN S T, LAU W Y, LEE M J, et al. Cholecystohepaticodochal fistula: the value of pre-operative recognition[J]. Br J Surg,1985,72(9):743-744.

[17]冯敏,孙军,张卫东,等. MRCP结合T2 W抑脂序列对诊断Mirizzi综合征的价值[J].中国CT和MRI杂志,2013,11(5):50-52.

[18]罗雪芬,董海波. MRCP对Mirizzi综合征的诊断价值[J].医学影像学杂志,2008,18(7):770-772.

[19]PICCINNI G, SCIUSCO A, DE LUCA G M, et al. Minimally invasive treatment of Mirizzi's syndrome: is there a safe way? Report of a case series[J]. Ann Hepatol,2014,13(5):558-564.

[20]袁芳,吴新淮,尹致庆. Mirizzi综合征的影像诊断[J].中国医学影像学杂志,2002,10(6):462-463.

[21]吴白龙,刘浩,卢虹,等. Bouveret综合征1例[J].实用放射学杂志,2019,35(6):1024-1025.

[22]徐长青,周沛林,刘余健,等.胆石性肠梗阻的影像诊断[J].中华放射学杂志,2006,40(6):662-664.

[23]缪小芬,陆健,孙春锋,等.胆石性肠梗阻的影像学诊断[J].临床放射学杂志,2010,29(3):406-408.

[24]魏胜超,曹帅,吴婷.胆石性肠梗阻CT与MRI影像学特征及其诊断价值分析[J].中国CT和MRI杂志,2019,17(10):87-89.

[25]陈恩龙,赵振国,谢秀海,等.胆石性肠梗阻MSCT、MRI诊断及临床意义[J].实用放射学杂志,2013,29(1):49-51.

[26]PICKHARDT P J, FRIEDLAND J A, HRUZA D S, et al. Case report. CT, MR cholangiopancreatography, and endoscopy findings in Bouveret's syndrome[J]. AJR Am J Roentgenol,2003,180(4):1033-1035.

[27]LIANG X, LI W, ZHAO B, et al. Comparative analysis of MDCT and MRI in diagnosing chronic

gallstone perforation and ileus[J]. Eur J Radiol,2015,84(10):1835–1842.

[28]BORASCHI P, GIGONI R, BRACCINI G, et al. Detection of common bile duct stones before laparoscopic cholecystectomy. Evaluation with MR cholangiography[J]. Acta Radiol,2002,43(6):593–598.

[29]SAMARDAR P. The pseudocalculus sign[J]. Radiology,2002,223(1):239–240.

[30]张伟,刘莉,田英.胆总管结石应用CT、MRCP和超声内镜诊断的临床价值对比研究[J].中国CT和MRI杂志,2019,17(6):89–91.

[31]肖波,张小明,徐海波.急性胰腺炎的影像术语.急性胰周液体积聚与急性坏死性积聚(一)[J].放射学实践,2019,34(10):1096–1101.

[32]肖波,张小明,徐海波.急性胰腺炎的影像术语.胰腺假性囊肿与胰腺包裹性坏死(二)[J].放射学实践,2019,34(11):1207–1211.

[33]戴结,梁丁保,胡炳德,等.EUS和MRCP对胆总管结石诊断准确性试验的Meta分析[J].胃肠病学和肝病学杂志,2020,29(2):195–202.

[34]CHEN W, MO J J, LIN L, et al. Diagnostic value of magnetic resonance cholangiopancreatography in choledocholithiasis[J]. World J Gastroenterol,2015,21(11):3351–3360.

[35]LI P, ZHANG Z, LI J, et al. Diagnostic value of magnetic resonance cholangiopancreatography for secondary common bile duct stones compared with laparoscopic trans–cystic common bile duct exploration[J]. Med Sci Monit,2014,20:920–926.

[36]刘威,沈根海,高泉根,等.磁共振胰胆管成像对胆总管结石的假阴性诊断[J].肝胆胰外科杂志,2019,31(3):163–165.

[37]PALMUCCI S, MAURO L A, LA SCOLA S, et al. Magnetic resonance cholangiopancreatography and contrast–enhanced magnetic resonance cholangiopancreatography versus endoscopic ultrasonography in the diagnosis of extrahepatic biliary pathology[J]. Radiol Med,2010,115(5):732–746.

[38]TSE F, LIU L, BARKUN A N, et al. EUS: a meta–analysis of test performance in suspected choledocholithiasis[J]. Gastrointest Endosc,2008,67(2):235–244.

[39]KONDO S, ISAYAMA H, AKAHANE M, et al. Detection of common bile duct stones: comparison between endoscopic ultrasonography, magnetic resonance cholangiography, and helical–computed–tomographic cholangiography[J]. Eur J Radiol,2005,54(2):271–275.

[40]李莉,陈汉威,贺兰,等.肝吸虫病与肝内胆管结石合并胆管癌的MRI对比分析[J].实用放射学杂志,2015,31(3):431–434.

[41]肖新兰,习卫民,龚良庚,等.复发性化脓性胆管炎的影像诊断[J].临床放射学杂志,2007,26(1):42–45.

[42]潘高争,马钊,刘宜军,等.多序列MRI对复发性化脓性胆管炎的诊断价值[J].实用放射学杂

志,2014,30(10):1683-1686.

[43]杨沛钦,郑晓林,邹玉坚.肝内胆管细胞癌CT、MR表现与病理特征对照分析[J].中国CT和MRI杂志,2012,10(3):50-53.

[44]KIM T K, KIM B S, KIM J H, et al. Diagnosis of intrahepatic stones: superiority of MR cholangiopancreatography over endoscopic retrograde cholangiopancreatography[J]. AJR Am J Roentgenol,2002,179(2):429-434.

[45]SUGIYAMA M, ATOMI Y, TAKAHARA T, et al. Magnetic resonance cholangiopancreatography for diagnosing hepatolithiasis[J]. Hepatogastroenterology,2001,48(40):1097-1101.

第八章

经皮经肝硬质胆道镜取石术术前三维重建

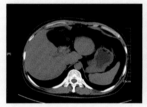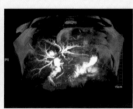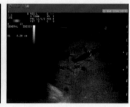

第一节

胆管三维重建

我国是肝胆管结石高发病率国家，肝胆管结石发病人数占亚洲国家胆结石发病人数的20%～30%，而西方国家的发病率仅为0.9%。肝胆管结石的临床病理特点是肝内胆管结石的病变范围沿着胆管树呈严格的区域性分布，并存在多处肝胆管狭窄，狭窄引起的胆汁淤滞是结石形成和复发的基本因素。胆管结石术后残石率为30%～90%，二次手术率为56.4%，即使使用纤维胆道镜，残石率仍可达19.5%。究其原因，主要是结石在肝内胆管分布广泛的树状结构庞大，胆管走行多变，而且存在多发性、复杂性胆管狭窄，确定诊治策略存在一定难度。因此，术前对结石位置的准确评估及术中对结石的全面清除成为手术治疗的关键环节之一。

对复杂性肝内胆管结石术前评估而言，影像学检查对合理选择手术方法显得更为重要。但目前普遍使用的影像学检查方法都存在缺陷，各项检查手段不足以制订精准的术前治疗方案和手术规划，而肝脏及胆管三维可视化技术为这一目标的实现提供了新的选择。

对肝胆管结石的诊断常规影像技术主要有超声、CT、MRI、ERCP、PTCS、术后胆管引流管造影、胆道镜等。这些现代化的手段仍不能突破许多技术瓶颈。由于肝胆管结石病变复杂，在手术前很难做到全面、准确的诊断。

超声检查作为首选检查，它的优点是便捷、易操作、无创、无辐射、价格相对低廉等，对于引导PTCS、明确结石部位、引导取石和判断有无结石残留等方面具有重要价值。但超声检查仅能提供局部影像，不能提供胆管树的整体影像，发现结石的能力依赖于操作者的经验，且肝外胆管结石易受肠道气体干扰，难以显示胆管狭窄部位和合并的肝外胆管下端结石。因此超声作为诊断手段有一定的局限性。

常规CT可全面显示肝内胆管结石分布、胆管系统扩张和肝实质的病变，对肝胆管结石具有重要的诊断价值。CT可以明确诊断高密度结石，但对各种等密度或低密度结石诊断有困难，且CT一般难以直接显示胆管狭窄部位，也不能发现不伴有明显胆管扩张的细小结石及密度与肝实质相似的结石。

MRI结合MRCP可以多方位显示肝内胆管树，可准确判断肝内结石分布、胆管系统狭窄与扩张的部位和范围及肝实质病变。MRI为无创性胆管影像诊断方法，兼具断层扫描及胆管成像的优点，对肝胆管结石的诊断价值优于CT和胆管直接造影。但实际工作中仍有一些限制MRCP应用的禁忌证（如不适合用于体内放置金属装置的患者或幽闭恐惧症者），且因受信号影响，MRI空间分辨率较低，对胆管内小结石诊断准确率较低。对狭细胆管的显示不如胆管直接造影清晰准确。

ERCP、PTCS、手术中或手术后胆管引流管造影是诊断肝胆管结石的经典方法。它们能清晰显示结石在肝内外胆管的分布，以及胆管狭窄、扩张及胆管的变异等。一个完整清晰的胆管树影像，可作为术前制订下一步手术方案的重要依据。对CT和超声易误诊的软组织密度结石、泥沙样结石及胆总管十二指肠段和胰腺段的结石，采用上述胆管直接显像方法可获准确诊断。除此之外，还可同时进行治疗工作，如做梗阻性黄疸的引流、十二指肠乳头切开、碎石、套石篮套取结石等措施。但胆管直接显像仅能显示胆管内病变，而不能直接显示胆管壁及肝实质病变，需结合CT或超声检查才能全面评估病变范围和性质。ERCP只能显示阻塞部位下游的胆管；PTCS只能显示阻塞部位上游的胆管内情况，特别是二级肝管分支易因显示不清而被忽视，造成漏诊。这些胆管直接造影方法均属侵入性诊断方法，可能造成出血、诱发急性胆管炎等并发症，因此应安排在临近手术之前或术中进行，而对于近期有胆管炎发作的病例，术前应避免做此类造影检查。

利用单一常规的影像学检查各具局限，常不能获得全面的诊断信息，往往需要一种以上的影像学检查相互印证才能获得有价值的诊断信息，达到正确诊断的目的。这无疑会加重患者经济负担，甚至带来一定的身体伤害。计算机三维成像和可视化技术的出现，为肝胆管结石的术前诊断提供了新的方法，也为肝胆管结石病手术方式的合理选择提供了更加直观清晰的影像学依据。三维成像技术、可视化技术、快速成形技术、三维图像的控制与测量等技术能为医生提供一个可视化的虚拟现实环境，对医务人员的医学教育、手术训练、术前模拟、术中引导、术后评价等多方面提供辅助支持。医生可在接近真实的虚拟模型上模拟手术过程，选择最佳手术方案，指导实际手术。应用软件对肝胆管结石进行个体化三维重建，可明确结石分布的位置、结石的形态大小及数量，此外，对胆管狭窄的空间位置及程度也有相当精确的显示。三维重建对肝胆管结石的分型诊断和指导设计最佳个体化手术方案具有重大意义。在精准诊断的基础上，采用虚拟手术方式行肝胆管结石的手术，优化手术方案后，指导临床实际手术操作，实现精准肝胆管结石的诊断和治疗。

肝脏三维模型立体感强，能真实反映患者个体化的肝脏、肝胆管、结石、血管系统的立体解剖结构。门静脉三维模型可精确显示左、右门静脉主干，门静脉右前支、右后支，门静脉左内支、左外支；肝静脉三维模型可显示肝右支、肝中支、肝左外上支、肝外下支（图8-1）；胆管三维模型可清晰显示肝内胆管、左肝管、右肝管、胆囊、肝总管、胆总管等胆管各部分及其扩张、狭窄、结石情况。同时还能对三维模型进行融合、拆分、放大、缩小、旋转、距离测量等全方位观察和操作，通过透明度和颜色设定来单独或组合显示各部分胆管及其血管系统解剖结构关系。

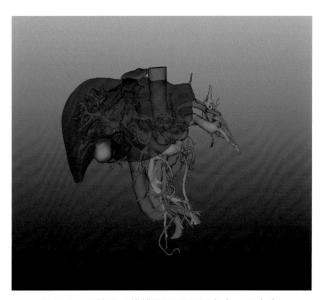

图8-1 肝静脉三维模型可显示肝右支、肝中支、肝左外上支、肝外下支

一、肝胆管系统、结石的图像分割及三维重建

三维可视化技术采用亚毫米CT的平扫期、门静脉期数据分别对肝胆管、结石进行分割重建。对细微肝胆管结构（如四级肝胆管、胆囊管汇入胆总管处、不扩张的肝胆管等），则收集亚毫米CT四期（平扫期、动脉期、门静脉期、肝静脉期）等不同期别图像，对各期肝胆管系统图像信息进行分割，利用系统的自动整合功能将各期分割的解剖信息组合成完整三维立体的肝胆管系统图像。三维重建的肝胆管系统能逼真再现肝胆管与肝内脉管系统立体解剖关系，同时能清晰显示肝内一、二、三级胆管树立体形态，部分肝胆管结石合并胆管广泛扩张，甚至四级胆管（亚肝段胆管）也可以显示，还可观察到结石的部位、大小、数量及肝胆管狭窄的分布、扩张胆管的长度和直径（图8-2）。此外，通过三维重建还可计算出胆管狭窄情况。

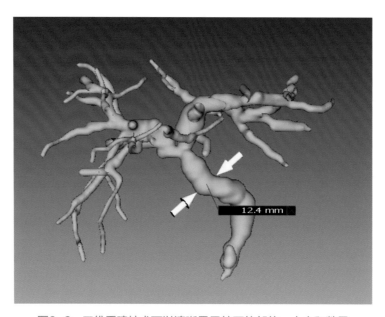

图8-2 三维重建技术可以清晰显示结石的部位、大小和数量

二、肝脏个体化分段

在肝脏三维模型中，透明化肝脏组织可立体旋转观察门静脉和肝静脉解剖关系，首先根据肝右静脉、肝中静脉、肝左静脉的主干将肝脏划分为4个扇区，以门静脉在肝内的走行划分个体化肝段，并采用立体选框法以门静脉系统走行进行分段，以标示不同颜色区分各肝段（图8-3）。基本的个体化分段为：尾状叶为I段；以肝右静脉的右侧与右门静脉主干平面为段界，上方为Ⅶ段，下方为Ⅵ段；肝右静脉和肝中静脉之间以右门静脉主干平面为段界，上方为Ⅷ段，下方为Ⅴ段；肝中静脉和肝左静脉之间为Ⅳ段；肝左静脉和肝中静脉之间以左门静脉主干平面为段界，上方为Ⅱ段，下方为Ⅲ段。在此基本分段之上以右门静脉主干变异再划分不同肝脏分段类型。完成个体化肝脏分段后，将各段渲染颜色、透明化并隐去门静脉及肝静脉系统，可清晰观察到结石与肝胆管的立体关系。

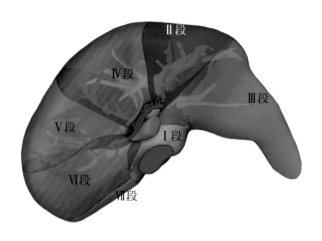

图8-3 肝脏三维模型个体化的分段

　　三维重建肝脏立体化模型取代传统的二维图像，可从不同的方位、角度观察肝内胆管系统、血管系统及毗邻器官立体解剖关系，推动了胆管解剖学和胆管外科手术的发展，为胆管外科的临床应用提供全新的技术手段。三维可视化系统采用高层螺旋亚毫米CT薄层高速扫描，将数据传入三维重建工作站，将肝脏、肝动脉、门静脉、肝静脉、肝胆管、结石、腹腔血管和周围脏器渲染成不同的颜色，采用不同程度的透明化、脏器隐去处理技术，能清晰显示肝段内结石和肝胆管分布情况，便于观察肝脏、肝胆管系统、结石、肝动脉、门静脉、肝静脉等不同组合的三维立体解剖关系。通过三维模型的放大、缩小、旋转，还能观察病变肝胆管部位与相邻脏器的不同角度的空间解剖，了解胆管狭窄或扩张的部位及程度。

　　对三维重建肝脏立体化模型进行个体化肝脏分段，其中Couinaud肝段划分法适合1型门静脉走行个体化肝脏分段；其余各型在不同个体中，门静脉变异率高（主要是右门静脉变异较多），门静脉走行不同个体化肝脏分段也不同；即使门静脉、肝静脉走行分类相同，肝脏形态有个体差异，划分每一功能性肝段也不同。所以，根据每一肝胆管结石患者自身的解剖学特点实施个体化肝脏分段，方能制定出个体化的手术预案。

　　总之，肝胆管系统的三维重建技术，能从任何角度观察结石、狭窄胆管的解剖学关系，通过肝脏透明化处理能清晰显示肝胆管系统与血管系统之间的立体空间解剖关系，能对肝胆管结石、狭窄胆管、肝内血管的空间关系进行精确定位，对手术方案的制订具有临床指导意义。通过获得的数字化肝胆管解剖信息，缩短经皮经肝造瘘通道建立时间，指导精准手术入路，达到减少穿刺及扩张瘘道次数、缩短治疗周期、减少手术并发症的目的，从而提高了手术的成功率，个体化三维重建在优化微创外科穿刺手术上具有重要的临床应用价值。

第二节
术前规划和虚拟仿真手术

由于肝内胆管结石的病因和病理改变复杂，即使在诊断技术和手术方式不断改进和提高的情况下术后残石率仍＞30%，其中37.1%～47.4%需再次手术甚至多次手术治疗，通道式胆管造瘘术为治疗术后残余或复发结石提供了一条便捷的途径。

三维可视化技术克服了人脑对CT、MRI等二维图像非可视化综合思维过程的模糊性和不稳定性，且三维重建模型可清晰显示肝胆管结石大小、形态和分布范围，准确显示胆管狭窄部位、程度和长度，准确显示胆管与肝动脉、肝静脉、门静脉的关系。同时在重建模型上利用带力反馈的虚拟硬质胆道镜手术器械在逆向工程软件环境下对模型进行仿真可视化手术操作，以此制定术前保护性鞘管辅助硬质胆道镜碎石手术预案，确定最佳手术路径及指导实际手术，可提高手术精确度和安全性，而这些功能是常规术前检查难以实现的。

采用三维重建系统可真实再现肝胆管结石及其周围结构，清晰观察到肝内胆管树一、二、三级，甚至四级分支，形成完整的胆管树立体形态，针对结石的分布和扩张胆管的具体情况，准确对肝胆管结石进行定位诊断，选择不同部位、角度，模拟用硬质胆道镜碎石、取石，反复观察仿真手术效果。笔者在三维重建系统的基础上提出了硬质胆道镜与鞘管使用个体化的手术方案：在扩张的瘘道内放置支撑鞘管，操作在鞘管和扩张胆管内进行，手术中鞘管紧罩在有结石的胆管上，鞘管还将胆管相对拉直，形成直通体外的通道；碎石后用水冲洗，使用硬质胆道镜进行冲吸操作，结石经鞘管快速流出，提高了取石效率。

对于狭窄胆管整形术，术前必须明确血管与胆管的相互关系，有文献报道PTCS的结石清除率为82%，术后并发症发生率为8%，术后结石复发率为30%，影响治疗效果的主要因素是严重的胆管狭窄。在模拟手术环境中，通过对立体模型及其附件的放大、缩小、旋转及透明化操作可显示胆管狭窄的部位，显示胆管与周围门静脉、肝静脉等重要管道的关系。

在三维可视化系统指导下实施个体化的保护性鞘管辅助硬质胆道镜碎石手术，对于开腹手术患者，可根据术前三维重建胆管模型，指导术中选择切开胆总管或者切除病变肝段的最佳部位，显露出扩张的胆管，并根据胆管直径大小选择合适的扩张器及保护性鞘管，硬质胆道镜经鞘管直达目标胆管碎石、取石；对于腹腔镜下手术患者，可先在重建胆管与周围器官关系的立体空间模型指导下，选取体表皮肤与扩张的胆总管、肝胆管最短距离，行胆总管切开，切除萎缩的肝段，显露扩张胆管，进行保护性鞘管辅助硬质胆道镜碎石手术；对于PTCSL联合硬质胆道镜手术见有胆管瘘道患者，可在三维重建胆管结石肝段分型的模型指导下，精确选择硬质胆道镜入路，经鞘管直达目标胆管、碎石、取石。制订保护性鞘管辅助硬质胆道镜碎石的手术方案，并进行仿真手术，包括开腹手术、完全腹腔镜下手术、经肝胆管瘘道硬质胆道镜取石术。具体的保护性鞘管辅助硬质胆道镜碎石仿真手术方式：虚拟仿真上述经皮保护性鞘管辅助硬质胆道镜碎石、取石治疗肝胆管结石手术过程，选择最佳的手术入路方式，同时仿真手术采用硬质胆道镜最短的胆管通道达到目标胆管进行碎石、取石；虚拟扩张胆管狭窄，同时观察可视化肝脏内部管道解剖结构，在仿真保护性鞘管辅助硬质胆道镜碎石手术过程中避免损伤肝内血管系统，达到取净结石、解除胆管狭窄，最大程度保留正常肝脏组织，实现肝脏储备功能最大化。根据仿真手术结果制订优化方案后指导实际手术操作，实现肝胆管结石的保护性鞘管辅助硬质胆道镜碎石手术治疗数字微创化。

一、三维可视化技术指导下硬质胆道镜在传统开腹肝胆管取石术中的应用

术前应用三维可视化技术对肝胆管结石进行三维重建和个体化肝脏分段，明确结石具体分布的肝段和数量，狭窄胆管的部位及程度，为术前提出哪段纤维化、萎缩的肝段应切除，哪段狭窄段胆管需整形提供精确手术预案。针对长期受结石慢性炎症影响，导致胆管狭窄，相应的肝段纤维化、萎缩，邻近肝段门静脉分支增粗，肝组织代偿性肥大，仿真手术可从不同角度和层面演示切肝的效果，以达到取净结石、清除病灶、最大程度避免肝组织损伤、确保剩余肝组织结构完整和功能代偿、符合外科手术微创化的目的。

二、三维可视化技术指导下硬质胆道镜在腹腔镜肝胆管结石胆管探查术中的应用

随着腹腔镜胆总管探查手术的发展，纤维胆道镜的应用也越来越多。纤维胆道镜可弯曲，在腹腔镜下也较容易进出胆管，取石、碎石方便，但其无法克服容易损耗的缺点，尤其在腹腔镜手术中经穿刺套管和转换器操作时更容易损坏。腹腔镜下硬质胆道镜胆管探查术则弥补了纤维胆道镜的不足。硬质胆道镜在腹腔镜胆总管探查手术中的应用研究表明，在腹腔镜胆总管探查术中，正确选择硬质胆道镜的腹壁入口是手术成功的关键。运用三维可视化系统重建肝内外胆管立体模型，可明确肝外胆管的走行、肝脏萎缩或肥大等因素引起的肝门旋位、胆总管位置的变异、多次胆管手术引起的肝外胆管走行变异，还可进一步确定胆总管切口长度、位置，明确肝外胆管全程及大部分肝内胆管。

三、三维可视化技术指导下硬质胆道镜在经皮经肝胆道镜取石术中的应用

经皮经肝胆道镜取石术（PTCSL）对于那些复杂的肝内外胆管结石患者、多次胆管手术史后复发结石或残余结石而其他取石方法治疗有困难者、拒绝剖腹手术者，以及全身情况差、难以接受复杂手术者，均是一种简易而又有效的微创治疗方法。硬质胆道镜可以扩张并进入肝内狭窄部的胆管，清除其远端的结石，使手术的速度大大加快，但是PTCSL联合硬质胆道镜碎石成功的关键是穿刺通道的建立。多数肝胆管结石患者有多次手术史，患者腹壁常遗留多条纵横交错的腹壁切口瘢

痕，有的甚至合并愈合不良、感染、瘘道、引流物、瘢痕疙瘩、腹壁切口疝等。因此，再次手术的切口常呈异形化，并且有很高的个案特色。同时肝门移位在复发性肝胆管结石患者中亦较为常见，肝门的位置及所处平面是影响再次手术难易程度的重要因素。三维可视化技术可将腹壁与腹腔脏器分别作为独立的器官进行三维重建一起显示，将腹壁模型透明化处理后，可以看到肝门胆管结构、肝内胆管结构与腹壁及腹腔脏器的立体关系，为穿刺通道、置管联合硬质胆道镜手术路径的设计提供最直观的信息。

四、三维可视化技术指导下硬质胆道镜在胆管术后经胆管瘘道取石术中的应用

硬质胆道镜能否经T形管、肝胆管瘘道探查取石，取决于T形管、肝胆管在腹壁出口的位置。通过建立三维可视化肝脏、腹腔脏器和腹壁器官立体模型证明，无论是传统开腹手术还是腹腔镜胆总管探查手术、肝胆管探查手术，术中人工保护鞘管的瘘道在腹壁的出口到目标肝胆管的距离最短，术后用硬质胆道镜经胆管瘘道取残石，便容易成功，而且，无论是肝外胆管还是左、右肝管都能探查、碎石和取石。如果胆管的腹壁出口选择不当，离肝内外胆管太远，术后硬质胆道镜取石就难以成功。术前利用三维可视化技术明确胆管瘘道从腹壁至目标胆管的走行，为硬质胆道镜提供最佳手术入路，可避免硬质胆道镜在探查瘘道时造成撕裂而导致胆漏、肠管穿孔等并发症，使硬质胆道镜取石方便快捷，效果更好。

五、三维可视化技术对硬质胆道镜治疗肝胆管结石并发症的影响

在三维重建模型上进行可视化仿真手术，指导个体化手术方案的制订，指导实际手术，可提高手术精确度和安全性。既往有硬质胆道镜联合气压弹道碎石治疗肝胆管结石的报道，但结石清除率仅为82%～91%，手术并发症（如出血、胆漏等）的发生率为5%～8%，术后结石复发率为31%～51%。以往术前依据超声、CT、MRI等影像找石、碎石，带有盲目性；胆管急性炎症水肿时，硬质胆道镜碎石易造成胆管损伤、胆管穿孔、胆管大出血等，麻醉手术时间长，增加了患者的经济负担和痛苦；术中碎石时间长、大量高压生理盐水易经胆管进入肠道中，导致术后呕吐、腹泻、水中毒。在三维可视化技术指导下硬质胆道镜能仅对有结石的胆管进行精准碎石、取石，高效清除肝内二至三级胆管甚至末梢扩张胆管结石，对无结石的胆管仅快速探查；对于分布在多肝段的大量结石，可在三维可视化技术指导下选择最近的胆管入路，接近目标胆管碎石，术中用小纱条暂时堵塞胆总管下段，同时术野旁用吸引器持续以气压弹道碎石的方式冲出生理盐水。这样既可避免过多水吸收造成水中毒，避免结石和水流入胆管下端和肠道，又可避免常见脓肿的发生，节约手术时间，减少了胆管出血、胆管穿孔、胆管损伤等并发症，真正实现了肝胆管结石碎石的精准化、微创化，使得手术快捷、安全，提高了结石清除率，术后结石复发率也明显降低。

六、三维可视化技术对硬质胆道镜治疗肝胆管结石手术决策的影响

三维可视化技术可获得肝脏、动脉、静脉、肝胆管系统及结石的三维模型，根据肝胆管结石分布状况及胆管与脉管系统的空间立体关系，结合胆管流体力学原理和《中国肝胆管结石病诊断治疗指南》分型方法，对肝胆管结石进行个体化肝脏分段、疾病分型。针对不同的肝胆管结石的数字化疾病分型，为治疗肝胆管结石选择最佳手术方式提供重要依据。对于结石位于单一肝段或肝叶，并发相应肝脏纤维化、萎缩，肝内外胆管广泛结石合并局部胆管严重狭窄，则选择开腹治疗，同时行胆管整形、胆肠吻合术；对于胆总管明显增粗合并胆囊结石，肝内胆管不扩张，或者肝内外胆管结石且肝功能Child-Pugh分级未达到C级、难以接受复杂手术者，行经皮经肝硬质胆道镜治疗；对于胆管手术后有胆管瘘道合并肝内外残余结石者，行经胆管瘘道硬质胆道镜取石术。三维可视化技术的应用有助于临床真正实现肝胆管结石个体化治疗，最大程度降低术后结石残留率、结石复发率，减少术后并发症。

总而言之，硬质胆道镜因其独特的优点，在三维可视化技术指导下正确选择合适的手术入路，能到达肝脏五叶八段的范围及末梢胆管，在胆管外科临床有很高的应用价值，值得推广应用。但要使硬质胆道镜在治疗肝胆管结石中达到最佳效果还必须强调，硬质胆道镜必须用鞘管保护，经鞘管进入胆管；硬质胆道镜在操作过程中要求动作轻柔，避免造成肝胆管的刺伤、撕裂伤与出血；在取石术中，尽量碎石，用水冲出结石，大于鞘管口径的结石，应用气压弹道碎石，不可用套石篮套取。

（罗燕君　曹亚文　李恩泽）

▶ **参考文献** ◀

[1]窦科峰,刘正才.肝胆管结石术后残留结石的原因及其对策[J].腹部外科,2007,20(6):338-339.

[2]黄志强.在微创外科时代对肝内胆管结石外科治疗的再认识[J].中国普外基础与临床杂志,2006,13(4):371-372.

[3]黄志强.肝内胆管结石:治疗观念上的变迁[J].中国普外基础与临床杂志,2000,7(2):65.

[4]TOKUMURA H, RIKIYAMA T, HARADA N, et al.Laparoscopic biliary surgery [J].Nihon Geka Gakkai Zasshi,2002,103(10):731-741.

[5]钟宝元,沈振斌,孙益红,等.118例高龄高危急性梗阻性化脓性胆管炎病人的治疗体会[J].中华肝胆外科杂志,2007,13(11):733-735.

[6]方驰华,黄燕鹏,鲁朝敏,等.数字医学技术在肝胆管结石诊治中的应用价值[J].中华外科杂志,2009,47(12):909-911.

[7]布卢姆加特.肝胆胰外科学[M].黄洁夫,译.4版.北京:人民卫生出版社,2010:590-592.

[8]陆光生,文辉清,刘衍民.经皮肝穿刺胆道引流管周瘘道形成的实验研究[J].中国内镜杂

志,2004,10(11):44—46,50.

[9]方驰华,常旭,鲁朝敏,等.肝内外胆管结石64排CT数据三维重建及其临床意义[J].南方医科大学学报,2008,28(3):370—372.

[10]方驰华,唐云强,黄燕鹏,等.胆总管结石患者的可视化仿真手术研究[J].中华消化外科杂志,2009,8(5):367—369.

[11]HJONSJ C H. The topography of the intrahepatic duct systems[J], Acta Anat(Basel),1951,11(4):599—615.

[12]黄志强.黄志强胆道外科手术学[M].北京:人民军医出版社,1991.

[13]蔡学全,徐卓镖,王哲生.肝内胆管结石161例手术治疗体会[J].肝胆胰脾外科杂志,1994,14(4):306.

[14]施维锦.胆道外科学[M].上海:上海科学技术出版社,1993:164.

[15]方驰华,陈建新.数字医学技术在肝胆管结石病诊断和治疗中的应用[J].中华消化外科杂志,2012,11(2):104—107.

[16]CHEN C H, HUANG M H, YANG J C, et al. Reappraisal of percutaneous transhepatic cholangioscopic lithotomy for primary hepatolithiasis[J]. Surg Endosc,2005,19(4):505—509.

[17]OH H C, LEE S K, LEE T Y, et al. Analysis of percutaneous transhepatic cholangioscopy-related complications and the risk factors for those complications[J]. Endoscopy,2007,39(8):731—736.

[18]GALLOWAY S W, CHAN A C, CHUNG S C. Transhepatic balloon sphincteroplasty for bile duct stones after total gastrectomy[J]. Surg Endosc,2000,14(10):966.

[19]LEE S K, SEO D W, MYUNG S J, et al. Percutaneous transhepatic cholangioscopic treatment for hepatolithiasis:an evaluation of longterm results and risk factors for recurrence[J]. Gastrointest Endosc,2001,53(3):318—323.

[20]梁力建,李绍强.复杂肝胆管结石诊断和治疗原则[J].中国实用外科杂志,2009,29(7):542—544.

[21]赖佳明,梁力建,彭宝岗,等.胆道再次手术235例分析[J].中国实用外科杂志,2006,26(3):181—183.

[22]XIE A, FANG C, HUANG Y, et al. Application of three-dimensional reconstruction and visible simulation technique in reoperation of hepatolithiasis[J]. J Gastroenterol Hepatol,2013,28(2):248—254.

[23]FANG C H, LIU J, FAN Y F, et al. Outcomes of hepatectomy for hepatolithiasis based on.3-dimensional reconstruction technique[J]. J Am Coll Surg,2013,217(2):280—288.

第九章

经皮经肝硬质胆道镜取石术适应证和禁忌证

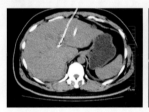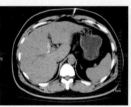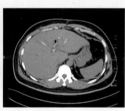

经皮经肝硬质胆道镜取石术虽然不用开腹，但与其他手术操作一样，也有手术适应证和禁忌证，而且并不是一成不变的，随着术者经验的增加，影像引导技术的提高，设备、器械的改进，患者的选择及可选治疗方案的变化都会导致适应证的变化。

第一节
经皮经肝硬质胆道镜取石术的绝对禁忌证

（1）未纠正的全身出血性疾病。

（2）严重心脏疾病和肺功能不全，且不能耐受手术。

（3）未控制的严重糖尿病和高血压患者。

（4）肝功能Child-Pugh分级C级。

（5）重度腹水。

（6）严重精神性疾病，药物无法控制。

（7）无安全经皮穿刺路径。

（8）胆管结石合并弥漫性肝内恶性肿瘤。

第二节
经皮经肝硬质胆道镜取石术的相对禁忌证

一、儿童胆管结石

大多数儿童胆管结石均由于先天性胆管异常引起，如先天性胆总管囊肿或胆管闭锁，在低龄儿童行胆肠吻合术或肝门空肠吻合术（葛西手术）后，吻合口狭窄或反流可引起肝内胆管结石，或合并先天性肝内胆管扩张症（Caroli病）。结石成分以胆色素为主，也有胆固醇性结石，结构疏松，如合并黄疸、胆管炎，抗炎治疗无效，可选择PTCSL治疗，取净结石，通畅引流。

PTCSL治疗成人结石是安全有效的，而该套器械也适用于儿童，其穿刺方法、路径的选择、通道数目、瘘道扩张、取石方法等均与成人类似，但由于儿童肝脏柔软，穿刺及瘘道扩张时相对困难，肝脏更容易被推移或撕裂；另外，更要关注射线对儿童的影响，一般采用超声引导穿刺，如合并胆管或吻合口狭窄，需应用X线定位及球囊扩张时，应注意对儿童射线暴露的保护。同时，如狭窄处需留置支撑管时要考虑儿童生长发育、学习生活等问题。

二、妊娠合并胆管结石

部分女性患者妊娠前已有胆管结石，妊娠时由于饮食的改变及体内激素的变化，尤其是胆固醇的过饱和析出，妊娠期间易出现胆囊及胆管结石。妊娠期间无症状的胆管结石可待分娩后再行规范治疗。有明显腹痛表现，但无感染表现或轻微感染者，首选内科保守治疗，但必须请产科会诊指导用药，避免药物影响胎儿。如妊娠合并急性胆管炎时，胆管通畅引流是关键也是主要的治疗手段，但必须考虑麻醉方式、手术方式，以及药物对胎儿的影响，首选局部麻醉下超声引导下经皮经肝穿刺胆管引流，并定期更换引流管，待分娩后再行Ⅱ期PTCSL。术中应加强镇痛，减少手术及疼痛刺激引起宫缩，危及胎儿安全。

三、正在接受抗凝治疗

部分患者因合并心脑血管疾病，需长期服用阿司匹林、氯吡格雷或华法林等抗凝药物，常规需停药10～14天，其间必要时应用短效低分子肝素抗凝过渡，并注意复查凝血功能。如其间急性梗阻性化脓性胆管炎发作，伴发热、感染性休克等症状，内科抗休克治疗之余，多学科会诊，权衡利弊，制订合理、有效的治疗方案，可考虑选用创伤小的胆管引流治疗，包括PTCD、经内镜鼻胆管引流术（ENBD）或开腹胆总管切开+T形管引流术，待感染控制后再行取石术，避免Ⅰ期经皮经肝胆道镜冲洗取石，加重感染性休克。

四、血液系统疾病或脾功能亢进

血液系统疾病，如G6PD缺乏症、血小板减少症、自身免疫性溶血性疾病等患者，术前需请血液科医生会诊，共同制订治疗方案。部分患者反复胆管结石合并胆管炎发作，导致胆汁性肝硬化，引起门静脉高压、脾功能亢进，以及白细胞、红细胞、血小板减少，尤其血小板减少可增加出血风险。术前需输注血小板，将血小板指数提升至50×10^9/L以上再行手术治疗，如较难提升，可选择ENBD胆管引流，但该类患者后期仍需取石，所以感染控制后可行脾部分栓塞术或脾切除术，提升血小板，为后期PTCSL做准备。

五、心肺功能不全

胆管结石伴发胆管炎合并心肺功能不全时，胆管感染会加重心功能不全。心功能不全不能耐受手术，故术前需请心内科、呼吸科、麻醉科等相关科室会诊，选择对心肺功能影响较小的麻醉方式和体位，尽可能在局部麻醉下行经皮经肝胆管引流，感染控制且心肺功能有一定改善后，再行Ⅱ期取石。

六、肝硬化失代偿

胆管结石反复发作，可引发胆汁性肝硬化，严重者肝硬化失代偿，产生大量腹水，可导致凝血功能异常、重度黄疸等并发症。如病情许可，术前需加强支持治疗，包括抗感染、补充白蛋白、利尿、成分输血等，争取把肝功能调整在Child-Pugh分级A级或B级再行手术治疗，以减少并发症。

七、经皮无法定位但有多次腹部手术史

部分患者因胆管结石既往曾多次行腹部手术，腹腔粘连严重，这类患者非常适合行PTOBF。但少数患者肝脏位置较高，或受肺部气体影响，在常规穿刺部位（如剑突下、右侧季肋区）超声扫查无法看到并定位靶胆管（图9-1），这属于无安全穿刺路径，显然不适合经皮经肝胆道穿刺，常规开腹胆总管探查取石难度大。此时可选择小切口开腹，找到目标胆管对应的肝表面，应用术中超声探头在肝表面扫查、定位，并在超声引导下行直接经肝胆管穿刺胆道取石（图9-2）。术后同样留置胆道引流，这样就可以避免常规开腹手术解剖第一肝门所带来的困难和不必要的并发症。

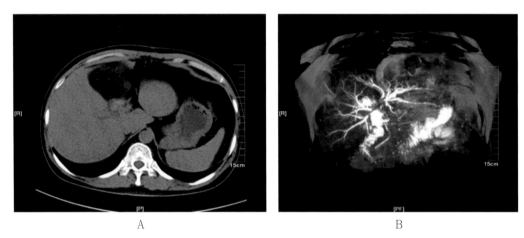

A

B

图9-1 左、右肝管汇合处结石，肝位置高，体外超声无法定位穿刺
A：横断位CT；B：冠状位CT。

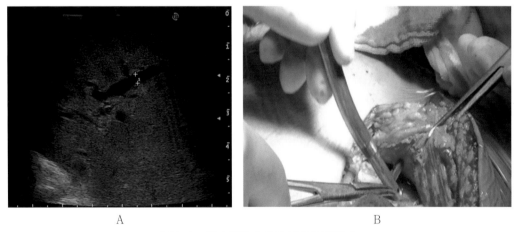

A

B

图9-2 经皮无法定位的患者行开腹术
A：开腹后经肝表面应用高频超声探头定位靶胆管；B：经肝穿刺Ⅰ期胆管造瘘取石术后留置胆管引流管引出体外。

八、胆管结石合并肝段或肝叶萎缩

肝内胆管结石通常合并胆管狭窄、肝段或肝叶萎缩。原则上切除萎缩的无功能肝叶，才能彻底清除病灶，防止结石复发，但部分患者由于各种原因不愿意行肝叶切除或不能耐受手术切除。如无合并肿瘤，也可以行PTCSL，并处理狭窄，通畅引流，减少胆汁淤积或结石对胆管的刺激。

九、胆管结石合并胆管肿瘤，穿刺路径无肿瘤

这部分患者结石和肿瘤往往在同一肝段或肝叶，如可手术切除则一并手术切除，术中再经胆管断端行胆道镜探查取石。如结石和肿瘤不在同一肝段或肝叶，同时合并急性胆管炎，则暂不适合行肝切除术，可先行PTCSL，通畅引流，再择期行肝肿瘤切除术，但需要注意穿刺路径不能经过肿瘤。

第三节
经皮经肝硬质胆道镜取石术的适应证

一、初次发作肝内外胆管结石

早期PTCSL主要应用于复发性胆管结石的补救性治疗，是一种备选的手术方式。随着定位技术的提高及取石经验的积累，目前该术式已作为部分初次发作肝内外胆管结石的首选治疗方式（图9-3）。无肝叶萎缩的弥漫性肝胆管结石、合并胆囊结石的肝内外胆管结石、肝段或肝叶局部结石合并胆管炎、单纯胆总管结石等病症均可通过经皮经肝单通道或多通道联合胆道镜取净结石，通畅引流，同时解除胆管狭窄。PTCSL的难度不取决于胆管结石的大小，而取决于结石的位置，通过术前的影像定位，根据结石的分布制定穿刺路径是关键。合理、科学的穿刺入路，甚至能让硬质胆道镜探及四级胆管或更末梢的胆管分支。

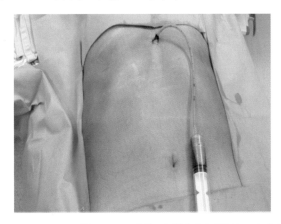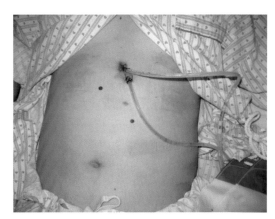

图9-3　两例初次发作肝胆管结石患者通过超声引导Ⅰ期建立经皮经肝通道取石

二、复发性肝胆管结石

肝胆管结石复发率较高，为15%～30%，很多胆管结石患者既往经历过不止一次开腹胆管或肝脏手术，包括胆囊切除术、胆总管探查取石术、胆肠吻合术，甚至肝部分切除术等。复发性肝胆管结石的治疗很棘手，其原因主要是：①由于多次腹部手术，术区粘连严重；②反复胆管结石合并胆管

炎发作，容易引起胆汁性肝硬化、门静脉高压、脾功能亢进等并发症，再次手术出血风险高（图9-4）；③肝功能差，不能耐受再次肝部分切除；④当发展到肝脏终末期疾病或合并肝内肿瘤时，需行肝移植手术，会给患者带来巨大经济压力，且手术风险也很高。ERCP+EST对于肝内胆管结石作用不大，所以对于复发性肝内外胆管结石，PTCSL是更佳的选择，因为其不用经过肝门粘连区，不需要寻找胆总管，对于无明显萎缩的肝叶合并胆管狭窄，可一并行狭窄扩张术，保存有功能的肝组织。根据是否合并急性化脓性感染，可一期或分期取石。

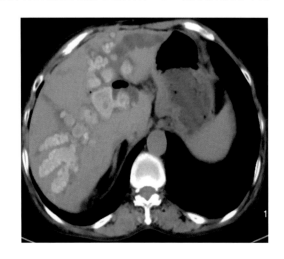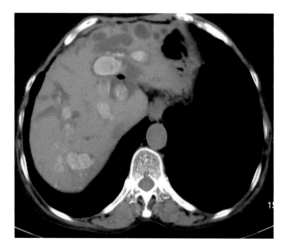

图9-4　CT平扫见肝内胆管内多发结节状及铸型高密度结石

三、胆管吻合术后狭窄合并胆管结石

胆管吻合术后，包括肝移植胆管端端吻合术、胆管空肠Roux-en-Y吻合术后，胆管吻合口狭窄（图9-5）可引发肝内胆汁淤积、胆管结石、胆管炎等并发症。大部分狭窄都是膜性或环形狭窄，经皮经肝穿刺后可通畅引流，取出结石，并根据狭窄的情况应用筋膜扩张器、球囊扩张器等机械性扩张或电刀切开狭窄环解除狭窄，部分患者可得到较长的缓解期，减少结石复发。如果通过手术解除狭窄或重新吻合，势必要面对术区的粘连及胆管血运的破坏，术后可能出现较多并发症及再次出现吻合口狭窄。

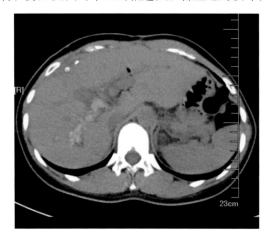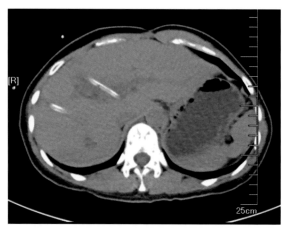

图9-5　胆管吻合术后吻合口狭窄合并肝胆管结石

四、胆管发育异常引起的结石

先天性肝内胆管扩张症（Caroli病）是一种罕见的常染色体隐性遗传病，由位于染色体 6p12 的*PKHD1*基因变异所致，可合并先天性肝纤维化，常伴有常染色体隐性遗传多囊肾病（autosomal recessive polycystic kidney，ARPKD），可能与ARPKD是同一致病基因导致的疾病。

Caroli病分两种亚型，Ⅰ型（Caroli disease，CD）和Ⅱ型（Caroli syndrome，CS），也有观点认为是同一种疾病的不同阶段。Caroli病可引起胆囊壁扩张，常在炎症、胆汁潴留刺激下导致并发症，其并发症发生率为20%～60%，常见并发症包括胆管结石、胆管感染和胆管癌变。后期常常合并肝硬化、门静脉高压、肝功能衰竭。由于Caroli病是肝内胆管弥漫性病变，很难通过手术切除肝叶彻底根治，PTCSL主要目的是取净肝内胆管主干道结石，并处理狭窄，通畅引流，缓解症状，提高生活质量，但对于胆管多发囊性扩张内的结石，很难也不可能完全取净（图9-6）。

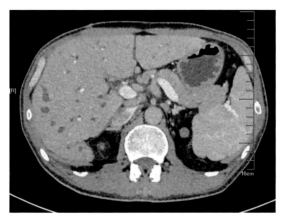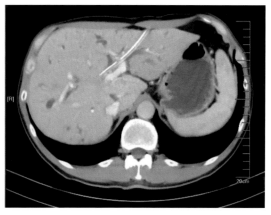

A

B

图9-6 Caroli病

A：术前CT见肝内胆管弥漫囊性扩张；B：经皮经肝胆管取石术后造影提示肝内胆管囊性扩张。

五、残留结石

　　肝内胆管残留结石指胆管结石取石疗程结束后影像学复查发现肝内胆管仍有结石残留，发生率为20%~30%，包括胆总管探查取石术后、肝部分切除术后、PTCSL后均可出现胆管结石残留（图9-7、图9-8）。导致肝内胆管残留结石的主要因素包括术者手术经验不足、术者对内镜下肝内胆管空间结构的不熟悉、肝内胆管树繁多复杂、各胆管支空间立体角度差异大、胆道镜在腔内观察的局限性，以及胆管狭窄等。PTCSL可联合术中超声实时引导寻找并取出残留结石，如果无法找到残留结石，可术中重新定位建立新通道取石，缩短住院时间，提高结石取净率。

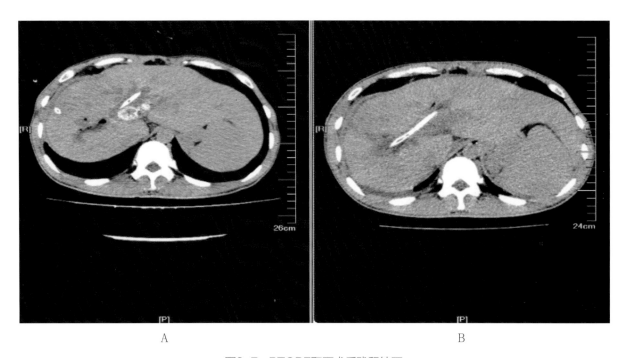

A   B

图9-7　PTOBF取石术后残留结石

A：PTOBF取石术后复查CT见肝Ⅱ段胆管残留结石；B：超声引导经瘘道取出残留结石，术后复查CT，结石消失。

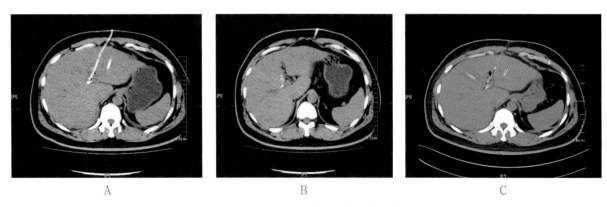

A   B   C

图9-8　PTOBF双通道取石术后残留结石

A、B：PTOBF双通道取石术后复查CT见肝Ⅳ段胆管残留结石；C：超声引导PTOBF术中行取石术后复查CT，结石消失。

六、胆管损伤修复后胆管结石

胆管损伤主要发生在腹腔镜胆囊切除术，胆管横断损伤后的修复手术包括胆管端端吻合术或胆肠吻合术，术后吻合口狭窄可引起胆管结石、胆管炎。另外，肝部分切除术、肝移植术血管并发症等也可导致胆管血供破坏，引起肝内胆管缺血性坏死、胆管铸型结石、胆管炎等并发症。PTCSL也可以同样处理狭窄（图9-9），对于弥漫性胆管缺血性坏死合并胆管结石的患者，PTCSL作用不大，一般需行肝移植术。

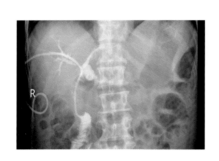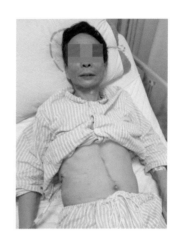

图9-9　经皮经肝胆道镜处理胆管损伤后狭窄

七、难以耐受其他手术方式，或其他手术方式难以取净胆管结石

部分患者既往行多次开腹手术后，甚至出现腹壁切口疝，再次开腹手术难度大，患者难以接受；部分患者由于心肺功能不全无法耐受腹腔镜手术；另外，有消化道重建的患者，行ERCP+EST手术难度大，而且ERCP无法处理肝内结石，对于胆总管有大量结石或结石较大的患者也不好处理。上述患者可以选择PTOBF取石术。

（龚靖霖　朱灿华）

▶ **参考文献** ◀

[1]MORI T, SUGIYAMA M, ATOMI Y. Gallstone disease:management of intrahepatic stones[J]. Best Pract Res Clin Gastroenterol,2006,20(6):1117-1137.

[2]KIM J H, LEE S K, KIM M H, et al. Percutaneous transhepatic cholangioscopic treatment of patients with benign bilio-enteric anastomotic strictures[J]. Gastrointest Endosc,2003,58(5):733-738.

[3]NEUHAUS H. Intrahepatic stones:the percutaneous approach[J]. Can J Gastroenterol, 1999,13(6):467-472.

[4]CHEN C H, HUANG M H, YANG J C, et al. Reappraisal of percutaneous transhepatic cholangioscopic lithotomy for primary hepatolithiasis[J]. Surg Endosc,2005,19(4):505-509.

[5]向义.汪小平.钟勇.等.胆道镜在胆肠吻合术后胆道复发结石中的应用价值[J].医学信息,2012,25(1):389.

[6]熊懿.肝胆管结石外科治疗的术式选择与疗效观察[J].局解手术学杂志,2014,23(1):72-73.

[7]刘衍民.曾可伟.孙北望.等.经皮肝胆道造瘘治疗复发性肝胆管结石[J].中国医师进修杂志,2006,29(26):12-13,16.

[8]WANG P, SUN B, HUANG B, et al. Comparison between percutaneous transhepatic rigid cholangioscopic lithotripsy and conventional percutaneous transhepatic cholangioscopic surgery for hepatolithiasis treatment[J]. Surg Laparosc Endosc Percutan Tech,2016,26(1):54-59.

[9]董家鸿.黄志强.精准肝切除:21世纪肝脏外科新理念[J].中华外科杂志,2009,47(21):1601-1605.

[10]TAKAOKA M, SHIMATANI M, IKEURA T, et al. Diagnostic and therapeutic procedure with a short double-balloon enteroscope and cholangioscopy in a patient with acute cholangitis due to hepatolithiasis[J]. Gastrointest Endosc,2009,70(6):1277-1279.

[11]中国研究型医院学会肝胆胰外科专业委员会.国家卫生健康委员会公益性行业科研专项专家委员会.肝胆管结石病胆肠吻合术应用专家共识:2019版[J].中华消化外科杂志,2019,18(5):414-418.

[12]KONG J, WU S D, XIAN G Z, et al. Complications analysis with postoperative choledochoscopy for residual bile duct stones[J]. World J Surg,2010,34(3):574-580.

[13]中华医学会外科学分会胆道外科学组.中国医师协会外科医师分会胆道外科医师委员会.胆道镜在肝胆管结石病诊断与治疗中的应用专家共识:2019版[J].中华消化外科杂志,2019,18(7):611-615.

[14]YOO E S, YOO B M, KIM J H, et al. Evaluation of risk factors for recurrent primary common bile duct stone in patients with cholecystectomy[J]. Scand J Gastroenterol,2018,53(4):466-470.

[15]LEE S L, KIM H K, CHOI H H, et al. Diagnostic value of magnetic resonance cholangiopancreatography to detect bile duct stones in acute biliary pancreatitis[J]. Pancreatology. 2018,14(3):22-28.

[16]鲁正.彭承宏.韩宝三.等.良性胆管狭窄行胆肠 Roux-en-.吻合术后再手术临床分析[J].中华普通外科杂志,2010,25(3):213-216.

[17]朱灿华.王平.孙北望.等.超声引导经皮肝Ⅰ期胆道造瘘联合硬质胆道镜治疗复杂肝胆管结石[J].中华肝胆外科杂志,2020,26(2):103-107.

[18]YONEM O, BAYRAKTAR Y. Clinical characteristics of Caroli's syndrome[J]. World J Gastroenterol,2007,13(13):1934-1937.

[19]HWANG M J, KIM T N. Diffuse-type Caroli Disease with characteristic central dot sign complicated

by multiple intrahepatic and common bile duct stones[J]. 2017,50(4):400-403.

[20]蔡正林.小儿胆石症的诊断与治疗[J].肝胆胰外科杂志,2003,15(2):127-128.

[21]中华医学会外科学分会胆道外科学组.急性胆道系统感染的诊断和治疗指南:2011版[J].中华消化外科杂志,2011,10(1):9-13.

[22]KIM Y W, ZAGORSKI S M, CHUNG M H. Laparoscopic common bile duct exploration in pregnancy with acute gallstone pancreatitis[J]. JSLS,2006,10(1):78-82.

[23]JORGE A M, KESWANI R N, VEERAPPAN A, et al. Non-operative management of symptomatic cholelithiasis in pregnancy is associated with frequent hospitalizations[J]. J Gastrointest Surg,2015,19(4):598-603.

[24]ERSOZ G, TURAN I, TEKIN F, et al. Nonradiation ERCP with endoscopic biliary sphincterotomy plus papillary balloon dilation for the treatment of choledocholithiasis during pregnancy[J]. Surg Endosc,2016,30(1):222-228.

[25]中华医学会外科学分会胆道外科学组.胆管损伤的诊断和治疗指南:2013版[J].中华消化外科杂志,2013,12(2):81-95.

[26]ARCHER S B, BROWN D W, SMITH C D, et al. Bile duct injury during laparoscopic cholecystectomy:results of a national survey[J]. Ann Surg,2001,234(4):549-558, discussion 558-559.

[27]苏悦.秦鸣放.吴瑜.等.术后胆道镜治疗胆管残余结石的临床探讨[J].中华消化内镜杂志,2010,27(12):646-647.

第十章

经皮经肝硬质胆道镜取石术手术器械

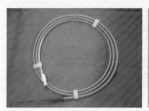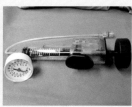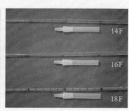

经皮经肝胆道镜取石术操作器械

一、穿刺针

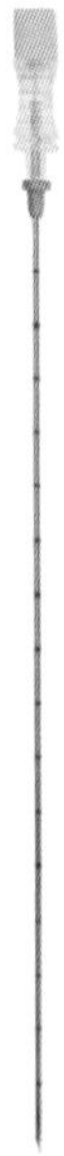

穿刺针由针鞘和针芯两部分组成，常用的有PTC穿刺针（图10-1）和TLA/PCN穿刺针套件。PTC穿刺针规格为G16、G18、G20、G24，常用的为G18，针鞘可插入0.889 mm（0.035英寸）的金属导丝。TLA/PCN穿刺针的规格为G18，长15 cm或20 cm，通常由带有刻度且金属末端呈斜面的针芯、针鞘和3.6 F Teflon外鞘组成，针鞘内径为4 F，可通过0.889~0.965 mm（0.035~0.038英寸）的导丝。由于从不同路径穿刺不同目标胆管的路径长度可能相差极大，故带有刻度的穿刺针可方便操作者在下一步的扩张建立操作通道过程中判断深度，同时金属穿刺针在C臂、超声等引导设备下均可良好显示针道，避免沿途损伤周围器官组织及肝内血管。

二、导丝

经皮经肝胆道镜手术所用的导丝有多种，均由不锈钢丝制成，其表面有聚四氟乙烯涂层、亲水聚合物涂层等，其末端有直形、J形等不同形状，长度有80 cm、100 cm、145 cm，直径有0.71 mm、0.81 mm、0.889 mm、0.965 mm。目前经皮经肝硬质胆道镜常用的导丝直径多为0.889~0.965 mm（0.035~0.038英寸），长度为100~145 cm。

（一）超滑导丝

超滑导丝（图10-2）是表面有亲水聚合物涂层的导丝，接触水后，其表面摩擦阻力减小，可轻松通过针鞘、扩张鞘管、胆道镜等。代表性产品为Terumo和Radifous导丝。常用的COOK导丝其头端有一段长约2 cm，与主体部分成15°角，质地更软的头部，可以更方便地进入与胆道镜镜身方向成角的胆管，同时避免损伤胆管。超滑导丝适用于各种Ⅰ期经皮经肝穿刺建立操作通道及Ⅱ期经原胆管造瘘管扩张、取石的引导。

图10-1　PTC穿刺针

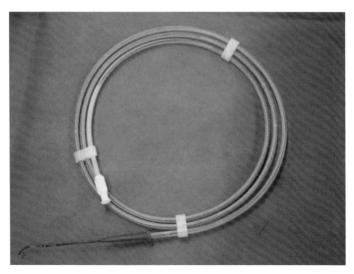

图10-2　超滑导丝

（二）硬性引导导丝

硬性引导导丝是在不锈钢丝上焊接弹簧丝盘绕而成的软尖导丝，其末端有直形和J形，较超滑导丝硬。因其质地较硬，可能引起胆管损伤，故使用范围较为有限，多用于胆道镜术后引流管引流不畅时的引流管疏通。末端为J形的称为Lunderquist导丝。

三、扩张器

（一）筋膜扩张器

筋膜扩张器（图10-3）由不透X线的聚乙烯制成，型号有8～20 F，以2 F递增，长20～30 cm。扩张器的尖端逐渐变细，管腔可通过0.965 mm的导丝，14 F以上型号配有可剥离的塑料薄鞘，鞘管及扩张器表面有相匹配的刻度，作为工作鞘，通过此鞘入镜进行操作。也有部分鞘管尾端两侧有侧管，可以在胆道镜操作过程中更好地排出胆管内的液体，以防止胆管压力过高及过多液体进入体内引起水中毒等并发症。临床上主要采用8～18 F型号的扩张器进行经皮经肝穿刺造瘘及胆道镜取石手术。

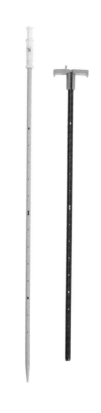

图10-3　筋膜扩张器

（二）球囊扩张器

球囊扩张器由球囊、导管和加压泵组成（图10-4、图10-5）。导管长度为60 cm，直径为9 F。球囊位于导管的前端，用加强的尼龙或马来克司聚乙烯（Marlex）网制成，长度为4～10 cm，充盈后直径可达8～10 cm。球囊两端各有一个不透X线的标志，球囊膨胀后的压力为911.9～1722.5 kPa。在使用球囊扩张器时，先扩张通道至14 F，置入胆管引流管，在C臂定位下行胆管造影，确认胆管狭窄需扩张部位，取出引流管后，在C臂定位下置入球囊扩张器，注入造影剂并调节压力至目标值后，再次摄片确认位置，完成扩张后，将球囊减压放液后取出。球囊扩张器可用于处理胆管狭窄、胆肠吻合口狭窄及肝移植后胆管吻合口狭窄等良性狭窄，一般不用于恶性狭窄的治疗。

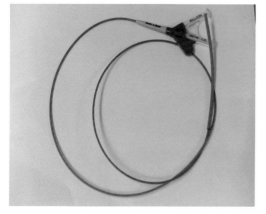

图10-4　球囊扩张器

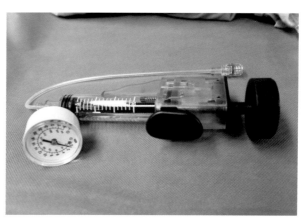

图10-5　加压泵

四、胆道镜

胆道镜包括硬质胆道镜（硬镜）和软质胆道镜（软镜）。

（一）硬镜

硬镜（图10-6）一般由镜鞘、闭孔器、观察器、操作件等组成。镜身用金属制成，不能弯曲，长25 cm，其内有光学透镜和6 F工作槽，可供取石钳、液电电极和气压弹道探针等器械通过。镜鞘管径有8.5 F～12 F等规格，以往常用12 F，现在也有微型胆道镜及与之相配套的全套操作器械。镜鞘后端侧方设有灌注接口（包括入口和出口），采用连续灌注方法，可在低压状态下保持胆管内手术视野的清晰。观察镜与镜体成一定的角度，镜体后端作为操作接口，便于硬性操作器械的进出。观察镜的视野多为12°，物镜的视野角度为25°～30°，可连接内窥镜通用光源及摄像系统，使操作更为简便。其可在超声中显示，且使用中基本不发生形变，故在复杂的胆管中具有更好的方向性，并可通过超声引导，实时确定胆道镜与结石的相对位置，更易于操作。

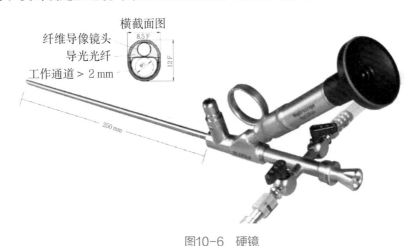

图10-6　硬镜

（二）软镜

软镜（图10-7）的镜鞘管径较硬镜粗，常用15 F和18 F。需要通过筋膜扩张器的鞘管放入胆管。操作孔直径有5 F～7.8 F等规格。软质胆道镜可根据需要调节弯曲方向及角度，向上可弯曲150°～210°，向下可弯曲90°～130°。因其头端角度可变范围较大，加上其表面材料原因，在超声下显影不良，胆管内方向判断相对困难，故多用于补充处理硬镜不能到达或与穿刺胆管成角较小的胆管。

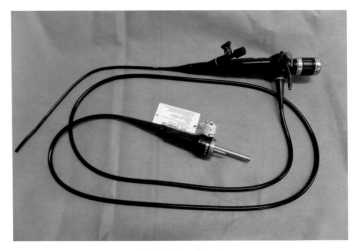

图10-7　软镜

五、取石设备

取石设备主要有取石钳和套石篮。

（一）取石钳

经皮经肝胆道镜手术中小的碎石常可用灌注泵冲出，相对较大的碎石、胆管内的絮状物及血凝块等则多用取石钳（图10-8）钳出。取石钳也可用于夹碎部分颗粒较大难以取出的结石。临床常用二爪鳄嘴钳，但对于大量结石的患者，其取石效率可能相对较低。

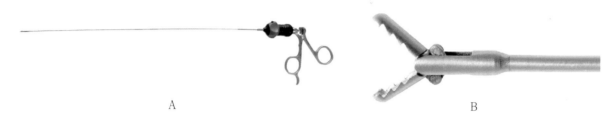

图10-8　取石钳

A：取石钳全貌；B：取石钳钳口。

（二）套石篮

套石篮（图10-9至图10-11）在经皮经肝胆道镜手术中使用更为普遍，其取石效率更高，且质地比取石钳更软，不易损伤胆管，市面上也有多种规格，可根据结石的细碎程度选择。

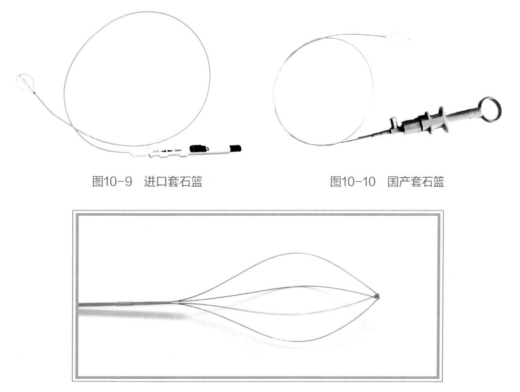

图10-9　进口套石篮　　　　　　　图10-10　国产套石篮

图10-11　套石篮头端

第二节

经皮经肝胆道镜取石术中定位设备

一、X线机（C形臂机）

X线机（C形臂机）能较好地观察小结石，特别是在注入造影剂后定位清晰，并可以很好地确认胆管狭窄的部位，观察胆管引流管的留置位置；但缺点是无法实时动态观察周围组织结构，用于穿刺定位时需要通过体表标志进行判断，穿刺成功率与操作者经验相关性较大。此外，长期接触放射线对人体有一定影响，应采用适当的方法尽可能地减少X线的放射性损害，例如：①减少曝光时间，只在定位或操作的几个关键步骤才使用透视，这样可以明显减少辐射量；②增加与放射源距离，X线照射量与距离的平方成反比，增加与放射源距离的方法最为经济，可大量减少操作人员受到的X线照射量；③使用有效的防护措施，当无法减少曝光时间或增加与放射源距离时，就必须采取额外的防护措施，如铅制围裙、保护甲状腺的颈箍、室内的透明铅制防护屏或铅制帘等，注意这些防护措施不应影响操作；④X线机的设计及摆放，可减少显像时的散射线，如将加装了铅板的影像增强器放置于患者上方，X线管隔离于操作台下，便可以明显减少X线照射量，影像增强器应尽可能降低高度，以阻挡散射线对操作者的照射，减小X线机对患者和医师的辐射域。

临床应遵循使用X线的 ALARA（as low as reasonably achievable）原则，即辐射剂量最低化的原则。医院放射科工程师应与肝胆外科医师一起设定手术室X线机最佳的毫安值，即在不影响图像清晰度的前提下，选取设定最低的电流值。

小儿患者因身体结构的特点，对X线的辐射更敏感，术中要注意保护，可遮盖性腺、甲状腺和眼睛，X线机的电流值设定要比成人低。

二、超声设备

超声定位具有实时监测、避免医生和患者受到放射线的辐射及避免穿刺损伤周围组织器官和肝内血管等特点，配合超声穿刺探头及穿刺架可提高经皮经肝胆管穿刺的成功率。最初超声仅用于穿刺过程引导定位，但是随着笔者团队不断地实践探索，逐渐将超声应用于经皮经肝胆道镜取石手术的全程，实现超声引导下的导丝置入、通道扩张建立、取石并确认结石残留情况、引流管置入的全过程监测引导。

三、CT扫描设备

在特殊情况下可以使用CT引导获得经皮经肝胆道镜取石通路，如门静脉海绵样变、肝脏萎缩变形、肝门旋位及有多次腹部手术史的患者。同时随着技术手段的发展，可通过术前的CT影像与术中实时的超声图像相匹配，以此更加精准地判断穿刺路径及结石位置。

第三节
腔内灌注装置

灌注系统是微通道经皮经肝胆道镜取石手术的一个重要器械，用于扩张腔道、保持视野清晰、冲出血块和碎石。不论何种型号的灌注装置，一般均由电源、液泵、溢流阀、调节器和显示器组成。导水管被固定在溢流阀上，通过液泵将静止的灌注液以一定的流量和压力泵出。液泵的两个重要参数——流量和压力可通过调节器和显示器来设定。常用的灌注工作流量为300~800 mL/min，压力为50~250 mmHg。根据手术的需要，可以在术中对流量和压力进行调节，但应尽量选择能满足手术需要的最低压力和流量，以免胆管内压力过高和灌注液吸收过多。通过调节液泵，还能形成脉冲，在经皮经肝胆道镜取石术中可加快取石的速率。

使用软质胆道镜时，可不使用灌注泵，而采用重力灌注，挂水袋的高度常在0.8~1.4 m，根据术中需要调整高度。

第四节
腔内碎石器

腔内碎石器是指可配合内镜在人体腔道内进行碎石的特殊器械。腔内碎石器的开发和使用极大地推动了胆管外科的发展。腔内碎石器主要是利用电能、机械能、超声波或激光等不同能量来粉碎结石。根据其碎石原理的不同，主要有下列5种。

一、液电碎石器

液电碎石器是由苏联工程师Yutkin于1955年发明的，是最早投入临床使用的腔内碎石器。液电碎石的原理是两个不同电荷的电极之间存在一绝缘层，当两个电极之间的电压差超过绝缘层最大电阻时，电极之间产生放电（电火花），当放电在液体媒介（如水）中发生时，电火花迅速蒸发掉周围的液体，产生空化气泡并迅速膨胀到一定程度后急剧崩解，从而产生液体冲击波并粉碎结石。用高速摄影术和声音检测技术可以发现，每一次放电，液电探头末端周围都有电火花产生的等离子体空泡在振荡，同时产生3个冲击波。第1个冲击波是等离子体空泡膨胀形成的，第2、3个则是周围液体蒸发产生空化气泡崩解引起的。电极每产生一个电火花需时1/800秒，故可持续发放。当探头末端距结石表面1 mm左右时，产生的冲击波最强，碎石效果最佳；若距离 > 3 mm，空化气泡的能量将更多地转换为声能，碎石效率下降。液电碎石器的能量主要与放电的电压和电容大小有关，通过调节发生器上的参数设置可以产生不同能量和波长的冲击波。随着材料和制作工艺的发展，现今的液电碎石器的工作电压可达到1 ~ 10 kV，输出能量可达到50 ~ 1 500 mJ。碎石探头的粗细也从最初9 F降为5 F、3 F，最细1.9 F和1.6 F。液电碎石器对结石成分无选择性，探头可弯曲，不仅适合各种硬镜，也可用于软镜。临床使用中，为提高安全性，主张先选择一较小的电压或能量输出，再根据术中碎石的需要逐渐调高。

在启动液电碎石器碎石前，镜下视野应清晰，探头的远端与结石表面距离应 < 1 mm，同时不能接触胆管壁。因为奥迪括约肌的存在，肝内胆管结石即使随胆汁流动而移动，也难以排入肠道，反而容易引起胆管梗阻，故使用液电碎石器的碎石目标，是使结石碎裂的残片能通过取石工具取出或随水流排出。

对比不同的腔内碎石器，液电碎石器的安全性最低。泌尿外科方面的研究发现液电碎石比脉冲激光更容易导致兔的膀胱穿孔。同样，Piergiovanni等在猪的动物模型上发现，液电碎石由于术中产热更容易导致组织损伤。此外，液电碎石比运用硬探杆的超声或气压弹道碎石及钬激光碎石的效率更低。因此，在钬激光应用于临床后，液电碎石的重要性明显下降。

液电碎石器的探头可损坏镜体，术中应注意探头应超出镜体5 mm。液电碎石器的探头应避免过度使用（≤10次），且每次使用前需检查探头的内外绝缘层是否完整。有文献报道医护人员在使用液电碎石器时因接触患者而受电击，因而推荐碎石时应避免接触患者。此外，安装心脏起搏器的患者不能采用液电碎石器。

二、气压弹道碎石器

气压弹道碎石器采用机械能碎石，由碎石机、操作手柄和撞针组成。它的原理同工业上使用的气压电锤一样，碎石机气泵中的气体被压缩后驱动撞针产生高速往返的撞击运动来击碎结石。撞针运动幅度为2 ~ 3 mm，不产生热量。只要术中熟练操作，避免探杆硬顶着结石进行冲击而带来组织损伤，则气压弹道碎石器对组织的安全性很高。现今气压弹道碎石器有较大的压力范围可供调节，最高达500 kPa。其不锈钢碎石探杆有多种型号可供选择，冲击模式也有单发和连发可供选择。笔者所使用的碎石探杆直径为1.5 mm，长度为410 mm，可很好适配胆道镜的操作通道。气压弹道碎石器的碎石效率很高，能破碎胆固醇结石、胆色素结石及混合性结石。安全性方面，因其在尿路结石手术中应用较早，有研究比较了气压弹道碎石、液电碎石、钬激光碎石和超声碎石对尿路上皮的损伤，结果发现气压弹道碎石对上皮损伤最轻。气压弹道碎石不足之处在于碎石时结石可移动，对碎石操作产生影响可增加损伤胆管的风险；由于其探杆（撞针）为硬质不锈钢钢针，不能用于软质胆道镜。由于气压弹道碎石器的费用相对低廉，碎石效率和安全性均较高，适合我国国情。

三、超声碎石器

超声碎石器由高能发生器、换能器、探头和负压泵等组成。超声碎石的首次试验是Mulvaney于1953年进行的，其后Coates J import和Newman等人进行了全面的试验。超声碎石的原理是高能发生器激活后作用于压瓷晶体，引起晶体的膨胀和收缩，从而产生频率为23 000～27 000 Hz的振动能（超声波）。该能量经实心或中空的探头传导后转化为横向的振动，引起钻孔效应导致结石粉碎。与气压弹道碎石器一样，超声碎石时也需探头和结石直接接触。由于是通过振动效应起作用，对正常有弹性的组织损伤极小，因而超声碎石相当安全。但高频振动会产生大量的热量，可对周围组织造成热损伤，所以工作时需用大量循环水冷却探头。现今大多数超声碎石器采用中空探头，不仅可用作水循环通道，还可用来抽吸结石碎片。探头有2.5～12 F多种尺寸供选择使用。

超声碎石的效率较高，但对于质地较硬的胆色素结石，单纯超声碎石的效率仍不高。现代技术已将气压弹道碎石和超声碎石合二为一，将气压弹道碎石、超声碎石和灌注清石系统组装在同一个操作手柄中联合应用。体外试验显示，气压弹道联合超声碎石清石系统明显提高了碎石效率，缩短了处理结石的时间，对于大体积或充填型结石，气压弹道联合超声碎石清石系统较其他腔内碎石器有其突出的优点，可进行多种组合治疗，其软性探杆也可应用于软镜。

四、激光碎石器

激光应用于碎石的研究始于20世纪60年代。1968年，Mulvaney和Beck首先采用红宝石激光碎石成功，但因产生的热量过大导致严重的组织损伤而限制了其在临床的使用。后来开始采用连续式激光，如CO_2激光、掺钕钇铝石榴石激光（Nd：YAG激光）等。CO_2激光虽在空气中能有效碎石，但在水中能量衰减很快，碎石时必须向胆管内灌注气体，临床上很难应用。Nd：YAG激光虽然能在水中有效碎石，但所需能量很高，除引起严重的组织热损伤外，还极易损坏光导纤维本身，因此这类激光也逐渐被淘汰。上述激光都是利用激光的直接作用碎石。20世纪80年代开始用脉冲式激光取代连续式激光，通过将激光能量转换成冲击波发挥作用，明显降低热效应。临床应用证明，脉冲式激光具有很高的碎石效率和相当低的并发症发生率。现今临床应用最多的激光碎石器为钬激光和U-100双频双脉冲激光。

（一）钬激光

钬激光（holmium laser）的研制成功是医用激光研究进展的标志，除碎石外，钬激光尚具有良好的切割止血功能，被广泛地运用于临床各科。钬激光波长为2 100 nm，与其他染料激光不同的是这种波长可被各种成分的结石非选择性地吸收，可有效粉碎胆固醇、胆色素及混合性等各种成分的胆管结石，且碎片很小。钬激光对组织的切割深度不超过0.5 mm，因而具有较高的安全性。现今市面钬激光机的功率为30～120 W，光纤有200 μm、350 μm、550 μm和1 000 μm等多种规格。在激光运用于碎石的初期，多采用较低的能量（0.8~1.2 J）和频率（5~15 Hz），随着经验的积累，临床上逐渐采用较大功率（如50 W以上）进行碎石，这显著提高了碎石的效率，且并发症无明显增加。但与液电碎石器一样，钬激光可损坏镜体，操作时光纤的远端应超出镜体至少5 mm。

（二）U-100双频双脉冲激光

U-100双频双脉冲激光（frequency-doubled double-pulse Nd : YAG laser, FREDDY）是一种先进的固体激光碎石器，它能在一较长的脉冲内（1.0~1.4 μs）发出波长为1 064 nm的红外光和波长为532 nm的绿光。碎石过程中，绿光能量被结石表面吸收形成等离子体，等离子体再充分吸收红外光的能量，产生机械能冲击波将结石粉碎。由于两种波长的共振使FREDDY产生的冲击波功率极高，能在短时间内粉碎各种结石，且FREDDY采用的是一种非热灼性的工作方式，术中不会产热，不会热损伤胆管内壁和镜体。由于正常的软组织不吸收上述两种波长的激光，因此，FREDDY的安全性极高，碎石过程中不会造成胆管组织的损伤。此外，FREDDY的石英光纤具有较好的弯折性，弯曲直径达10 mm，可与软镜很好地配合使用。

五、电子动能碎石器

电子动能碎石器由发生器（主机）、操作手柄和脚踏开关3部分组成。电子动能碎石器的工作原理与气压弹道碎石器类似，不同的是其通过电磁原理产生的能量推动撞针往返运动。电子动能碎石器的撞针运动速度较气压弹道碎石器快，且运动距离更短，因而碎石功率更高，同时还具有体积小、使用方便和便于搬运的优点，安全性和效率也较高。电子动能碎石器的撞针也有各种型号（0.8 mm、1.0 mm、1.5 mm和2.0 mm等）可供选择，并且应用不限于硬镜，其镍钛合金的撞针可与软镜配合使用。

第五节

腔内切开设备

对于胆管结石合并胆管狭窄的患者，单纯取净结石并不能取得长久的疗效，狭窄所引起的胆汁引流不畅会导致反复的胆管感染，结石在短时间内就可能复发，只有解除狭窄才能长期收获满意的疗效。根据笔者对于各种类型胆管狭窄的分型和处理经验总结，环形狭窄通过放射状切开可达到较好的治疗效果。

常用的腔内切开设备为头端形状不同的软质电刀，可通用普通手术电刀主机，电刀线可通过硬镜的操作孔进入腔内进行操作。平头的电刀可用于内镜下止血，钩形电刀可用于各种类型的切割操作。常规腔内操作多使用生理盐水作为灌注液体，但由于其具有导电性，为防止损伤，一般在使用腔内切开设备时，使用甘露醇或葡萄糖等非离子型溶液，并常规安置负极板。

第六节

引 流 管

一、胆管造瘘管

胆管造瘘管（图10-12）常在经皮胆管造瘘或取石术后留置在胆管造瘘通道中，起到引流作用，并可通过夹闭胆管造瘘管（使血液凝固）增加胆管内压来达到压迫止血的目的。同时，造瘘管的存在为Ⅱ期经皮胆道镜取石术提供了再次利用原通道的可能，Ⅱ期手术可通过胆管造瘘管放置安全导丝，顺导丝引导经原通道建立经皮胆管通道。因此，术后应妥善固定保护胆管造瘘管，避免脱出。临床常用的胆管造瘘管有3种：普通胆管

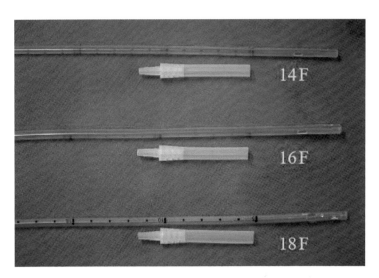

图10-12 胆管造瘘管

造瘘管、末端带反折引导线的J形导管和T形管。普通胆管造瘘管有12~22 F的不同规格（表10-1），远端常有一小连接管便于接引流袋，表面有刻度及不透X线的标志线，可通过内镜测量、比较胆管造瘘管深度的方法，来指导胆管造瘘管的放置。

表10-1 胆管造瘘管的规格

规格	最大外径	刻度总长度	刻度点间隔长度	总长度
12 F	4.0 mm ± 0.3 mm			
14 F	4.7 mm ± 0.3 mm			
16 F	5.3 mm ± 0.3 mm	250 mm ± 5 mm	10 mm ± 1 mm	标识长度 ± 5 mm
18 F	6.0 mm ± 0.3 mm			
20 F	6.6 mm ± 0.3 mm			
22 F	7.2 mm ± 0.3 mm			

末端带反折引导线的J形导管（图10-13）有8~16 F的不同规格，头端有侧孔。按照使用需求，单纯胆管外引流使用仅有一段侧孔的导管，多用于经皮经肝胆道镜手术；介入治疗时，为同时实现

胆管内外引流，可使用有两段侧孔的导管，将第一段侧孔经奥迪括约肌置入肠道内，将第二段侧孔留于胆管内，以实现内外引流的目的。

较小型号的末端带反折引导线的J形导管主要用于单纯的胆管造瘘引流；较大型号的多用于Ⅰ期经皮穿刺建立取石通道后的引流，其末端的反折引导线设计可使引流管置入胆管后，头端根据术者需求调整弯折程度，使其盘绕于胆管内，防止脱出。但其放置深浅需要特别注意，如果放置位置不当常造成引流不畅，若抵在胆管壁可引起出血等。术中可以通过内镜测量、注水观察引流情况等方式确定大致需要置入的深度及位置。拔出时，需注意剪断反折引导线，充分松解头端弯折，轻柔用力，防止撕裂胆管或瘘道，造成出血和胆漏。由于其质地较普通胆管造瘘管硬，选择肋间穿刺路径时，随呼吸运动，反复刺激肋间神经，可造成患者的持续性疼痛，故穿刺时应尽量注意避开肋间神经走行。

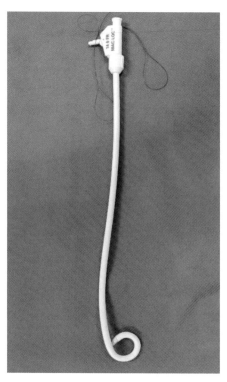

图10-13　末端带反折引导线的J形导管

T形管主要用于开放及腔镜手术后胆总管及肝脏断面胆管的引流，为Ⅱ期取石建立通道。因其有两侧臂且瘘道与胆管成角，故Ⅱ期手术拔出T形管及操作时应注意轻柔，防止撕裂瘘管。

二、胆管支架

胆管支架为胆管梗阻，不论是腔内的狭窄（结石、血块、肿瘤、狭窄等）或是腔外的梗阻（肿瘤压迫等），提供了引流的条件。随着医学材料科学的发展，胆管支架有了更大的选择空间，但是理想的支架应该具有以下特征：容易置入和拔出；在胆管内不易移位；较强的抗张力；较多的侧孔以提供引流；生物相容性好，能够留置较长时间；无生物毒性；不易引起胆泥及结石形成；价格低廉。

塑料支架多由复合材料组成，并添加了金属盐以利于术后的X线检查及随访，交联的结构提升了聚合材料的韧性与力度，可通过胃肠镜或胆道镜拔出，留置时间一般不超过3个月。即使如此，塑料支架上仍然可以观察到胆泥的沉积，故对于胆管良性狭窄的患者，可能需要接受多次手术，才能取得比较满意的效果；对于恶性狭窄的患者，其抗张力较为有限。

传统金属支架能够有效地解除胆管梗阻，具有较强的抗张力。但由于组织会逐渐长入其裸露的金属网状结构中，拔出时存在胆管撕裂的风险，故置入金属支架大多被认为是终生的。而胆管内的金属支架会引起胆泥及结石的形成，导致患者出现反复的胆管结石，并存在发生支架内再狭窄的可能，因此限制了该类支架在胆管良性狭窄患者中的应用。

新型的全覆膜金属支架（图10-14、表10-2）兼具了金属支架较强的抗张力和塑料支架的易于置入和拔出的优点，可经由经皮经肝胆道镜、ERCP等多种途径操作，故其在临床上被认为有更大的应用空间。一项多中心、开放、平行、随机临床试验对比了全覆膜金属支架与塑料支架在良性胆管狭窄中的应用，其疗效不劣于塑料支架，且可以减少治疗过程中需要接受的手术次数，降低治疗费用，提高患者依从性。

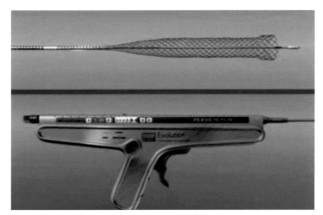

图10-14 胆管全覆膜金属支架

表10-2 胆管全覆膜金属支架的规格

货号	产品型号	推送器尺寸/F	支架体直径/mm	支架喇叭口直径/mm	支架长度/cm	可通导丝直径*/inch	磁共振特性	最小活检钳道/mm
G23131	EVO-FC-8-9-6-B	8.5	8	9	6	0.035	特定条件下允许使用	3.2
G23132	EVO-FC-8-9-8-B	8.5	8	9	8	0.035	特定条件下允许使用	3.2
G23133	EVO-FC-10-11-4-B	8.5	10	11	4	0.035	特定条件下允许使用	3.2
G23134	EVO-FC-10-11-6-B	8.5	10	11	6	0.035	特定条件下允许使用	3.2
G23135	EVO-FC-10-11-8-B	8.5	10	11	8	0.035	特定条件下允许使用	3.2

＊1 inch=889 μm

（钟云龙　孙北望）

▶ 参考文献 ◀

[1]BHATTA K M, ROSEN D I, FLOTTE T J, et al. Effects of shielded or unshielded laser and electrohydraulic lithotripsy on rabbit bladder[J]. J Urol, 1990, 143 (4) : 857-860.

[2]PIERGIOVANNI M, DESGRANDCHAMPS F, COCHAND-PRIOLLET B, et al. Ureteral and bladder lesions after ballistic, ultrasonic, electrohydraulic, or laser lithotripsy[J]. J Endourol, 1994, 8(4): 293-299.

[3]ZÖRCHER T, HOCHBERGER J, SCHROTT K M, et al. In vitro study concerning the efficiency of the

frequency-doubled double-pulse Neodymium : YAG laser(FREDDY)for lithotripsy of calculi in the urinary tract[J]. Lasers Surg Med, 1999, 25 (1) : 38-42.

[4]AUGE B K, LALLAS C D, PIETROW P K, et al. In vitro comparison of standard ultrasound and pneumatic lithotrites with a new combination intracorporeal lithotripsy device[J]. Urology, 2002, 60 (1) : 28-32.

[5]COTÉ G A, SLIVKA A, TARNASKY P, et al. Effect of covered metallic stents compared with plastic stents on benign biliary stricture resolution : a randomized clinical trial[J]. JAMA, 2016, 315 (12): 1250-1257.

第十一章

经皮经肝硬质胆道镜取石术的术前准备

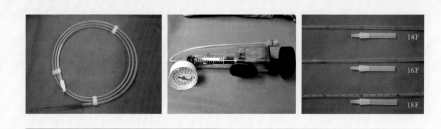

　　尽管经皮经肝胆道镜取石术创伤小，对机体的整个生理环境的影响较小，但是和其他手术一样，完善相关的术前检查，重点评估患者的特殊情况，根据不同患者的病情特点做好相关的术前准备，是经皮经肝穿刺胆管置管、硬质胆道镜取石术成功的前提。

第一节
一般术前准备

一、术前检查

　　和其他手术一样，术前检查包括对全身情况和手术局部具体情况两个部分的评估。

　　常规的术前检查包括血常规检查、血生化检查、肝肾功能检查、血型和凝血功能检查等。血常规检查中白细胞计数可以初步评估感染的情况，血小板计数和红细胞计数可以初步判断是否有肝硬化的情况。凝血功能检查不仅可以评估凝血功能，也可以间接反映肝功能的储备。

　　术前胸片和心电图检查是心肺检查的初步筛查工具。术前的胸部X线检查结果同时也可以作为术后监测的对比，特别是右肝穿刺需要经过胸腔的患者需要动态观察。心电图检查可以初步评估心脏的情况。很多患者都有一些基础疾病（如糖尿病、高血压等），这时候可能需要进一步进行心脏超声等检查。

　　需要进行取石手术的患者大部分都有不同程度的肝功能损伤和胆红素升高，因此通过评估肝功能鉴别胆红素升高的原因，判断究竟是肝功能衰竭还是胆管的堵塞所致非常重要。

　　经皮经肝胆道镜取石术需要穿刺肝脏进入胆管，而后进行瘘道扩张，这个过程中不可避免会损伤肝脏。由于穿刺路径的不同，需要经过腹腔或胸腔，可能导致胃肠道、胸腔、肺和膈肌的损伤。需要进行相关手术的患者往往有多次肝脏部分切除手术史或胆肠吻合术史，也可能因为局部胆管堵塞导致肝脏局部萎缩变形，这些情况都可能导致局部组织结构变异，影响肝脏、肝外胆管的结构及其和周围组织的关系。

　　因此，对于肝胆系统和周围组织的关系的评估需要尽可能地完善。常规的超声检查时，除了查看肝内胆管的直径之外，还可以初步评估肝内胆管结石的性状。多层螺旋CT增强检查，可以清晰显示肝内血管的走行和胆管的关系。磁共振胆胰管成像检查可以清晰显示肝内外胆管的总体情形，对于肝脏的质地也可以较为准确地评估。如果患者已经有管道在身上，通过管道进行造影检查，对于肝胆管其中的情形可以有更准确的了解。经皮经肝胆管造影术（PTC）和经内镜逆行胰胆管造影术（ERCP），现在很少作为常规的术前检查，而往往是作为紧急情况下的胆管减压措施。

二、术前心理评估和谈话

对患者进行术前心理评估和谈话是十分必要的。大部分患者都经历了多次手术，心理负担较复杂，担心手术失败或者不能达到预期，同时也对经皮经肝手术充满了期待。因此，术前的心理评估需要考虑到患者对于手术获益的期待，也要充分预估风险对于患者心理的打击。术前谈话，在鼓励患者接受治疗改善症状的同时也需要注意打消患者对手术的不合理的过高期望。

由于经皮经肝手术治疗结石往往需要多次操作，需要让患者清楚整个治疗过程，知道手术不是一蹴而就的过程，使患者树立坚持长期治疗的信心也是非常必要的。

三、术前适应性锻炼

经皮经肝胆道镜取石术创伤较小，但是其手术路径可能经过腹腔和胸腔，可能伤及胸膜、腹膜和肝包膜，同时术后需要留置引流管，因此术后出现局部疼痛是不可避免的。肝脏的位置相对恒定于右上腹，行经皮经肝胆道镜取石术时大部分操作需要经过肋间，这个部位的感觉神经更为密集，往往术后疼痛更加明显。

肋间活动导致的疼痛会导致患者术后自觉或不自觉的呼吸受限，同时在操作过程中或术后局部炎症均可引起胸腔积液，加剧患者的呼吸受限。因此，患者容易出现肺部感染，或者因为惧怕疼痛而不敢下床导致并发症发生率增加，影响术后的恢复。

经皮经肝胆道镜取石术后，患者身上常有多条留置管道，这些留置的管道往往需要保留较长时间，对患者的生活影响较大，可对患者造成严重困扰。因此，术前针对性地进行相应的适应性锻炼非常必要，短期内可以减少患者的疼痛，促进术后早期康复，长期来说可以增加患者的适应性，增强患者长期抵抗疾病的信心。

适应性锻炼包括呼吸训练和管道的自我护理。呼吸训练包括增加腹式呼吸，减少胸式呼吸从而缓解局部疼痛，减少肺不张等并发症。管道的自我护理需要让患者明白管道的必要性，了解管道可能导致的局部不适和相应的处理方式。

四、肝功能评估及准备

肝功能评估是经皮经肝胆道镜取石术术前准备的重点。各种生化指标及肝脏代谢功能有关的各种指标，可以反映肝脏的基本状况。经皮经肝胆道镜取石术是整个疾病治疗过程的一个部分，治疗过程需要预见性，除此之外，肝功能的改善也是治疗效果评估的重要方面。

需要强调的是，没有一个单一的检查可以全面评估肝功能，如果发现生化指标异常，应反复确认。

经皮经肝胆道镜取石术术前评估肝功能的目的除了对患者全身情况进行预估之外，还可以发现除了胆管因素之外的其他可能导致肝功能受损的因素。

常规肝功能检查中反映胆汁淤积情况的主要指标是碱性磷酸酶（ALP）、γ-谷氨酰转肽酶（r-GT）和胆红素，是评估黄疸的常用诊断指标。除此之外，很多肝功能测试能更准确地反映肝功能，如血清白蛋白、血清胆红素，以及以国际标准化比值（INR）为标准的凝血酶原时间。

血清胆红素升高常和转氨酶升高同时存在，特别肝脏终末期疾病的患者，血清胆红素的升高可能由胆管梗阻引起，也可能是肝功能衰竭的一个表现。高胆红素血症的情况下还应判断患者是否伴发肾功能不全，仅有血清胆红素升高而不伴转氨酶升高（胆酶分离）则需要考虑严重的肝损害或者溶血性疾病。

凝血因子大部分由肝脏合成，凝血功能也可以间接反映肝功能。对于部分患者，凝血功能异常可能是更灵敏反映肝功能的指标。

通过连续测定总胆红素、白蛋白和使用维生素K后的凝血酶原时间来评估肝细胞损伤的严重程度，将它们整合到肝功能Child-Pugh分级评分和终末期肝病模型（model for end-stage liver disease，MELD）评分也可反映这一情况，也可用于评估肝损伤的程度和预后及肝移植患者的筛选。血氨水平升高也反映急性肝功能衰竭（ALF）患者出现严重的肝功能障碍。然而，在肝硬化失代偿期血氨水平不总是与肝性脑病或肝脏疾病的进展相关。

肝功能定量评估比肝损伤评估更能反映肝功能状态。然而，除少数情况下行肝功能定量检查外，由于成本和技术复杂的原因，在评估肝功能方面很少开展定量实验。

吲哚菁绿（indocyanine green，ICG）试验作为一种检测肝脏排泄能力的特异度和敏感度都较高的方法，在临床上逐步被广泛应用。ICG静脉注射后可以快速结合白蛋白和α1-脂蛋白，被肝脏细胞大量摄取，而后通过胆汁排泄。

ICG可用分光光度法直接测量，通过带指尖光学传感器的ICG检测仪可持续检测ICG的血清浓度，同时脉动色素浓度测定技术进一步改进了ICG监测。

单次静脉注射ICG（约0.5 mg/kg），15 min后检测血ICG浓度，根据测定值可计算ICG的清除率。值得注意的一点是由于ICG的剂量较低，远低于肝脏排泄功能的饱和ICG阈值，这可以导致检测的准确性降低。另外，ICG清除率明显下降也说明了肝功能严重受损。

ICG清除率的测定也可用于肝血流的判断。有研究表明，测量ICG清除率可能有助于在肝移植后优化他克莫司的使用（估计最佳剂量）。另一项研究显示，相较于标准MELD评分或MELD评分联合血浆钠浓度（MELD-Na），联用ICG检测与MELD评分能更好地预测晚期肝硬化患者的生存情况。随着ICG监测的改进，ICG清除率继续受到研究关注，尤其是肝移植和肝切除后的ICG清除率。

对于肝功能评估为可耐受手术的患者，评估之后可以给予改善肝功能的药物治疗，如谷胱甘肽类、甘草酸类药物都有利于转氨酶稳定或下降。针对性地给予维生素K静脉注射，可以改善患者的凝血状况，必要时可以给予新鲜血浆输注或者白蛋白输注。

五、全身功能评估

全身功能评估是对全身状态的初步评估，虚弱且合并较多疾病的患者，其术后并发症的发生率也会增加。全身功能评估主要包括以下方面。

（1）年龄。高龄不仅仅是术前冠心病高风险的重要指征，也是术后肺部并发症的独立危险因素。

（2）运动能力。作为术前全身功能评估的重要指征，所有患者都必须进行运动能力评估。运动能力的评估可用于判断总体围术期风险，运动耐量高的患者围术期风险较低。简要评估可以通过咨询一些日常活动（如走1 km或者爬一段楼梯）的能力进行，一般可以轻松完成的患者，出现主要并发症的概率就相对较低。

（3）药物使用。高血压、糖尿病、甲状腺功能亢进、抑郁症等患者，以及长期应用止痛药的患者，都存在手术的安全风险，这些患者所使用的药物可能需要在术前停用或者采取替代治疗。

（4）肥胖。肥胖可能导致冠心病、肺栓塞的发生率增加，除此之外，肥胖还可能导致局部伤口感染的概率增加。也有研究显示，肥胖患者的住院时间增加。

（5）吸烟。吸烟可导致术后并发症发生率增加，术前应评估患者烟草使用的频率和时间长短，根据情况提供戒烟策略。多项研究表明，术前戒烟可以降低术后并发症的发生率。

（6）营养状态。大部分需要进行经皮经肝胆道镜取石术的患者，术前往往因食欲降低、长期摄入量不足，以及胆汁或者体液流失导致营养不良，存在严重的营养风险。因此，需要通过多种手段对患者的营养状态进行评估，通过肠内营养和肠外营养等多种手段进行支持。

六、手术风险评估

经皮经肝胆道镜取石术所带来的常见风险包括出血、肝功能受损、水电解质紊乱、肺部感染、局部器官损伤及感染加剧导致感染性休克等。

其中最为常见的风险是出血，导致出血风险增加的因素包括患者本身的肝功能损害影响凝血功能、由于肝硬化引起的脾功能亢进导致的血小板减少、长期的胆红素升高导致的凝血功能受损等。另外，在具体的操作当中还需要考虑到患者可能多次手术或者肝脏局部萎缩导致的结构变化，这些可能改变胆管和门静脉结构。部分感染的患者由于胆管局部炎症可能导致局部出血风险增加。

术前的评估包括血常规检查（查看血小板计数，必要时评价血小板功能）、常规的肝功能检查、凝血功能检查等。

对于有出血风险的患者，可以在术前给予维生素K，有些患者甚至需要多次输入新鲜血浆补充凝血因子。

七、抗生素的使用

胆管梗阻如果合并胆管感染将是雪上加霜，患者的病情会迅速加重。这时除了胆管减压之外，合理应用抗生素也是一个缓解病情的手段。即使胆管没有完全梗阻，及早控制胆管感染也可以有效地缓解病情，改善全身状况。

当需要考虑胆管感染等情况的患者出现休克、发热或者低体温、白细胞升高或者明显降低、影像学检查提示肝内胆管积气等情况时，应进一步确认检查，包括降钙素原检测、血细菌培养、胆汁细菌培养等。血细菌培养同时进行药敏试验，可以更好地指导抗生素的选择。

疑似胆管感染的患者应当及早使用抗生素，在各项检查结果没有出来之前应当经验性给予抗革兰阴性杆菌的药物和抗厌氧菌的药物。如果患者反复多次住院和手术，往往在抗生素的应用上需要更激进，在没有细菌培养结果之前及时使用广谱抗生素。

对于无合并胆管感染的患者，术前给予抗生素的目的主要是避免将穿刺部位皮肤的细菌带入胆管，可以选择第一代头孢菌素。尽管经皮经肝胆道镜取石术的创口不是很大，但也应在皮肤切开前30 min开始应用抗生素。对于术前已经开始应用抗生素的情况，如果抗生素效果确切，可以考虑术前和术中仍然应用相同的抗生素。根据手术时间的长短，抗生素的应用需要在2~3 h之后追加1次，保证抗生素在整个手术过程中和术后几个小时内保持杀菌作用。

八、全身营养状况的评估

和其他外科手术患者一样，改善全身营养状况可以降低经皮经肝胆道镜取石术术后并发症的发生率和患者的死亡率。

经皮经肝胆道镜取石术的患者大部分合并胆管梗阻，进行胆管手术的时候产生的内毒素可以刺激各类炎症因子的释放，并介导全身的脓毒反应，继而导致梗阻和感染状态下手术患者器官功能障碍的发生率升高。

长期的胆管梗阻或者不完全梗阻导致体内的胆汁酸和胆汁酸盐的肠肝循环有所改变，进而导致脂质和脂溶性维生素吸收不良，同时未吸收的脂质内合并的微量元素吸收也会减少。

对于明显营养不良，需要进行营养支持的患者，需要评估其脂肪耐受程度，而后进行肠内或者肠外营养支持。经皮经肝胆道镜取石术可以考虑术前胆管引流，进行分期手术。

在梗阻没有解除之前，患者需要考虑低脂饮食，并在饮食当中添加水溶性的维生素E或者维生素A、维生素D、维生素K等，同时补充钙、磷、镁等元素。对于厌食的患者可以通过空肠营养管或者造瘘管等给予营养。

在能量供给方面，为保持正氮平衡，患者需要充足的能量（一般需要102.5~138.1 kJ/kg的热量）。考虑这类患者还有体液、电解质和蛋白的丢失，可通过肠外营养支持足量补充改善。

胆汁的作用往往容易被忽视，胆汁不仅在食物消化吸收方面不可或缺，对于肝脏的再生也很重要。对于术前已经行胆管引流的患者，可以通过内服胆汁或者空肠营养管输入胆汁，以保证胆汁回到消化道内。胆汁引流量较大的患者还需要考虑脱水的可能，在进行营养支持的时候，充分补液，注意监测水电解质平衡，避免发生肾功能不全。

第二节

特殊术前准备

一、心血管疾病患者

心血管疾病患者或有心血管疾病危险因素的患者接受非心脏手术时，心血管并发症的发病率和病死率会明显增加，围术期心血管并发症不仅会造成医疗费用增加，还可能影响治疗效果，威胁患者生命。

提高对心血管疾病的认识水平，术前针对性的准备可以减少并发症的发生。大样本的研究发现，术后心血管并发症发病率的6个独立预测因子为：①高危类型的手术；②缺血性心脏病史；③充血性心力衰竭史；④脑血管疾病史；⑤围术期胰岛素治疗；⑥围术期血清肌酐 > 2 mg /dL。

相对于传统开放胆管手术来说，经皮经肝胆道镜取石术发生心血管疾病的风险较小。但是手术过程中需要全身麻醉，整个操作过程不可避免刺激胆管，术中也需要大量灌注盐水等，所以术前需要积极评价患者心脏的耐受能力。

常用的评估非心脏手术前缺血性心脏病发病风险的非侵入性诊断方法包括运动心电图、超声心动图等检查，这些都是传统的评估冠心病的方法。冠状动脉螺旋CT三维成像，可以对缺血性心脏病患者的冠状动脉狭窄程度进行较为准确的评估。随着磁共振技术的成熟，目前也开始应用于心脏的检查。

术前检测肌酸激酶同工酶（CK-MB）、肌钙蛋白-I可以诊断心肌梗死，其敏感度优于心电图检查。脑利尿钠肽检测可以发现潜在的充血性心力衰竭，并评估心力衰竭的程度。

对于缺血性心脏病来说，传统的外科手术重建血运并没有明显的临床价值。随着心血管介入治疗的发展，冠脉支架的植入成了更好的选择。但是冠脉支架植入之后需要抗凝治疗，择期手术往往需要在4~6周后，而且手术治疗的出血风险明显加大。这时候手术需要权衡出血风险，对于急症患者来说，分期手术是一个很好的选择。

研究发现，β受体阻滞剂可能减少缺血性心脏病患者手术中的心血管并发症发生率。他汀类药物除了具有降胆固醇作用外，还有抗炎和稳定斑块的作用。考虑到围术期心肌梗死的发生机制，他汀类药物理论上对其有一定的防治作用。对于高危患者来说，及早应用他汀类药物治疗可以获益。

积极控制血压也是减少围术期心血管并发症的重要措施，围术期的降压治疗不能停止，如果患者有服用利尿药，应注意监测血钾。

二、脑血管意外患者

脑血管意外的患者需要行经皮经肝胆道镜取石术的概率不高。脑血管意外的患者往往合并多种内科疾病，如冠心病、糖尿病、高血压、静脉血栓、肺栓塞、尿路感染、坠积性肺炎等，并潜在营养不良风险。

这一类患者往往同时进行抗凝药物、降糖及降压药治疗，可能导致凝血功能改变和代谢紊乱；在手术过程中或者应激状态下，还可能出现消化道出血、心血管意外和再次脑血管意外。

因此，脑血管意外的患者术前准备时需要更全面和更具针对性。①脑血管意外的患者容易有肢体偏瘫废用，因此需要加强护理，注意避免跌倒和骨折。②术前应在评估之后停用抗凝药物，或者改为短效的肝素制剂，减少术中和术后的出血风险。③糖尿病患者也需要根据情况改用胰岛素制剂，并加强血糖监测。④强化血压管理，减少围术期的血压波动，减少发生心血管意外和再次脑血管意外的风险。⑤对于吞咽困难的患者，可以通过留置空肠营养管进行肠内营养支持，必要时进行肠外营养支持。⑥对于年龄较大或严重感染的患者，有必要在术前和术中给予抑酸药物，以预防可能发生的消化道大出血等。⑦胆汁引流量较大的患者应预防低血容量的发生，如果有肠内营养支持，可以通过空肠营养管进行胆汁回输。

三、肺部疾病患者

经皮经肝胆道镜取石术出现术后肺部并发症的危险因素，包括上腹部手术、患者整体健康情况欠佳、血清白蛋白低等。手术需要采用全身麻醉，并且术中、术后需要留置鼻胃管，所以经皮经肝胆道镜取石术后常发生肺部并发症。

如果患者本身合并肺部疾病，特别是慢性阻塞性肺病，必须采取术前针对性的措施来减少术后可能出现的各种并发症。

通常应完善术前评估，并对基础慢性肺部疾病采取针对性措施。

术前进行肺功能检查对于判断手术风险有重要作用，但是这容易受到一些主观因素影响，因此还需要结合动脉血气、心电图、运动负荷试验等综合判断分析患者的状态。同时，这类患者因为慢性肺部疾患可能导致心功能不全，因此应根据情况同时完善心脏超声，必要时测量肺动脉压。

慢性阻塞性肺病的患者，术前应针对性给予气管扩张剂和糖皮质激素，根据情况给予吸入或者全身给药。哮喘的患者需要注意避免哮喘急性发作，对于长期全身应用糖皮质激素的患者，术前应给予糖皮质激素。术前哮喘控制不良的患者需要加强治疗。

肺功能减退的患者在术前应当积极改善患者的全身情况，给予充足的能量和营养，加强呼吸肌和心肌的功能锻炼。术前可根据情况全身应用抗生素，局部给予雾化吸入，以改善气道，增加痰液排出。对于伴有肺动脉高压、心肌肥大者，可酌情给予保护心肌的药物治疗。

四、糖尿病患者

糖尿病的临床发病率较高，在我国以2型糖尿病居多。糖尿病可以引起微血管病变，从而导致肾功能衰竭及糖尿病足，糖尿病患者发生冠心病的概率明显加大，而且往往病变较为严重，因此，糖尿病患者的手术耐受能力较差。除此之外，由糖尿病导致的免疫功能异常，更容易引起感染，并可能导致严重的脓毒血症。所有患者在术前都需接受详细的病史采集和体格检查，术前常规检查应包括心电图、肾功能、糖化血红蛋白以及血糖水平。术前还需评估相关的疾病，如冠心病、高血压、肥胖、慢性肾脏病、脑血管疾病和自主神经病变，因为这些疾病可能会使麻醉及术后治疗变得复杂。

胆管疾病合并糖尿病并非外科手术的绝对禁忌证，对于糖尿病患者常规术前监测空腹血糖以及餐后血糖，积极控制血糖，使其接近正常，做好术前准备，可改善患者对手术的耐受能力。血糖为6.1～11.1 mmol/L者，应对其进行有效的血糖控制，视为可耐受手术状态。血糖＞11.1 mmol/L者，应视为手术的相对禁忌证，积极控制血糖，使其接近正常后再手术。胆管感染的患者在应激状态下有可能出现糖尿病酮症酸中毒，这时候应按内科原则积极控制酮症和血糖，根据情况选取不同的方法控制感染。

糖尿病术前准备主要目的是避免低血糖、预防酮症酸中毒、维持水电解质平衡，以及避免严重高血糖。术前血糖控制的目标是保证血糖稳定在轻度升高的状态下。严格的血糖控制可能有利于患者的术后康复，但是过于严格的血糖控制可能导致低血糖发作，因此血糖控制往往是在严密监测的情况下进行。

糖尿病患者的血糖控制以饮食控制为主，一般为了更好地控制血糖，往往在术前停用口服降糖药物而改用胰岛素制剂，特别是二甲双胍类药物，可能导致乳酸蓄积，更需要在术前停药以避免应激状态下的乳酸蓄积加剧。胰岛素的用法建议与内分泌科会诊决定，特别是难治性的糖尿病患者。降糖治疗需要个体化，根据情况选择中效或短效的胰岛素制剂。对于短时间手术，仅通过饮食控制治疗的2型糖尿病患者围术期可能不需接受任何治疗。对于血糖水平明显升高的患者，可补充短效胰岛素（如普通胰岛素）或速效胰岛素（如赖脯胰岛素、门冬胰岛素或谷赖胰岛素），通常每6 h 1次。对于使用口服降糖药或非胰岛素注射剂［如胰高血糖素样肽-1（GLP-1）类似物（艾塞那肽、利拉鲁肽）］治疗的2型糖尿病患者，建议在手术当日早晨停止使用口服降糖药或非胰岛素注射剂。除此之外，还需要考虑到糖皮质激素的使用和高营养支持等特殊情况。大多数胰岛素给药方案是根据专家意见和个人经验制订的。

五、终末期胆病患者

终末期胆病是指因胆管梗阻所致的广泛的肝内病变，如肝纤维化、肝萎缩、弥漫性肝内结石、胆汁性肝硬化、门静脉高压，直至最后肝—胆衰竭的一系列病理状态。

终末期胆病是多种良性胆管疾病发展至最后的失代偿状态，常见于多种良性胆管疾病的晚期。当一处或多处肝胆管梗阻，相应引流区域的肝实质出现萎缩、纤维化，同时其他部分的肝实质代偿性增生。代偿充分的患者，肝细胞适应胆管梗阻之后发生功能改变，临床上不一定会出现胆汁淤积或黄疸；但如果胆汁主要的代偿通道发生梗阻，则很快就出现胆汁淤积、黄疸。如果没有及时解除梗阻，病情进一步发展，可能导致继发性肝硬化和肝胆功能衰竭。

外科手术可通过解除局部肝胆管梗阻来缓解终末期胆病的病理变化过程，但是对于终末期胆病的患者而言，常规外科手术带来的伤害可能远远超过手术获益。经皮经肝胆道镜取石术既可以充分改善胆管梗阻的情况，又极大程度减少了对肝功能的损害，给了终末期胆病还有代偿功能的患者一个缓解病情的希望。

六、高龄患者

随着年龄的增长，手术的并发症会相应增多。然而，多项研究表明，随着年龄增长，手术预后并无明显变化；年龄增长只与机体的生理储备能力下降，以及与年龄相关的并存病增加相关。即使是免疫力低下的老年患者也能正常承受手术，而且术后的护理并不复杂。

然而，任何并发症的发生，均可导致老年患者的死亡率显著增加。这因为衰老的过程伴随着各个系统器官的功能减退，这种情况下，机体需要消耗更多的生理储备以维持正常的内环境稳定。静息状态下不一定会出现什么特别的状态，但是当应激状态出现时，生理储备无法应对打击，全负荷工作可能导致脏器功能衰竭，甚至死亡。

对于老年患者术前评估的目的就是确定其生理功能下降的范围、程度及合并症的特点。全面的病史采集和体格检查以及各器官、系统的进一步详细检查可协助医生全面获取患者的信息，以指导采取进一步必要的措施。

针对患者不同系统器官功能衰退的程度，适当地调整病史采集及体格检查的重点，仔细了解与常见共患疾病（如高血压、糖尿病等）的相关情况会更有帮助。

除此之外，对患者认知及营养状态的评估有助于对整体手术风险的评估。衰老可导致认知能力和机体功能下降，降低了老年人独立生活的能力，从而影响了患者的营养状态，导致生理功能的衰弱，而生理功能的衰弱往往伴随着更差的认知能力。

术前，由心血管内科、神经内科等多学科协作针对高龄患者的认知、基础疾病、生理状态、营养状态进行评估及调整，可以有效地改善患者的预后。

七、妊娠患者

妊娠情况下，由于激素水平的变化和机械性的因素，机体几乎所有系统都会受到影响。母体的前负荷增加，后负荷降低，心率加快，心排血量在左侧卧位时较仰卧位增加。同时，膈肌上抬，肺的缓冲能力下降。血液稀释，纤溶功能降低，出现相对高凝状态，容易形成深静脉血栓。

行经皮经肝胆道镜取石术时，应考虑到这些解剖及生理的变化。膈肌上抬，肝脏位置更加深在，肺部受损的概率更大。CT或者X线摄片是妊娠的禁忌证，可以导致术中定位困难。妊娠妇女术前应尽可能使用超声或者磁共振检查。

妊娠患者术前准备需要产科医生、手术医生和麻醉医生以及新生儿科医生会诊。除了常规的术前准备之外，妊娠患者进行手术时应注意：①无论孕龄是多少，均应该在术前和术后记录胎心率，术前根据情况制订术中胎心率监测和解读的方案。②提供机械性或药物性血栓预防方案，常规建议使用机械性充气加压装置预防血栓。③术前常规禁食，禁食固体食物6 h以上。④应用安全性良好的头孢菌素类、青霉素类抗生素预防感染。

（李锟）

▶ **参考文献** ◀

[1]DASARI B V M, HODSON J, SUTCLIFFE R P, et al. Developing and validating a preoperative risk score to predict 90-day mortality after liver resection[J]. J Surg Oncol,2019,119(4):472-478.

[2]崔劲驰.肝胆管结石相关性肝内胆管癌的外科治疗及预后因素分析[D].重庆:中国人民解放军陆军军医大学,2019.

[3]BRADY J T. KO B, HOHMANN S F, et al. Application of a simple, affordable quality metric tool to colorectal, upper gastrointestinal, hernia, and hepatobiliary surgery patients:the HARM score[J]. Surg Endosc,2018,32(6):2886-2893.

[4]刘欣.肝胆手术手术部位感染风险预测模型的构建[D].石河子:石河子大学,2017.

[5]CIESLAK K P, BAUR O, VERHEIJ J, et al. Liver function declines with increased age [J]. HPB(Oxford),2016,18(8):691-696.

[6]KORC-GRODZICKI B, DOWNEY R J, SHAHROKNI A, et al. Surgical considerations in older adults with cancer [J]. J Clin Oncol,2014,32(24):2647-2653.

[7]宋晓玉.高毅.潘明新.等.品管圈降低肝胆外科非计划再手术发生率的应用研究[J].中国医院管理,2013,33(06):25-29.

[8]徐勇.任祖海.朱晒红.原发性肝胆管结石病肝切除术风险评估[J].中南大学学报(医学版),2012,37(09):916-919.

[9]陈建新.数字医学技术在肝胆管结石诊断与治疗中的应用研究[D].广州:南方医科大学,2011.

[10]谢滨.郑光琪.陈静.合并肝萎缩的肝胆外科病人围手术期处理[J].当代医学,2010,16(14):11-12.

[11]KEMENY M M, BUSCH-DEVEREAUX E, MERRIAM L T, et al. Cancer surgery in the elderly[J]. Hematol Oncol Clin North Am,2000,14(1):169-192.

[12]中华医学会麻醉学分会.成人手术后疼痛处理专家共识[M]//中华医学会麻醉学分会.2014版中国麻醉学指南与专家共识.北京:人民卫生出版社,2014:294-304.

[13]王京涛.付云强.韩宗文.等.微创治疗肝硬化患者肝内外胆管结石探讨[J].中华腔镜外科杂志.电子版,2014,7(6):21-24.

[14]胡大仁.刘定志.肝切除治疗老年肝内胆管结石患者术后严重并发症的危险因素分析[J].医学理论与实践,2019,32(12):1801-1803.

[15]王大禹.韩春蕃.谢平.胆道镜下U100激光加利胆排石汤治疗肝内胆管结石[J].中国中西医结合外科杂志,2010,16(5):528-531.

[16]KARANICOLAS P J. Assessment of hepatic function:implications for the surgical patient[M]//JARNAGIN W R. Blumgart's surgery of the liver, biliary tract and pancreas,2-volume set. 6th. Amsterdam:Elsevier,2017:60-65.

[17]NORTHUP P G, FRIEDMAN L S, KAMATH P S. AGA clinical practice update on surgical risk assessment and perioperative management in cirrhosis:expert review[J]. Clin Gastroenterol Hepatol,2019,17(4):595-606.

[18]JIN S, JIANG R, XING X, et al. Nutritional support treatment for perioperative patients in hepatobiliary surgery[J]. Hepatobiliary Surg Nutr,2020,9(3):342-344.

[19]杨丛莲.管素玲.王俊.等.肝胆手术后肠内营养与肠外营养支持对患者炎性因子与免疫学指标的影响[J].护士进修杂志,2017,32(24):2220-2223,2245.

[20]胡魁书.肝胆手术患者围手术期营养支持治疗的效果观察[J].临床医学研究与实践,2016,1(16):167.

[21]李智永.肝胆手术患者围手术期肠内营养支持的临床疗效观察[J].临床医药文献电子杂志,2016,3(13):2467,2470.

[22]FLEISHER L A, FLEISCHMANN K E, AUERBACH A D, et al. 2014 ACC/AHA guideline on perioperative cardiovascular evaluation and management of patients undergoing noncardiac surgery:a report of the American College of Cardiology/American Heart Association Task Force on Practice Guidelines [J]. Circulation,2014,130(24):2215-2245.

[23]RODSETH R N, BICCARD B M, LE MANACH Y, et al. The prognostic value of pre-operative and post-operative B-type natriuretic peptides in patients undergoing noncardiac surgery:B-type natriuretic peptide and N-terminal fragment of pro-B-type natriuretic peptide:a systematic review and individual patient data meta-analysis[J]. J Am Coll Cardiol,2014,63(2):170-180.

[24]祝晨.普通外科手术病人的围术期中风[J].国外医学.麻醉学与复苏分册,2000,20(5):269-270.

[25]熊利泽.围手术期神经保护策略.现状及前景[J].中华医学杂志,2007,87(19):1299-1301.

[26]SMETANA G W, LAWRENCE V A, CORNELL J E, et al. Preoperative pulmonary risk stratification for noncardiothoracic surgery:systematic review for the American College of Physicians[J]. Ann Intern

Med,2006,144(8):581-595.

[27]SMITH P R, BAIG M A, BRITO V, et al. Postoperative pulmonary complications after laparotomy[J]. Respiration,2010,80(4):269-274.

[28]KATSURA M, KURIYAMA A, TAKESHIMA T, et al. Preoperative inspiratory muscle training for postoperative pulmonary complications in adults undergoing cardiac and major abdominal surgery[J]. Cochrane Database Syst Rev,2015(10):CD 010356.

[29]吴国豪.庄秋林.重视围手术期呼吸系统并发症的预防和处理[J].中国实用外科杂志,2011,31(2):109-111.

[30]费强.董华.卢文献.等.双镜联合治疗2型糖尿病并肝外胆管结石的效果[J].河南外科学杂志,2018,24(2):10-11.

[31]林俊琼.梁金花.陈春雷.等.2型糖尿病伴复杂肝胆管结石症患者LC+LCBDE术后并发症研究[J].中国医学创新,2018,15(17):46-49.

[32]邓伟.韩伟.裴鹏昌.等.肝内胆管结石患者术后感染的相关因素分析[J].中华医院感染学杂志,2016,26(19):4479-4481.

[33]钟春生.糖尿病与胆石症临床关系初探[J].实用全科医学,2005,3(6):529.

[34]龙涤.郭雅.方富义.等.胆管结石诱发急性重症胆管炎的危险因素分析[J].中国普通外科杂志,2010,19(8):858-860.

[35]王峻峰.王彦坤.莫一我.胰岛素泵在肝胆外科围手术期的应用[J].肝胆胰外科杂志,2005,17(4):334-335.

[36]黄志强.终末期胆病.传统外科的作用与限度[J].中国实用外科杂志,2003,23(2):65-66.

[37]邢雪.李洪.胡义利.等.伴有终末期胆病的复杂性肝内外胆管结石治疗方式的选择[J].中华肝胆外科杂志,2008,14(11):784-785.

[38]RIVERA R. Perioperative drug therapy in elderly patients[J]. Anesthesiology,2009,110(5):1176-1181.

[39]ROMERO-ORTUNO R, WALLIS S, BIRAM R, et al. Clinical frailty adds to acute illness severity in predicting mortality in hospitalized older adults:an observational study[J]. Eur J Intern Med,2016,35:24-34.

[40]GAVAZZI G, KRAUSE K H . Ageing and infection[J]. Lancet Infect Dis,2002,2(11):659-666.

[41]崔苏扬.老年病人围手术期风险与处理[J].实用老年医学,2012,26(1):3-9.

[42]GJELSTEEN A C, CHING B H, MEYERMANN M W, et al. CT, MRI, PET, PET/CT, and ultrasound in the evaluation of obstetric and gynecologic patients[J]. Surg Clin North Am,2008,88(2):361-390.

[43]ANGEL E, WELLNITZ C V, GOODSITT M M, et al. Radiation dose to the fetus for pregnant patients undergoing multidetector CT imaging:Monte Carlo simulations estimating fetal dose for a range of gestational age and patient size[J]. Radiology,2008,249(1):220-227.

[44]EVANS S R, SARANI B, BHANOT P, et al. Surgery in pregnancy[J]. Curr Probl Surg,2012,49(6):333-388.

第十二章

经皮经肝硬质胆道镜取石术的麻醉方式

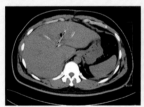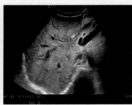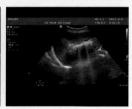

经皮经肝胆道镜取石术（percutaneous transhepatic cholangioscopy lithotomy，PTCSL），是通过建立从皮肤到肝内胆管系统的手术通道，将内镜置入肝内胆管中，对肝内胆管疾病进行诊断和治疗的一种手术方法，包括在胆管炎的情况下引流感染的胆汁、清除胆管结石、扩大胆管良性狭窄或将支架置入恶性狭窄。近年来PTCSL已经成为治疗复杂肝内胆管结石的首选方法，原来治疗此疾患所采用的开放性手术方式已被取而代之。手术过程中将根据患者的身体情况而决定所选用的麻醉方式。

第一节
术前病情评估与处理

PTCSL是目前治疗肝内胆管结石的主要手术方法。肝内胆管结石在各年龄段均可发病，并且常伴有肝功能的损害，容易造成胆管感染和梗阻。由于病程及病理的不同，其临床表现十分复杂，早期局限于某段肝内胆管的结石可无明显临床症状，晚期结石可遍及肝内外胆管系统，甚至并发胆汁性肝硬化、肝萎缩、肝脓肿等。肝内胆管结石主要的临床表现为：①上腹部疼痛，可能为典型胆绞痛或持续性胀痛，有的患者疼痛不明显，而寒战发热非常明显，呈周期性发作；②可有长期的胆管病史或伴有寒战发热、黄疸的急性胆管炎史；③患侧肝区及下胸部有经常性疼痛不适，常放射至背、肩部；④一侧肝管梗阻时，可无黄疸或黄疸甚轻；⑤急性期可出现急性化脓性胆管炎的症状，或不同程度的查科三联征（腹痛、高热寒战、黄疸），多数可能是合并的肝外胆管结石所致；⑥肝区压痛和叩击痛明显，肝脏呈不对称性肿大，并有压痛。

PTCSL对体位没有特殊要求，一般平卧位即可满足手术需要，麻醉前应根据病情及手术要求选择合适的麻醉方法和麻醉药品。麻醉前应对病情进行充分评估并进行相应的治疗，改善患者状态非常重要，能提高手术安全性，减少术后并发症，使患者迅速康复。全面了解全身情况及心、肺、肝、肾、脑等重要器官功能，注意体温、血压、脉搏、呼吸，以及血常规、血生化、肝功能、出凝血时间、心电图等检查结果，明确术前患者身体状况，必要时采取适当的治疗措施。做好麻醉前准备，分析术中及术后可能出现的并发症，需采取哪些防治措施。除常规检查外，结合肝内胆管结石的防治，建议对下列特殊情况进行相应处理。

一、营养状况改善

患者的营养状况差，如营养不良、低蛋白血症、贫血等，会降低麻醉和手术的耐受能力，同时也会增加术后感染的风险。若术前有充足时间，应尽可能通过营养通道补充营养；如果时间不充足，可通过少量多次输血及补充白蛋白和维生素进行纠正，实施过程中应注意营养液的热量和容量，尤其是维持水电解质平衡及酸碱平衡。血红蛋白和血细胞比容，可反映贫血、脱水及血容量的大致情况，成人血红蛋白<80 g/L，麻醉时可能发生休克，术前应尽可能纠正。大部分患者会出现发热、寒战等感染症状，血常规提示白细胞升高，严重者可出现感染性休克，术前应予以控制。肝内胆管结石可出现胆管梗阻，表现为肝肿大、压痛、黄疸等，严重者可出现肝肾功能衰竭或弥散性血管内凝血等一系列病理生理性变化，术前应常规检查肝功能。

二、合并高血压

合并高血压的患者，其麻醉风险取决于有无继发重要脏器的损害及其损害程度，包括大脑功能、冠状动脉供血、心肌功能和肾功能改变等。术前准备的重点之一是给予抗高血压药物治疗，包括降压药、利尿药。降压药可服用到手术当天，这有利于术中、术后维持血压平稳。舒张压持续>90 mmHg者，无论年龄大小，均应给予抗高血压药物治疗，待血压正常或收缩压降低20%后方允许手术；舒张压>110 mmHg者，抗高血压药治疗必须延续到手术日早晨，以防止术中因血压剧烈波动而诱发心力衰竭或脑血管意外等急性损伤。术中发生低血压，可临时应用适量缩血管药进行拮抗。长期应用抗高血压药物治疗的患者，不能突然停药，否则患者对内源性儿茶酚胺的敏感性将相应增高，可能引发高血压、心动过速、心律失常和心肌缺血等严重意外。高血压合并肾脏损害者，需对麻醉药的种类和剂量的选择进行全面考虑。高血压合并心肌缺血者，应加强对心肌缺血的治疗，近期有心肌缺血症状的患者，需推迟手术。长期服用利尿药和低盐饮食者，注意并发低钾血症和低钠血症的可能。

三、合并心血管疾病

心血管并发症在肝病患者中很常见，并且是术后死亡率和发病率升高的主要危险因素。肝硬化患者通常会出现高动力循环，全身血管阻力（SVR）低，心排血量（CO）高。心血管异常情况会随着肝功能的恶化而增加，多达50%的晚期肝硬化患者具有心脏功能障碍的特征。术语"肝硬化性心肌病"已被用来描述这种疾病，包括正常或增加的静息心排血量和静息收缩力，但对药理、生理或病理应激反应迟钝，可能导致明显的心力衰竭。围术期静脉注射应小心管理，以免体积超负荷。

肝病患者与年龄匹配的对照组患冠心病的可能性相同，但由于与肝病相关的功能限制，可能没有症状。冠状动脉疾病的微创检查通常用于筛查具有两个或多个冠状动脉危险因素的患者。

某些形式的肝病，包括非酒精性脂肪性肝炎（NASH）、非酒精性脂肪性肝病（NAFLD）或丙型肝炎，可能与冠状动脉疾病和心脏病的发病率及死亡率增加有关。

食管静脉曲张破裂出血的主要预防措施为使用β受体阻滞剂，这可能使患者容易发生围术期低血压，并由于无法达到目标心率而限制了多巴酚丁胺压力测试的实用性。

门静脉高压症可能会发展为门脉性肺动脉高压症（PPHTN）。因此，术前应使用静息超声心动图筛查接受大手术的肝硬化患者。严重的PPHTN（即平均肺动脉压>50 mmHg）是肝移植的禁忌证，应延迟移植直至肺动脉高压恢复正常。这些患者有右心衰竭的风险，与其他肺动脉高压患者一样，围术期发病和死亡的风险也增加。肺动脉高压患者的麻醉管理将另行讨论。

术前心电图提示有ST段改变或心肌肥大者，应做超声心动图检查，了解心脏结构变化和心功能情况。必要时可做选择性放射性核素血管造影，了解冠状动脉情况，严重者应于冠状动脉内放置支架后再行手术。术前心电图提示心律失常者，应做24 h动态心电图监测和超声心动图，了解心律失常程度和心功能情况，以判断是否术前予抗心律失常药物治疗。术前冠状动脉内放置支架的患者注意询问有无服用非甾体抗炎药（NSAID）及抗凝药。NSAID可以影响血小板功能而导致凝血机制异常，因此，阿司匹林应在择期手术前停用5~10天，在手术后48~72 h再恢复使用；其他NSAID在手术前应至少停用48 h。对术前没有停用此类药物的患者，停药之后需复查出凝血时间，直至恢复正常后才能手术。手术前一般都必须停用抗凝药，有些还需术前逆转其抗凝作用，如使用华法林抗凝患者行择期手术，应在术前静脉注射维生素K 5 mg，使凝血酶原时间恢复至安全水平的40%以上，维持4 h。部分上尿路结石患者常合并肾功能不全，严重者术前需要行血液透析治疗，要了解其血液透析的方法和时间，特别是需要行肝素化透析治疗的患者，要严密监测其凝血功能情况，最好能采用无肝素化或低分子肝素化透析治疗。PTCSL虽然是微创手术，但术中主要靠患者自身凝血功能止血，不能和开放手术一样缝扎或电凝止血，因此掌握患者凝血功能情况极为重要。

四、合并呼吸系统疾病

对于合并呼吸系统疾病的患者术前应禁烟，控制急慢性肺部感染，术前3天应用有效抗生素。阻塞性肺功能不全或听诊支气管有喘鸣音者，应给予氨茶碱、肾上腺素等支气管扩张药。经常哮喘发作者，可给予肾上腺皮质激素和平喘药治疗。肺心病伴有右心衰竭者，需要吸氧，并给予洋地黄、利尿药、降低肺血管阻力药物治疗。麻醉前用药以小剂量为原则。一般来说，呼吸功能减退的患者，通过上述综合治疗，呼吸功能都能得到明显改善。若术中需采用俯卧位，做好麻醉期间的呼吸管理监测。例如，选用椎管内阻滞，当麻醉阻滞平面上移，不仅循环功能受抑制，而且呼吸功能受到限制，特别是俯卧条件下，胸壁运动受限，呼吸功能减退患者更加容易出现呼吸困难。对于呼吸功能减退的患者，麻醉方式应首选气管插管全身麻醉，以保持呼吸道通畅和呼吸支持。

合并呼吸系统疾病的患者术中可能出现呼吸急促，通气、灌注不匹配，胸腔积液和肺活量下降。具有大量腹水的患者可能无法忍受在麻醉诱导时采取仰卧位，可行监测性麻醉护理及局部麻醉。脑病患者发生肺误吸的风险增加。

另外，慢性肝病和门静脉高压症患者可能会发展为肝肺综合征（HPS），可能会引起肺内血管扩张（IPVD）。IPVD主要与通气-灌注不匹配和氧气扩散受限引起低氧血症相关，很少通过分流引起。轻至中度HPS患者可以接受补充氧气治疗，并且术中可能需要吸入较高浓度的氧气。重度HPS的患者通常会进行肝移植评估。

五、肾功能不全

肝病会导致肾功能逐步下降，其特征是水钠潴留、肾脏灌注不足和肾小球滤过率减少，从而可能导致肝肾综合征（HRS）。肾功能不全是导致死亡的重要危险因素。血清肌酐是MELD评分中的参数之一。

肝硬化患者更容易发生肾功能不全，其原因包括实质性肾病、败血症、肾毒性和血容量不足等。HRS的诊断是排除性诊断，判断时必须排除其他可能导致肾功能不全的病因。与这些其他肾功能不全的病因不同，使用强效血管收缩药（例如去甲肾上腺素或加压素）可能对患有肝病相关性肾功能不全或HRS的患者有益。肝病相关性肾功能不全的围术期管理包括监测尿量、避免高钾血症和酸中毒，以及限制肾毒素（如氨基糖苷类药物）的暴露。

六、肝功能检查结果的评估

肝的生理功能非常复杂，因此肝功能指标有很多，每项指标都有各自的意义，临床上可通过分析肝功能指标判断肝病的种类。肝功能指标的上下波动也可用于判断病情轻重。

术前实验室检查应包括可能影响手术管理的检查，包括血红蛋白、白细胞计数、血小板计数、电解质、葡萄糖、血尿素氮、肌酐、凝血酶原时间（PT）/国际标准化比值（INR）、活化部分凝血活酶时间（APTT）、纤维蛋白原、氨基转移酶水平［丙氨酸氨基转移酶（ALT），天冬氨酸氨基转移酶（AST）］、胆红素和白蛋白等。根据患者合并症，可能需要进行其他血液检查。若疑似胆囊炎、原发性或转移性癌症、肝损伤，则可能需要进行影像学检查。体积研究有助于估计肝切除后残余肝脏的大小。

大多数肝病患者和涉及肝脏疾病的（如各种感染、急慢性心力衰竭和转移性癌）患者血清氨基转移酶水平会升高。若升高幅度大则与广泛的肝细胞损伤相关，如急性病毒性肝炎、缺血性肝炎（休克肝）、急性药物或毒素引起的肝损伤等，所有这些都是择期手术的禁忌证。

血清总蛋白和白蛋白是反映肝功能的关键指标。因为肝脏有很强的代偿能力，且白蛋白半衰期较长，所以只有当肝脏损害达到一定程度时才会导致血清总蛋白和白蛋白的变化，而急性或局部肝损害时这两个指标多为正常。因此，血清总蛋白和白蛋白大都用于反映慢性肝损害，并可反映肝实质细胞的储备功能。血清总蛋白降低常与白蛋白降低同时出现，血清总蛋白增高常同时伴有球蛋白增高。

反映肝细胞蛋白合成代谢功能的指标包括血清总蛋白（TP）、白蛋白（ALB）、前白蛋白（PA）、胆碱酯酶（CHE）、凝血酶原时间（PT）等。由于它们都是由肝脏合成的，一旦肝脏合成功能下降，以上指标均会随之降低，其降低程度与肝脏合成功能损害程度呈正相关。反映肝细胞有无受损及受损严重程度的肝功能指标包括ALT、AST、腺苷脱氨酶（ADA）、胆碱酯酶（CHE）、乳酸脱氢酶（LDH）等，这些酶均存在于肝细胞中，当肝细胞膜受损或细胞坏死时，便大量进入血清，通过测定血清或血浆中酶的活性，即可反映肝细胞受损情况及损伤程度。反映肝脏胆汁排泄、分泌及解毒功能的肝功能指标包括总胆红素（TBIL）、直接胆红素（DBIL）、总胆汁酸（TBA）、血氨（NH_3）。肝细胞损害时，其排泄、分泌、运输及解毒功能出现障碍，造成血液中TBIL、DBIL、TBA和NH_3浓度升高。有助于诊断胆汁淤积的指示酶（包括同工酶）包括碱性磷酸酶（ALP）、γ-谷氨酰转肽酶（γ-GT）、5'-核苷酸酶（5'-NT）等，以ALP及γ-GT应用较多。这些酶在肝内胆管上皮层的浓度较高，当上皮层受损及胆管内压力增高时，便大量进入血清中。

根据病情选择肝功能检查项目并定期复查，可在一定程度上反映治疗效果。如急性肝炎病情好转时，ALT由增高恢复到正常；如ALT长期波动或持续升高，则提示肝炎有转为慢性的趋势。某些肝外疾病也可导致肝功能检查结果异常，如肾病综合征、恶性肿瘤等可导致血清总蛋白和白蛋白减少；甲状腺功能亢进等可导致血清胆固醇降低。而某些药物、外伤等，可导致血清氨基转移酶升高。因此，在选择肝功能检查项目及分析结果时应结合具体情况。当临床怀疑肝炎或已确诊为急性肝炎需进一步了解病变的程度时，可检测ALT或做复方碘试验。如怀疑为慢性肝炎，除以上试验外还可检测白蛋白与球蛋白比值（A/G），必要时检测血清蛋白电泳。如患者无黄疸且其他肝功能正常而不能排除轻度肝脏损害者，可检测碱性磷酸酶。对原发性肝癌，除一般的肝功能检查外，还可进行甲胎蛋白（AFP）、γ-GT、ALP等测定以帮助临床诊断。在各项较大手术前，一般检查血清ALT、A/G，必要时检测血浆凝血酶原时间以了解肝脏情况，做好术前准备。

第二节

麻醉前准备与用药

麻醉医生术前需了解患者现病史、既往史、个人史、过敏史、用药史、既往手术麻醉史及本次手术情况。具体内容包括：吸烟与嗜酒情况；是否怀孕；是否服用违禁药品或毒品；是否对某种药过敏；是否服用降压药、抗生素、降糖药、糖皮质激素等，以及用药持续时间和剂量；既往采取何种麻醉方式，使用何种麻醉药品；与外科医生交谈，了解本次手术穿刺位置、困难程度、实施步骤、手术的类型和持续时间、术中预期的失血量、术中实验室研究的必要性及患者的年龄等。另外，术前需与患者进一步沟通，解释麻醉方面的情况，消除患者的紧张与焦虑。

一、与麻醉操作有关的体格检查和麻醉情况检查

（一）气管插管全身麻醉需要进行的检查

气管插管全身麻醉需要进行的检查见表12-1。

表12-1 气管插管全身麻醉需要进行的检查

检查项目	检查内容
头颈活动度	正常头颈屈伸范围在90°~165°，如头后仰不足80°即可使插管操作困难，在临床上遇到最多的是肥胖患者、强直性脊柱炎患者
甲颏距离	头取伸展位，测量自甲状软骨切迹至下颏尖端的距离，正常值应为6.5 cm，<6 cm可能导致窥喉困难
张口度	正常人张口度为3横指，即舌-颌间距不少于3横指，小于2横指常妨碍喉镜置入
气管情况	是否存在甲状腺肿物压迫气管，气管是否居中，是否存在气管狭窄，是否有喉头水肿、喉头黏膜下血肿、急性喉炎等；术前估计存在气管插管困难者需备纤维支气管镜，必要时可在其引导下插管

（二）椎管内麻醉需要进行的检查

对拟行椎管内麻醉的患者，应常规检查脊柱和脊髓功能，检查内容包括：①检查穿刺标志是否清楚；②明确脊柱有无病变、畸形或变形；③穿刺点邻近组织有无感染；④是否存在出血性疾病、出血倾向或正在使用抗凝药治疗；⑤是否有经常头痛史；⑥是否存在隐性脊髓病变。如有上述情况，为避免发生全脊麻、脊髓病变加重、椎管内血肿形成、椎管内感染化脓而继发截瘫等严重并发症，应禁用椎管内麻醉。

由于交感神经切除术引起的神经阻滞，神经麻醉（即脊柱或硬膜外）可引起全身性低血压并减少肝血流量。通常使用静脉输液和血管升压药来逆转这种低血压，但在这种情况下有关血管升压药对肝血流量有效性的文献相互矛盾。高位胸椎神经阻滞（即T_5）可能会减少肝血流量，并且这种作用可能无法通过血管加压药逆转。

重度凝血功能障碍和（或）血小板减少症患者应禁用神经麻醉，因为这会增加脊髓硬膜外血肿的风险。拆除用于术后疼痛控制的硬膜外导管可能会导致硬膜外血管损伤和脊柱硬膜外血肿。除非血小板计数和凝血指标处于正常的水平，否则不应移除导管。安全进行神经阻滞所需的精确实验室值和血小板计数尚不清楚，并且实践也有所不同。对凝血病患者进行周围神经阻滞时，麻醉药物的剂量应个体化，以避免发生出血并发症。

二、药物治疗的检查

对于术前已经接受一系列药物治疗且病情复杂的患者，麻醉前要考虑到这些药物与麻醉药物之间存在相互作用的问题，以判断是否需要继续使用、调整剂量或停止使用。洋地黄、胰岛素、皮质激素、抗癫痫药、抗高血压药，一般需要继续用至手术当天。某些中枢神经抑制药（如巴比妥、单胺氧化酶抑制药、三环类抗抑郁药等）均可影响对麻醉药的耐受性，或于麻醉中易诱发呼吸和循环意外，应于手术前停用。利血平等抗高血压药容易导致术中出现难以纠正的低血压，应在术前7~14天停用。

三、胃肠道准备

择期手术无论采用何种麻醉方式，均需常规排空胃肠道，以防止术中或术后反流、呕吐、误吸、肺部感染或窒息等意外，特别是手术过程中大部分时间采用俯卧位，而且在腹部需要放置厚垫，压迫腹部，容易引起恶心、呕吐的患者。胃排空时间正常为4~6h，因此，成人一般在麻醉前至少8h，最好12h开始禁饮、禁食；小儿至少在麻醉前8h禁食，4h禁水及禁奶。有关禁饮、禁食的重要性应向患者或家属交代清楚。

四、术中可能出现情况的应对准备

术前有贫血或手术难度大且时间长，估计出血量较大的患者需准备红细胞和新鲜冰冻血浆；高血压合并心脏病患者需准备好血管扩张药、强心药、肾上腺素等抢救药物；有哮喘病史的患者需准备平喘药、肾上腺素、糖皮质激素等药品；采取椎管内麻醉方式者需准备气管插管用品，术中必要时予气管插管控制呼吸。手术过程中，特别是手术穿刺放置造瘘鞘时易引起肝脏的迷走神经反射（担心反射），出现心率、血压下降，需准备麻黄碱、阿托品等；术前存在胆道感染者，需准备抗生素、糖皮质激素等；术前肝功能不全者，术中应重视肝功能的保护。

五、术前用药

为减轻术前患者的精神负担，改善麻醉效果，可于麻醉前在病房内给予患者某些镇静、镇痛类药物，这种方法称为麻醉前用药，其作用是：①抑制皮质、皮质下或大脑边缘系统，产生意识松懈、情绪稳定和遗忘效果，由此也可显著减少麻醉药用量和提高机体对局部麻醉药的耐受性；②提高痛阈，弥补某些麻醉方法本身镇痛不全的不足；③减轻自主神经应激性，减弱副交感反射兴奋性，减少儿茶酚胺释放，拮抗组胺，削弱腺体分泌活动，保证呼吸道通畅、循环系统功能稳定。

常用的麻醉前用药的种类包括：①苯二氮䓬类药，常用咪达唑仑（抗焦虑药物），能有效解除患者紧张、恐惧和疼痛应激反应，特别是对精神高度紧张的患者，抗焦虑效果显著；幼儿可使用患儿容易接受的麻醉面罩诱导法。此类药对成人有防止因焦虑引起的心肌缺血的作用。其主要副作用是产生暂时精神涣散，并可能诱导幻觉；正常认知感觉及细微操作能力受到干扰。在麻醉诱导前20~60min使用，剂量为0.05~0.07mg/kg，肌内注射，老年患者应适当减少剂量。②抗胆碱能药，对插管患者有干燥呼吸道的作用。小儿注射阿托品或东莨菪碱可防止因喉刺激、喉痉挛和缺氧引起的心动过缓。

第三节
经皮经肝硬质胆道镜取石术麻醉方法的选择

任何类型的麻醉剂都有益处和风险，影响选择麻醉方式的因素包括手术要求、预期手术时间、患者合并症和偏爱、提供术后镇痛的计划及麻醉者的经验和偏爱等。

PTCSL主要选择椎管内麻醉和气管插管全身麻醉两种麻醉方式。对于大手术或长时间手术，使用气管插管（ETT）或声门上气道（SGA）装置进行气道管理的全身麻醉（GA）通常最为合适，尤其是在需要深度镇静和（或）气道访问受到限制的情况下。如果是患者的喜好，也可以为较小的手术选择GA。根据手术的位置，还可以选择神经麻醉、局部麻醉（如周围神经阻滞、静脉局部麻醉），这些麻醉通常以较轻的镇静作用进行补充，以保持气道反射。

一、椎管内麻醉

标准的PTCSL一般取平卧位且肝区垫高行经皮经肝穿刺碎石，麻醉平面要求宽，上界T_4，下界L_2，椎管内神经阻滞需行两点法才能满足手术要求。PTCSL可在椎管内麻醉下完成，麻醉医师应掌握各器官的神经支配和手术需要的麻醉平面，保证麻醉效果满意。

肝脏与神经的联系是通过两侧胸7~9交感神经发出的分支、延髓发出的两侧迷走神经（副交感神经）的分支及右侧膈神经的分支来实现的。在肝十二指肠韧带内可见蔓状的神经丛，并可分为肝前丛与肝后丛。肝前丛由左、右腹腔神经节和左迷走神经分支组成，包括胆囊管、胆囊和胆胰胆总管分支，其在肝动脉周围形成鞘，并沿肝动脉进入肝脏；肝后丛由右腹腔神经节和右迷走神经分支组成，主要沿肝外胆管和门静脉分布，有分支与肝前丛神经分支相沟通。右膈神经的感觉纤维分布于冠状韧带、镰状韧带及附近的肝包膜内，尚有部分纤维与肝前后丛结合，随肝丛的纤维分布到肝内外的胆管系统；同时也发现有部分神经纤维是经肝静脉途径进入肝实质的。

此外，麻醉医师需了解手术方式和范围，以确定预期麻醉平面，选择正确的硬膜外穿刺间隙。常见手术平面和穿刺间隙对应关系见图12-1。

无椎管内穿刺禁忌证，且美国麻醉医师学会（ASA）评估分级为Ⅰ~Ⅱ级的成年患者都可以行硬膜外麻醉。国内部分学者认为采用硬膜外麻醉比较安全，通常经T_8~T_9或者T_9~T_{10}间隙穿刺，局部麻醉药可选择2%利多卡因、0.5%~0.75%罗哌卡因或0.5%丁哌卡因（布比卡因），向头侧置管，阻滞平面控制在T_4~T_{12}。手术开始后静脉间断辅助使用芬太尼与氟哌利多合剂，同时给予鼻导管给氧2 mL/min。也有学者认为硬膜外麻醉用药量偏大，麻醉起效时间较长且副作用大、麻醉失败率偏高，有文献报道硬膜外麻醉阻滞不全发生率约9.55%。但硬膜外麻醉有可控性强、对循环呼吸影响小的优点。

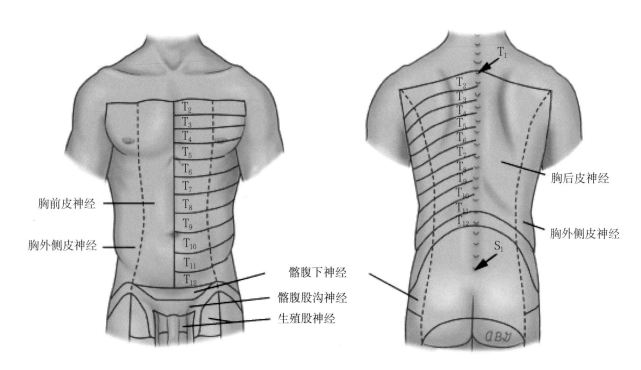

图12-1 常见手术平面和穿刺间隙对应关系

· 胸肋间神经支配顶胸膜；其外侧分支和前分支对应外侧和前胸的皮肤。

· 胸腹肋间神经和肋下神经支配腹膜。

· 肋下神经向臀上区域提供皮肤分支。

· 下腹的其他皮肤神经包括股外侧皮神经、生殖股神经、髂腹股沟区神经和髂腰胃神经；髂腹股沟区神经和髂腰胃神经起源于腰丛（L_1），在腹股沟、上臀部和大腿区域提供皮肤感觉神经。

患者进入手术室后先给予静脉补液500 mL扩容，再行椎管内穿刺。仰卧位后通过改变体位调节麻醉平面达T_6。麻醉平面固定后，硬膜外腔注入0.5%利多卡因或0.75%罗哌卡因2 mL测试剂量，观察有无阻滞平面异常升高或全脊麻，如果没有则追加局部麻醉药调整平面至T_5，待麻醉平面固定后开始手术。术中根据手术时间可通过硬膜外管给予局部麻醉药维持麻醉。术中根据患者是否出现腹胀、寒战、心悸等症状，做出相应处理。

二、气管插管全身麻醉

PTCSL术中，患者通过控制呼吸配合穿刺十分重要，下面几种情况宜选择气管插管全身麻醉。

1. 小儿患者 这类患者通常不能配合手术，不能忍受手术的不适，即使年纪较大的小儿能配合行椎管内麻醉，术中也常需加用镇静药，容易导致呼吸抑制，所以选择气管插管全身麻醉更为安全和利于麻醉管理。

2. 脊柱畸形的患者 脊柱畸形的患者都有不同程度限制性通气功能障碍，术前均需行肺功能测定和血气分析检查，以了解脊柱畸形对呼吸的影响。脊柱畸形的患者采用椎管内麻醉存在穿刺困难和麻醉效果欠佳等缺点，宜选择气管插管全身麻醉。严重的强直性脊柱炎患者，常伴有头后仰受限，气管插管困难，需在纤维支气管镜引导下经口或经鼻腔插管。

3. 过度肥胖的患者，老年患者，合并心脏病、高血压、糖尿病等疾病患者，ASA评估分级Ⅲ级以上的患者　他们对俯卧且腹部垫高体位造成的呼吸、循环变化耐受力差，宜选择气管插管全身麻醉。一些特别紧张、焦虑、难以忍受俯卧头低位的患者，手术中易因为体位不适而烦躁不安，影响手术进行，若给予静脉麻醉药镇静易导致呼吸、循环抑制，宜选择气管插管全身麻醉。

4. 手术穿刺通道位置选择的需要　部分患者因病情需要采用高于第11肋的高位穿刺造瘘，损伤胸膜的可能性很大，易导致气胸的发生。若患者清醒，会出现心动过速、咳嗽、胸痛，后者可放射至同侧肩周区。气胸进行性加重可出现呼吸急促、呼吸困难甚至发绀，最终可因严重低氧血症引起意识障碍和休克。气管插管全身麻醉过程中以麻醉机控制呼吸，采用间歇正压通气，即使一侧出现气胸也不会使患侧肺过度压缩导致通气障碍，造成氧分压下降引起患者缺氧。严重气胸者术后需行患侧胸腔闭式引流。通常手术结束时，在正压通气后夹闭造瘘管，患者呼吸恢复良好后拔管，少量的胸腔气体可吸收。

5. 外科医生技术欠成熟　虽然国内已经开展PTCSL多年，但仍处于起步阶段。因此，对于技术欠成熟的外科医生，其手术时间相对较长，且出现大出血、气胸、腹腔和腹膜后积液等并发症的概率较大，宜采用气管插管全身麻醉。另外，手术前估计手术难度较大、手术时间较长的，也应采用气管插管全身麻醉。

第四节

术中麻醉管理

术中麻醉管理在保证镇痛、镇静的基础上，应监测呼吸、循环、体温等情况，并分析其变化原因，及时处理，同时还要保护肝功能。

一、麻醉效果和麻醉深度

选择椎管内麻醉，麻醉平面要求较宽，上界T_4，下界T_{12}。麻醉平面过高易引起呼吸、循环抑制。若麻醉效果欠佳，辅以静脉镇痛药或镇静药者，也应注意呼吸、循环的抑制及用药剂量，若麻醉效果仍达不到手术要求应及时改为气管插管全身麻醉。全身麻醉应控制好麻醉深度，传统的监测方法是通过手术过程中观察血压、心率、脉搏、出汗、流泪和瞳孔变化情况来判断。在使用肌松药机械控制呼吸的情况下，不能通过呼吸模式、潮气量及节律的变化来判断麻醉的深浅。浅麻醉时交感神经兴奋，血压升高，心率、脉搏增快，出汗增多，流泪；深麻醉时情况相反。麻醉深度适当时瞳孔中等偏小，麻醉过浅与过深时瞳孔均过度放大。目前，麻醉深度监测较好的指标有双频谱指数（BIS）和听觉诱发电位指数（AAI）。BIS和AAI各有特点，BIS能反映麻醉镇静药的血药浓度的变化和镇静催眠深度的渐变过程，与血药浓度有很高的相关性，AAI对预见意识转换过程较为敏感。

二、呼吸功能监测

若PTCSL要求患者取俯卧体位，对于选择椎管内麻醉的患者，若麻醉平面过高，或术中使用静脉麻醉药容易引起呼吸抑制，严重时可出现呼吸运动停止导致缺氧，加上手术铺巾的影响，会妨碍对患者口唇、皮肤颜色变化的观察。判断是否发生发绀，术中除注意监护仪的脉搏血氧饱和度（SO_2）、呼吸曲线的变化外，还应常规行呼吸音监测，包括呼吸音的频率、节律、强弱；若患者使用了静脉麻醉药，应注意口腔分泌物对呼吸的影响，及时吸痰，防止出现气道梗阻。气管插管全身麻醉的患者，需要行潮气量（TV）、呼吸频率、气道峰压（P_{peak}）、呼气末二氧化碳（$PETCO_2$）、氧浓度、麻醉气体浓度等监测。注意体位改变时气管导管位置，防止导管脱出或弯折，造成气道梗阻。此外，还要注意术中选择高位穿刺造瘘时容易损伤胸膜，导致气胸，引起呼吸困难，气胸侧听诊呼吸音减弱。

三、循环功能监测

1. 血压监测　血压是麻醉期间常规监测项目，具有十分重要的临床意义。血压与心排血量及外周血管阻力直接相关，维持正常的血压才能保证各个器官和组织的血液灌注，维持正常的氧供。血压的测定分为无创性和有创性。一般术前情况良好，估计手术出血不多的患者选用无创性血压监测，而术前合并心肺等重要器官严重疾病的患者选择有创性的动脉压监测更为合理。

2. 心电图监测　心电图监测是任何手术麻醉必不可少的监测项目，可动态反映患者心率、心律的变化和心肌缺血的情况，及时判断是否存在心律不齐、心律失常和心肌缺血，及时处理。当术中出现心肌缺血或严重心律失常时，椎管内麻醉的患者常会诉说胸闷、呼吸困难等不适，而全身麻醉患者只能通过心电图的变化来判断。

3. 中心静脉压监测　监测中心静脉压（CVP），可间接评估血容量、右心功能和心脏前负荷。另外，当术中出现出血过多时，可通过中心静脉导管快速补液。中心静脉压的正常值为$5 \sim 12\,cmH_2O$，可根据CVP测定值并结合血压的变化，对血容量和心功能作初步判断。

四、体温监测

体温监测多用于婴幼儿和老年人的手术。婴幼儿由于体温调节中枢的发育尚不完善，体表面积与体容积之间的相对比例大，代谢率又相对较高，体温容易受到外界因素的影响，体温监测显得更为重要。体温降低时所有麻醉药的抑制作用都有所增强，患者苏醒延迟。对于气管插管全身麻醉的患者，低体温还影响了肌松药的代谢、排泄，降低了酶活性，影响肌松药与蛋白的结合，影响神经肌肉的敏感性。因此，镇静、镇痛麻醉药和肌松药应相应减量。PTCSL在经皮经肝穿刺造瘘后进行碎石、取石时，整个过程都需要使用液体高压冲洗，容易使患者丢失热量，体温下降，因此需严密观察体温变化。手术时间长时，冲洗用的生理盐水需加温，室温宜控制在26℃。

五、麻醉及围术期的肝脏保护

术前存在肝功能不全，特别是合并低蛋白血症和贫血的患者，使用对血浆蛋白结合率高的药物时其游离成分将增高，容易导致用药过量，出现毒性反应。因此，应以选择对循环、代谢影响最小、可控性最佳、时效短的药物为原则。术中选择椎管内麻醉时，平面尽量控制在T_4以下，局部麻醉药中禁用肾上腺素，以防吸收而诱发肝血流量减少，有时即使心排血量和动脉压不变，肝血流量仍会较大幅度下降。缺氧、二氧化碳积蓄或呕吐，均可能导致肝灌注下降，因此术中要保证患者通气正常，避免缺氧和二氧化碳积蓄。镇痛、镇静药尽量选择对血流动力学影响小的药物，避免引起低血压，造成肝灌注下降，要谨慎选择肌松药，肝功能衰竭患者可考虑首选顺阿曲库铵，其药效与维库溴铵和罗库溴铵相近，在运动终板上与胆碱能受体结合，以拮抗乙酰胆碱的作用，从而产生竞争性的神经肌肉传导阻滞作用。超量补液是肝功能不全患者的大忌，易诱发急性呼吸窘迫综合征（acute respiratory distress syndrome，ARDS）乃至多脏器功能衰竭。在维持灌注的前提下减少补液，则危害较小，但应注意灌注不足。围术期的肝脏保护，关键在于维持足够的肝灌注和心功能。

加强手术中监测与调控，对于提高临床麻醉质量，保障患者安全，防止发生麻醉意外极其重要。另外，糖尿病患者术中需做动脉血气分析；肝功能不全者、手术时间长等患者术中可做血气分析。常规椎管内麻醉术中监测包括血压、心率、心电图、呼吸频率、SO_2；气管插管全身麻醉还需监测$PETCO_2$、气道压、潮气量、分钟通气量、麻醉气体浓度。

第五节
术中常见并发症及处理

PTCSL术中可能会出现一些与生命体征相关的并发症，有些是麻醉原因造成的，有些是外科手术操作造成的，及时发现和处理非常重要。

一、低血压和心率下降

通常维持平均动脉压至少不能低于基础值的20%，对于术前有心肌缺血病史、肾功能不全患者尤其重要。术中出现低血压主要包括以下原因。

（1）胸段椎管内麻醉引起交感神经广泛阻滞，静脉回流减少，心排血量降低导致血压下降，同时伴心率下降，麻醉平面尚未固定，患者就由仰卧位转为俯卧位时，更易出现低血压，严重时血压过低可引起脑供血不足而出现恶心、呕吐、面色苍白、躁动不安等症状。心率下降是由于交感神经部分被阻滞，迷走神经呈相对亢进所致。处理上首先考虑补充血容量，输注500~1000 mL晶体或胶体液可对抗血管扩张导致的血容量相对不足。进行扩容和调整体位后血压仍不能上升，应使用血管加压药，麻黄碱是最常用的药物；心率缓慢者可考虑静脉注射阿托品。麻醉平面固定后患者从截石位转为俯卧位时，血流动力学改变不明显。俯卧位后，再次复测麻醉平面以决定是否需追加局部麻醉药量，以满足手术要求。

（2）气管插管全身麻醉中麻醉过深也可导致血压下降，需予以调整麻醉深度并适当扩容。

（3）出血过多也可导致血压下降。手术过程中，应注意观察冲洗液的量、颜色，估计出血量。若考虑存在术中出血则应给予止血药和扩容治疗，严重者应终止手术，必要时适当使用升压药及输血，并根据情况考虑进一步治疗，如行血管栓塞或开放手术止血。

（4）胆心反射。手术过程中，特别是手术穿刺放置造瘘鞘时易引起胆管的迷走神经反射，造成血压、心率下降，严重者可因反射性冠状动脉痉挛导致心肌缺血、心律失常，甚至心搏骤停等现象，通常使用小剂量麻黄碱或阿托品即可改善。

二、呼吸抑制

呼吸抑制主要发生在椎管内麻醉中，其主要原因是手术体位要求俯卧位，腹部垫高，膈肌上移，对患者呼吸存在一定的影响：若麻醉平面过高，胸段脊神经阻滞引起肋间肌麻痹，呼吸抑制加重，严重时患者潮气量减少，咳嗽无力，不能发声，甚至发绀。术中应将头偏向一侧，面罩辅助呼吸，迅速有效吸氧，并维持血流动力学稳定。如果发生全脊麻导致呼吸停止、血压骤降或心搏骤停，应立即转为仰卧位，采取气管内插管人工呼吸、维持循环等措施进行抢救。对存在肺功能不全或体型特别肥胖的患者行PTCSL时，选择气管插管全身麻醉为宜，避免术中出现呼吸抑制。

三、恶心、呕吐

恶心、呕吐的常见诱因包括：①低血压，脑供血不足引起脑缺氧；②迷走神经功能亢进，胃肠蠕动增加；③手术牵引内脏引发副交感反射。一旦出现恶心、呕吐，应检查是否有麻醉平面过高、血压下降，并采取相应措施。必要时可考虑使用镇吐药物，如托烷司琼等。

四、术中寒战

术中寒战应首先考虑是否由局部麻醉药的毒性反应所致；其次考虑胆管内结石合并感染基础上快速灌注冲洗造成肝内压升高，细菌或毒素进入血液，即菌血症或毒血症的可能。术前血常规提示有白细胞升高，需考虑患者存在感染性结石的可能性大，手术开始前可预防性使用抗生素和激素。在行PTCSL时，应考虑到部分冲洗液会被吸收，当冲洗液用量 > 3 000 mL时，应给予20 mg呋塞米，防止外渗。

另外，术中寒战可能与长时间冲洗引起患者体温下降有关，最好给予温灌洗液，并注意室温不要太低。气管插管全身麻醉患者，由于使用了肌松药，术中不会出现寒战，容易忽略对患者感染情况的观察，术后可能出现严重的感染性休克。

五、冲洗液外渗

PTCSL术中需要液体加压不断地冲洗，易造成部分冲洗液进入腹膜后和肾周，形成积液。若造瘘鞘脱出肾脏，外渗会更严重，椎管内麻醉患者常主诉穿刺侧肝区胀痛感，严重者出现呼吸困难。少量冲洗液外渗可给予呋塞米处理，严重者应尽快终止手术，选择分期手术。积液严重者可在超声引导下行穿刺引流，并注意血电解质的改变，及时处理。

低钠血症在肝硬化患者中会缓慢进展，并与疾病的发展平行，通常无须纠正。若血钠水平 < 120 mmol/L 或出现神经系统症状，则应缓慢予以纠正，以免发生脑桥中央髓鞘溶解。

低钾血症和代谢性碱中毒可伴随肝脏疾病发生，并可能引发或加剧肝性脑病。术前应纠正低钾血症，并应设法通气以达到潮气末二氧化碳正常。

六、邻近脏器的损伤

邻近脏器的损伤主要指胸膜、肠、脾等损伤。手术穿刺肋间位置过高容易出现气胸，椎管内麻醉患者表现为气促、呼吸困难、烦躁不安、患侧呼吸音减弱、SO_2下降，此时应终止手术，改为平卧位，吸氧，严重者行胸腔闭式引流。术中腹腔穿破易出现腹水，椎管内麻醉患者常主诉腹部胀痛感，严重者出现呼吸困难；气管插管麻醉患者术中注意腹部变化，轻者可予呋塞米处理，严重者可在超声引导下行穿刺引流，并注意血电解质的改变，及时处理。若考虑有腹腔脏器的损伤应终止手术，稳定呼吸、循环，请专科会诊。

七、气管导管脱出

气管插管全麻的患者手术过程中体位从截石位转为俯卧位时，应特别注意呼吸道的管理，气管插管不宜过浅，也不能太深，导管的固定要牢靠，避免导管脱出或扭折。在改变体位前后都要听诊以确保导管位置正确。麻醉期间应监测有效通气量、气道压、$PETCO_2$及SO_2，如发生通气不足、气道压过高或氧合障碍，应迅速查明原因，排除导管脱出、过深或扭折，或因患者的体位发生改变而严重限制胸廓的扩张等。

八、低体温

持续生理盐水灌注容易出现低体温，应监测术中体温，特别是患者合并寒战时耗氧量增加3倍以上，要及时采取保暖措施并处理寒战，防止由此引起的肌强直、躁动不安及低氧血症。因此PTCSL术中保暖很重要。

九、软组织或外周神经损伤

麻醉和手术期间，应经常检查患者的体位有无变化、支撑点是否改变、有无压迫易损部位或器官（如眼球）等，以免发生严重并发症。截石位时避免脚架过高，脚架上应垫一软垫，防止腓总神经损伤或动静脉栓塞；俯卧位时应注意眼球或眶上神经的压迫；患者双手需举高放在头两侧时，注意避免臂丛神经因过度外展而损伤；手术时头低时间过长容易引起颈部和面部充血、水肿。

第六节

术后麻醉处理

一、术后疼痛的治疗

经皮经肝胆道镜取石术创伤小于传统开放手术，但创伤还是不可避免的，尤其是术后留置造瘘管的患者疼痛症状更为明显。另外，术中部分冲洗液的外渗也会加重疼痛不适。研究证明，术后疼痛会对患者产生十分不利的影响，而完善的术后镇痛能使患者早期下床活动，减少下肢静脉血栓及肺栓塞的发生，也可促进胃肠功能的早期恢复，从而减少手术并发症。因此，必须重视术后镇痛并努力提高临床镇痛治疗的水平。PTCSL后可以采用患者自控镇痛（PCA），按照实施途径分为硬膜外自控镇痛（PCEA）、静脉自控镇痛（PCIA）。PCEA以罗哌卡因（0.125 mg/mL）+复合舒芬太尼（0.4 pg/mL）稀释至100 ml，背景输注量2 mL/h，自控输注量0.5 mL/次，锁定时间15 min。PCIA常用药物包括：①非甾体抗炎药（NSAID），如双氯芬酸、氯诺昔康（可塞风）等，虽镇痛强度弱，但对小创伤手术的术后镇痛效果良好。其主要副作用是胃肠道反应、血小板功能异常、肝肾损伤等。②阿片类镇痛药，如吗啡、哌替啶、芬太尼类等，镇痛效果好。呼吸抑制是阿片类药物最严重的副作用，其他的副作用还包括恶心、呕吐、瘙痒和便秘等。③非阿片类中枢性镇痛药，如曲马多等，镇痛强度约为吗啡的1/10，很少引起不良反应。

尿潴留是常见的硬膜外镇痛的不良反应，硬膜外镇痛的患者可于术后留置导尿管；阿片类药物也会引起尿潴留。瘙痒是硬膜外给予阿片类药物时常见的不良反应，可使用抗组胺药物缓解。恶心、呕吐与手术及使用阿片类药物有关，可在PCA药液中适量加入氟哌利多予以缓解。眩晕、头昏主要由镇静药物引起。

二、术后恶心、呕吐

恶心、呕吐是常见的术后并发症，可使患者的术后恢复期满意度下降。恶心、呕吐不是单一的症状，它包括了恶心、干呕、呕吐由轻至重的一系列症状。这些症状既可同时或相继发生，又可各自单独发生。恶心、呕吐多发生于术后24 h内，其机制复杂，涉及多巴胺、5-HT、阿片及胆碱能等多种受体，并与患者的年龄、性别、体型、手术部位、麻醉方法等多种因素有关。持续术后恶心、呕吐可导致进一步的不良后果，如误吸性肺炎、脱水、电解质紊乱、伤口裂开、住院时间延长等，甚至威胁患者生命。有研究认为，地塞米松与格拉司琼联合应用能产生协同作用，有效地降低术后恶心、呕吐的发生率。托烷司琼、阿扎司琼也能降低术后恶心、呕吐的发生率。

三、术后感染性休克

肝内胆管结石患者部分为感染性结石。他们术前或许有感染的表现，如发热、寒战，部分只是表现为尿白细胞阳性，甚至部分患者术前没有任何表现。感染性胆管结石的患者可于术前常规行抗生素治疗，术中可使用地塞米松。笔者所在医院于2008年曾出现11例感染性休克的胆管结石患者，他们于术中或术后出现寒战、体温升高、血压降低、心率上升等症状，复查血常规白细胞上升，中性粒细胞比例增高，部分患者出现凝血功能异常，考虑是由感染所致。

感染性休克处理原则：①积极治疗原发病，迅速控制感染。大剂量使用强效、广谱、对病原微生物敏感的抗生素，一般应两种以上抗生素同时静脉滴注。②抗休克治疗，补充血容量时，应先晶体液后胶体液，先快后慢。休克患者会合并酸中毒，高热时更为严重，纠正酸中毒时应兼顾保护心功能。一般采用4%~5%碳酸氢钠，轻度休克者400 mL/d，重症休克者600~900 mL/d，可根据血液pH的变化调整用量，避免微循环淤滞。③维护重要脏器的功能，包括防治心功能不全、肺水肿、肾功能损害等。

四、术后认知功能障碍

术后认知功能障碍（postoperative cognitive dysfunction，POCD）是指术前无精神异常的患者受围术期各种因素影响，术后出现大脑功能紊乱，导致认识、情感、行为和意志等精神活动不同程度的障碍。目前多数研究认为术后可发生一过性（术后1~7日）认知功能降低，部分存在远期（1~6个月）认知功能恶化。POCD会延长患者住院天数，增加住院费用，甚至危及患者生命，给患者和家人带来不便。

1. 经皮经肝胆道镜取石术患者手术后出现认知功能障碍的主要原因

（1）手术因素。PTCSL手术过程需要大量冲洗液，易导致低体温，发生低血压和呼吸受限，导致低氧血症。手术医生行肝穿刺的时候容易刺激迷走神经，引起反射性心动过缓。研究发现，术中低血压会增加术后心理和精神损害的风险；低氧血症是导致POCD的原因之一，中枢神经细胞对缺氧十分敏感，轻度缺氧可导致神经递质释放减少。

（2）麻醉药物的影响。研究发现全身麻醉药物作用于发育中的大鼠后，可产生神经元毒性作用，诱发炎性细胞因子释放，使脑部神经元凋亡。PTCSL术前应用咪达唑仑可产生明显的遗忘效应，阿托品可使患者回忆数字的能力明显降低，苯二氮䓬类可明显影响认知功能，异丙酚和异氟醚麻醉均可影响患者神经系统。术后应用的镇痛泵也会产生一定的不良反应，笔者所在医院术后镇痛药物多为曲马多或氯诺昔康，其中曲马多用药后发生的不良反应包括情绪改变（通常是兴奋）、活动力改变、抑郁，以及认知及感觉能力改变（如决策行为、感觉障碍）。氯诺昔康的不良反应包括瞌睡、眩晕、感觉异常等，停用镇痛泵后患者症状自动消失。

（3）酸碱失衡、水电解质紊乱。PTCSL手术过程中所使用的冲洗液，可导致水电解质紊乱。部分患者术前存在肾功能不全，合并代谢性酸中毒和水电解质紊乱。若术后没有及时纠正酸碱失衡和水电解质紊乱，容易导致精神紊乱。

2. 处理

（1）加强围术期管理。术前纠正水电解质紊乱和酸碱失衡，纠正低蛋白血症和低氧血症，加强术前心理辅导。

（2）加强术中麻醉管理，保持呼吸通畅、循环稳定，维持机体内环境稳态。

（3）应用催眠镇静药，可选择对血压影响较小或对心脏副作用较小的苯二氮䓬类药物。对于术后数月内仍出现精神异常、精神障碍、健忘综合征、不同程度的人格改变的患者，可以给予氯丙嗪、阿米三嗪萝巴新（都可喜）治疗，症状会逐渐好转。

（4）吸氧、检测血氧饱和度，避免低氧血症，维持$SO_2 \geqslant 95\%$。

（5）严密监测生命体征变化，精心细致地护理，防止意外伤害的发生。

（莫仲翘　董庆龙）

▶ **参考文献** ◀

[1]GERGES C, VÁZQUEZ A G, TRINGALI A, et al. Percutaneous transhepatic cholangioscopy using a single-operator cholangioscope (pSOC), a retrospective, observational, multicenter study[J]. Surg Endosc,2021,35(12):6724-6730.

[2]LORIO E, PATEL P, ROSENKRANZ L, et al. Management of hepatolithiasis:review of the literature[J]. Curr Gastroenterol Rep,2020,22(6):30.

[3]中华医学会麻醉学分会老年人麻醉与围术期管理学组,国家老年疾病临床医学研究中心,国家老年麻醉联盟.中国老年患者围手术期麻醉管理指导意见:2020版(一)[J].中华医学杂志,2020,100(31):2404-2415.

[4]PEDEN C J, AGGARWAL G, AITKEN R J, et al. Guidelines for perioperative care for emergency laparotomy Enhanced Recovery After Surgery (ERAS)society recommendations:part1-preoperative:diagnosis, rapid assessment and optimization[J]. World J Surg,2021,45(5):1272-1290.

[5]NOVO MARTÍNEZ G M, BALLESTEROS POMAR M D, SIERRA VEGA M, et al. Nutritional screening in hospitalized patients with vascular disease - the relationship of nutritional risk with

clinical and economic outcomes in a surgery department[J]. Nutr Hosp,2021,38(3):252-532.

[6]WHELTON P K, CAREY R M, ARONOW W S, et al. 2017 ACC/AHA/AAPA/ABC/ACPM/AGS/APhA/ ASH/ASPC/NMA/PCNA guideline for the prevention, detection, evaluation, and management of high blood pressure in adults:executive summary:a report of the American College of Cardiology/American Heart Association Task Force on Clinical Practice Guidelines[J]. Circulation,2018,138(17): e426-e483.

[7]SHINOZAKI K, KAWAMAE K. Preanesthetic evaluation, preparation and prognostic prediction for chronic obstructive pulmonary disease (COPD)[J]. Masui,2010,59(7):827-832.

[8]GUPTA H, GUPTA P K, FANG X, et al. Development and validation of a risk calculator predicting postoperative respiratory failure[J]. Chest,2011,140(5):1207-1215.

[9]LEVEY A S, ECKARDT K U, TSUKAMOTO Y, et al. Definition and classification of chronic kidney disease:a position statement from Kidney Disease Improving Global Outcomes (KDIGO)[J]. Kidney Int,2005,67(6):2089-2100.

[10]REDDY S S, CIVAN J M. From child-pugh to model for end-stage liver disease:deciding who needs a liver transplant[J]. Med Clin North Am,2016,100(3):449-464.

[11]BANERJEE S, ANGIOLILLO D J, BODEN W E, et al. Use of antiplatelet therapy/DAPT for post-PCI patients undergoing noncardiac surgery[J]. J Am Coll Cardiol,2017,69(14):1861-1870.

[12]中华医学会麻醉学分会老年人麻醉与围术期管理学组.国家老年疾病临床医学研究中心.国家老年麻醉联盟.中国老年患者围手术期麻醉管理指导意见:2020版(三)[J].中华医学杂志,2020,100(34):2645-2651.

[13]中华医学会外科学分会胆道外科学组,中国医师协会外科医师分会胆道外科医师委员会.胆道镜临床应用专家共识:2018版[J].中国实用外科杂志,2018,38(1):21-24.

[14]SHANDER A, LOBEL G P, MATHEWS D M. Brain monitoring and the depth of anesthesia:another goldilocks dilemma[J]. Anesth Analg,2018,126(2):705-709.

[15]MACKENZIE K K, BRITT-SPELLS A M, SANDS L P, et al. Processed electroencephalogram monitoring and postoperative delirium:a systematic review and meta-analysis[J]. Anesthesiology, 2018,129(3):417-427.

[16]中华医学会麻醉学分会老年人麻醉与围术期管理学组.国家老年疾病临床医学研究中心.国家老年麻醉联盟.中国老年患者围手术期麻醉管理指导意见:2020版(二)[J].中华医学杂志,2020,100(33):2565-2578.

[17]广东省药学会.围手术期血压管理医-药专家共识[J].今日药学. 2019. 29(5):289-304.

[18]MENG L, YU W, WANG T, et al. Blood pressure targets in perioperative Care[J]. Hypertension, 2018,72(4):806-817.

[19]SESSLER D I. Perioperative thermoregulation and heat balance[J]. Lancet,2016,387(10038):2655-2664.

[20]YI J, LEI Y, XU S, et al. Intraoperative hypothermia and its clinical outcomes in patients undergoing general anesthesia:national study in China[J]. PLoS One,2017,12(6):e0177221.

[21]ARGOFF C E. Recent management advances in acute postoperative pain[J]. Pain Pract, 2014,14(5):477-487.

[22]MUNK L, ANDERSEN G, MØLLER A M. Post-anaesthetic emergence delirium in adults:incidence, predictors and consequences[J]. Acta Anaesthesiol Scand,2016,60(8):1059-1066.

第十三章

经皮经肝硬质胆道镜取石术手术体位

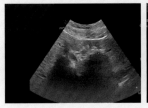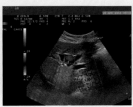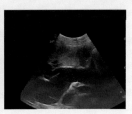

经皮经肝胆道镜技术是由日本学者Takada T 1974年首先运用到临床，目前在日本较多应用于胆管结石、肝内胆管狭窄及肝胆恶性肿瘤的诊断和治疗。国内是由北京医科大学第一医院张宝善教授于1985年率先引进推广，随后在我国各地逐步开始应用并不断改良，从两步造瘘法过渡至一步造瘘法，进一步缩短了住院时间，而手术并发症并无增加。

经皮经肝Ⅰ期胆管造瘘联合胆道镜取石术通常在气管插管全身麻醉下进行，穿刺点相对固定，一般选择在剑突下及右侧季肋区肋间隙，所以体位也相对固定、舒适。

第一节
仰卧左倾位

仰卧左倾位（图13-1）是PTOBF取石术的首选体位。患者脱去上衣，仰卧于防水巾上，双腿伸直，右侧肩部到腰部用长拱形硅胶垫垫高身体向左倾，硅胶垫不超过脊中线，使躯干与手术床成15°，注意颈部不能悬空，双上肢收拢在躯干两旁，将右侧腋中、腋后线肋间区域显露在手术野。铺巾及贴防水膜时，要显露的区域：上方为乳头连线，下方至脐水平，左侧至左锁骨中线，右侧至右腋后线。

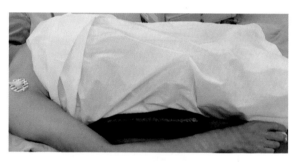
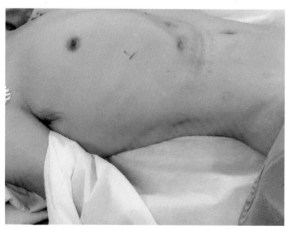

图13-1　仰卧左倾位

优点

（1）该体位能充分显露左、右肝区，适用于几乎所有左、右侧肝内胆管穿刺取石。

（2）右侧躯干垫高后，右肝区操作空间更大、更灵活，使术者在腋中和腋后线穿刺、瘘道扩张以及取石时更方便，不受右上肢影响。

（3）双上肢收拢于躯干两旁，而非外展位，更方便术者站位，在经皮经肝胆道镜胆总管探查取石时尤为重要。

（4）右侧躯干垫高后，右上肢自然下垂于手术床上，充分暴露了右侧肝区，拉开了右侧肝区与右上肢的距离，防水膜更容易贴合，防水效果好。

（5）术后无褥疮，患者无肌肉或关节酸痛感。

第二节
仰 卧 位

患者仰卧于手术床防水巾上，双上肢收拢在躯干两旁，将上腹剑突下区域及右侧季肋区域显露在手术野。消毒、铺巾及贴防水膜时，要显露的区域包括：上方为乳头连线，下方至脐水平，左侧至左锁骨中线，右侧至右腋后线。

一、优点

（1）该体位为自然仰卧位，各肢体肌肉放松，术后患者感觉舒适，尤其适合左侧肝区剑突下穿刺。

（2）主要用于PTCD，尤其是局部麻醉下经皮经肝穿刺胆管引流。

（3）对于右后叶及胆总管方向取石较为方便，而对于右前叶结石可通过调整手术床方位以方便取石。

二、缺点

（1）灵活性差，右肝季肋区由于右上肢的影响，显露面小，如左侧穿刺困难，需在右侧肝区寻找穿刺入路时可能受到一定影响。有时候需重新调整体位。

（2）由于没有背垫，右侧肋间隙没有充分张开，间隙狭小，扩张瘘道及硬质胆道镜探查取石时易受肋间隙影响而使操作困难。

（3）右侧穿刺入路时，胆道镜受右侧上肢影响，操作幅度受限，不利于充分探查左侧肝内胆管及胆总管，尤其对于复杂肝胆管结石患者。

经皮经肝Ⅰ期胆管造瘘联合硬质胆道镜取石术虽然不是常规开腹手术，但手术体位同样重要，相同的穿刺路径在不同的体位下效果完全不一样，选择合适的体位，可以事半功倍，避免了建立多通道取石，增加创伤。另外，不恰当的手术体位还可能会影响术者的操作。

（范锦明　朱灿华）

▶ **参考文献** ◀

[1]NIMURA Y.Percutaneous transhepatic cholangioscopy(PTCS)[J]. Stomach and Intestine, 1981, 16(4): 681–689.

[2]JAN Y Y, CHEN M F. Percutaneous trans–hepatic cholangioseopic lithotomy for hepatolithiasis long–term results[J]. Gastrointest Endosc, 1995, 42(1):1–5.

[3]YEH Y H, HUANG M H, YANG J C, et al.Percutaneous trans–hepatic cholangioscopy and lithotripsy in treatment of introhepatic stones : a study with 5–year follow–up[J]. Gastrointest Edosc, 1995 , 42(1):13–18.

[4]JENG K S, CHOIANG H J, SHIH S C. Limitation of percutaneous transhepatic cholangios copy(PTCS) in the removal of complicated biliary calculi[J]. World J Surg, 1989 , 13(5):603–610.

[5]HUANG M H, KER C G. Ultrasonic guided percutaneous transhepatic bile drainage for cholangitis due to intrahepatic stones[J]. Arch Surg, 1988, 123(1):106–109.

[6]滕兴玲,咸继芹,王秀玲,等.影响患者术中舒适的相关因素研究[J].齐鲁护理杂志,2000,6(3):166–168.

[7]孙燕飞.中上腹部手术患者术后舒适度影响因素及护理的研究[J].吉林医学,2012,33(30):6683.

[8]张美仪,孙红玲,张新洽.改良的经皮经肝胆道镜治疗肝内胆管结石的手术护理配合[J].全科护理,2014,12(32):3024–3025.

第十四章

经皮经肝硬质胆道镜取石术的入路选择

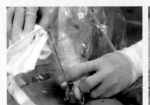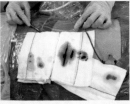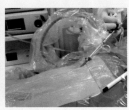

经皮经肝胆道镜取石术适应证广，创伤小，是复杂肝胆管结石的主要治疗手段，手术的主要目的是取净结石、通畅引流、解除狭窄；肝内胆管分支多，空间分布复杂，各胆管间的空间角度不一，合并狭窄时镜下胆管的辨认困难，所以PTOBF的关键是制定合理、科学、可行的穿刺入路，然后精准施行。肝脏分8段，每个肝段胆管都有亚段胆管，每一个穿刺的入路必须能探查大部分胆管，取出大部分或全部结石，如果手术入路不能全面探查肝内胆管，为取净结石，则需要建立多通道，通道越多，手术并发症风险越高，所以应尽量选择最优手术入路，减少不必要的穿刺。由于肝具有一定的柔韧度，一般来讲，胆道镜在胆管内走行探查的角度接近180°，即在一个平面内两侧各能探查90°的范围。因此，左肝入路基本可以探查右肝内胆管，多数情况下也可以进入胆总管，Ⅴ段除外；右肝入路基本可以探查左肝内胆管、尾状叶胆管和胆总管，但左肝Ⅳ段胆管除外。所以，通过左肝入路、右肝入路、双侧交叉入路及补充入路基本可以覆盖肝内所有胆管。

第一节
左 肝 入 路

一、特点

左肝入路主要指穿刺左肝内胆管成功后建立的取石通道，是常用的穿刺入路。靶胆管可以是Ⅱ段、Ⅲ段、Ⅳ段胆管，也可以是Ⅱ段与Ⅲ段胆管汇合处，还可以是左肝管。穿刺点不固定，通常位于剑突下，有时候由于右肝萎缩或右肝切除，左肝增生肥大转位到右侧季肋区，穿刺点也可位于右侧季肋区肋间隙。剑突下穿刺点位于双侧肋弓之间，空间大，无骨性结构阻挡，无肺脏气体影响，该入路穿刺难度低，安全性高，取石操作方便，是常用的入路（图14-1）。

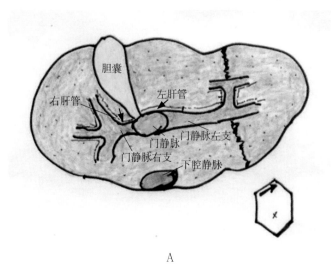
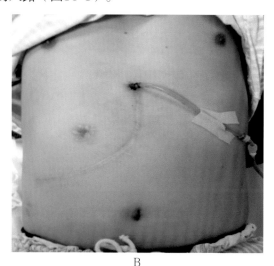

A   B

图14-1　左侧穿刺入路，胆管位于血管背侧
A：左肝入路解剖示意；B：左肝入路穿刺点。

二、解剖

左肝叶位于膈下，下缘可至剑突下，左外叶位于左膈下，向左上腹延伸，部分可延伸至左侧季肋区、脾上方，也叫"獭尾肝"；左内叶位于镰状韧带右侧，大部分被右侧肋弓或右侧季肋区覆盖，在肝内，胆管与门静脉、门动脉走行在同一Glisson鞘内，左肝内胆管通常位于门静脉背侧，Ⅱ段与Ⅲ段汇合胆管位于门静脉矢状部左侧。Ⅲ段胆管分为Ⅲa亚段、Ⅲb亚段，Ⅲa亚段与左外叶走行平行，穿刺建立通道后能直达肝门区胆管；Ⅲb亚段胆管是往足侧方向，该入路建立的通道，需克服多个转角才能探查右侧胆管，角度偏大，故一般选择Ⅲa亚段胆管作为左肝入路的首选靶胆管。Ⅱ段胆管偏后上，位置深在，邻近左肝静脉，穿刺时需经过Ⅲ段肝叶才能进入Ⅱ段胆管，路径较长，手术风险相应增加。另外，对于有左肝外叶或左半肝切除手术史的患者，需注意避开胃肠道，必要时选择其他穿刺入路。

三、穿刺技巧

穿刺时可采用腹部凸阵探头，调整增益及深度，放大图像，必要时应用彩色多普勒血流成像（CDFI）鉴别血管。探头在剑突下横切或向头侧斜切，寻找靶胆管，一般以门静脉矢状部为参考标志，矢状部左侧为左外叶胆管，位于图像腹侧为Ⅲ段，背侧为Ⅱ段。探头尽量与右侧肋弓平行，指向第一肝门穿刺；尽量选用穿刺架，呼吸控制下穿刺。如常规定位无法避开血管，必要时可拆卸穿刺架，徒手调整穿刺针位置。不管是铸型结石还是胆管积气，穿刺成功的标志是能抽出胆汁或胆泥，才可进行下一步操作。否则容易形成假道或损伤肝内血管。

四、镜下胆管鉴别

按照穿刺成功后穿刺的深度进行瘘道扩张后，主要通过胆道镜下所见判断鞘管是否进入胆管。

硬质胆道镜跟随导丝进入鞘管探查，如果看到的是光滑的肝包膜，随呼吸摆动，说明鞘管在肝包膜外，还没进入肝实质；如果鞘管已进入肝内，但未到胆管，胆道镜下可以看到鱼肉样棕黄色肝组织；如果鞘管在胆管壁外，未完全进入胆管，胆道镜在鞘管末端灌水时可见管道呈梭形裂隙样开口，并可看到胆汁或结石涌出，表明鞘管与胆管只差一步之遥，重新放入筋膜扩张器，把鞘管送进胆管即可。确认鞘管进入胆管的标志是胆道镜看到光滑的胆管黏膜或大量结石；当只看到结石时，要取出一部分结石才能确定鞘管是否完全进入胆管，只有当鞘管完全进入胆管后才能撤走导丝。鞘管进入胆管后，关键要"心随胆道镜走"，往前走就是左肝管，然后是左、右肝管汇合处，把胆道镜视窗当作钟盘，9点方向是胆总管，1~2点方向是右肝管，每个胆管都需要探查，必要时联合超声技术引导硬质胆道镜取石。

第二节

右 肝 入 路

一、特点

右肝入路主要指穿刺右肝内胆管成功后建立的取石通道，可以将Ⅵ段、Ⅶ段、Ⅷ段胆管及其亚段胆管，右前、右后支及右肝管作为靶胆管穿刺。穿刺点不固定，通常位于右侧季肋区第5~8肋间隙（图14-2）。由于在肋间隙穿刺，受肋间隙的宽窄影响，有时候探头不能做太大的摆动，另外胆道镜在肋间隙摆动也容易受限。但右肝入路，尤其是Ⅷ段胆管穿刺入路容易进入胆总管探查取石，所以对于胆总管、左肝结石常首选Ⅷ段作为穿刺入路。该入路有肋骨限制，且邻近肺脏，穿刺时应注意避免穿透肋骨或贯穿膈肌及肺脏；女性患者该穿刺入路受乳房影响，或乳房对取石术后留置的导管产生牵拉或压迫，疼痛感明显，所以该入路难度相对较高，并发症相对较多。

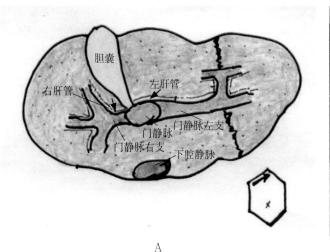
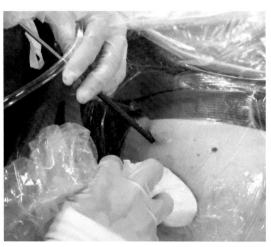

A   B

图14-2　右侧穿刺入路，胆管位于血管腹侧

A：右肝入路解剖示意；B：右肝入路穿刺点。

二、解剖

右肝叶位于膈下，下缘至右侧肋弓，被右前肋覆盖，膈上是肺脏，穿刺时容易受肺脏影响，尤其穿刺右前上胆管时应注意避免损伤；右肝内胆管与门静脉分支走行在同一Glisson鞘内，胆管位于血管前方，Ⅷ段胆管穿刺相对容易，风险低，但瘘道扩张时要注意控制深度，避免贯穿胆管后损伤其后的门静脉，造成大出血。穿刺建立通道后能直达肝门区胆管，几乎可直线进入胆总管探查取石，且较易进入左肝内胆管及右后叶胆管；Ⅵ段胆管有3个亚段胆管，穿刺相对容易，但由于要向头侧走才能进入右肝管，然后再拐进胆总管，往往角度过大无法进入胆总管，但位置相对低，一般不会损伤膈肌及肺脏。右前支、右后支及右肝管为一、二级胆管，位于肝门，胆管相对较粗，容易穿刺，对于单纯胆总管结石可以作为首选，但位置深在，穿刺时应注意避免损伤肝动脉及穿刺到肝外胆管，增加并发症。

三、穿刺技巧

穿刺时可采用凸阵探头，调整增益及深度，尽量放大图像，必要时应用CDFI鉴别血管。探头在右侧肋间隙平行于肋骨扫查，寻找靶胆管，一般以门静脉右支为参考标志，胆管位于血管前方，追踪寻找相应胆管，指向第一肝门穿刺。穿刺时要避开肺脏，肺脏气体以下2cm穿刺是安全的；在特殊情况需行肋膈角穿刺时，有可能贯穿肋膈窦再进入肝内胆管，此时应尽量避免损伤肺脏，可选用穿刺架、呼吸控制下穿刺。如常规定位无法避开血管，必要时可拆卸穿刺架，徒手调整穿刺针位置。穿刺成功置入导丝时，探头可在剑突下或肋缘下扫查，确定导丝走行在胆管内。

四、镜下胆管鉴别

按照穿刺成功后穿刺的深度进行瘘道扩张，进入胆管前的图像与左肝入路一样。进入胆管后，首先要明确探头所在的位置，准确判断靶胆管，然后再往前推进，如穿刺Ⅷ段胆管，往前走是右肝管，继续向前就是胆总管，进入胆总管后可观察到胆管内无分支可资鉴别，边退边在9点方向观察，看到的开口就是左肝管，进入左肝管后可看到1点方向是Ⅲ段胆管，7点方向是Ⅱ段胆管。往回退时在左、右汇合处可见到2个尾状叶胆管开口，正常为针眼大小。根据右后叶的走行位置不同，右后叶开口可能在胆道镜9点或4~5点方向，必要时联合超声技术，引导硬质胆道镜取石。

第三节
双侧交叉入路

经皮经肝胆道镜取石术的原则是用最少的通道取净结石，但对于复杂的病例，尤其是铸型结石或弥漫性结石，每一支胆管都有结石，往往单一的通道难以取出所有结石，造成结石残留，需要建立多个经皮经肝通道。

术前通过CT图像的三维重建、透明化处理，并把肝内管道用不同颜色显示出来，可了解结石的分布，有无胆管狭窄，对于制订穿刺入路方案有重要意义。

根据上述左、右肝入路的特点，左肝入路无法取出左外叶结石；右肝入路无法取出穿刺胆管的结石，所以左、右两个入路联合，互相交叉取石，取长补短，是治疗复杂肝内胆管结石最常用的方法，通过双通道几乎可以取净肝内胆管结石（图14-3）。Ⅱ期取石时可通过超声导航，必要时补充穿刺取石。

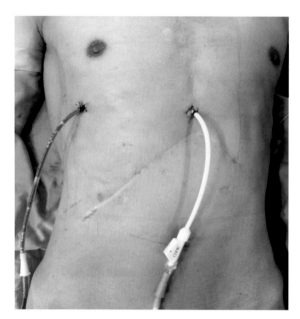

图14-3　双侧交叉入路取石术后留置双侧引流管

第四节
补 充 入 路

肝内胆管树复杂，结石分布多样，尤其对铸型结石患者，常规的左肝入路、右肝入路及双侧交叉入路难以完全清除所有胆管结石，可通过补充入路来取出，包括Ⅰ段（尾状叶）、Ⅳ段、Ⅴ段胆管结石。补充入路无固定穿刺点，只要有安全穿刺路径即可。

一、尾状叶胆管结石

（一）特点

尾状叶胆管分为右支、左上支、左下支、突起支。右支多汇入右肝管或右后叶支；左上支及左下支多汇入左肝管；突起支多汇入右支后，共同汇入右肝管或右后叶。常规右肝入路可探查尾状叶胆管，由于尾状叶内小分支较多，角度较大，硬质胆道镜不一定能进入取石，容易造成残留结石（图14-4、图14-5）。

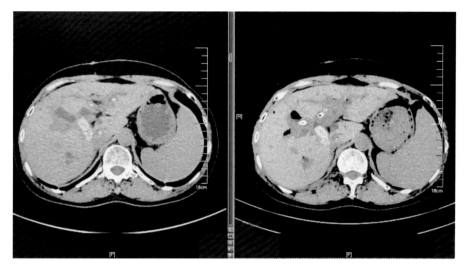

图14-4　尾状叶胆管结石残留病例一

双侧交叉入路取石术后，复查CT见尾状叶残留结石。

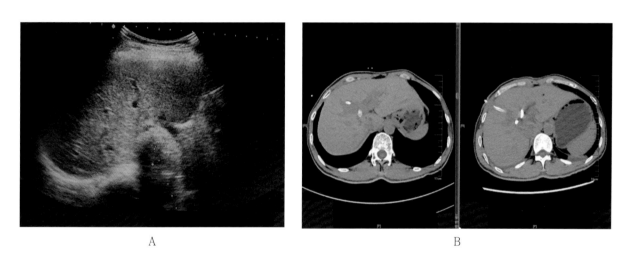

A　　　　　　　　　　　　　　　　　　　B

图14-5　尾状叶胆管结石残留病例二

A：尾状叶巨大结石；B：术后尾状叶结石残留，直接指向尾状叶穿刺取石，术后复查结石已取净。

（二）穿刺技巧

　　尾状叶胆管结石往往是铸型结石，无扩张胆管，穿刺时只能指向结石穿刺，且无固定穿刺点及穿刺路径。因尾状叶胆管位置较深，路径长，容易出现偏差，穿刺时依靠穿刺架几乎很难准确穿刺成功，可先用穿刺架把穿刺针穿进肝脏，然后卸开穿刺架，徒手调整穿刺针，指向结石穿刺，当有突破感后表明已穿刺入胆管。由于尾状叶空间小，导丝容易在该胆管内盘绕，瘘道扩张时注意导丝脱出。

二、Ⅳ段、Ⅴ段胆管结石

（一）特点

　　Ⅳ段属于左内叶胆管，分Ⅳa段、Ⅳb段，呈90°向左肝管汇入，表面被右侧肋弓覆盖，穿刺难度大，且胆管位于门静脉血管背侧，容易导致门静脉损伤出血。Ⅴ段胆管多从右前叶胆管呈90°向腹侧分出，位于肝脏边缘，入肝点无受力面，瘘道扩张难度大。这两个部位的结石不管是左肝入路还是右肝入路都难以到达。

（二）穿刺技巧

Ⅳ段、Ⅴ段结石通常是充填型结石，但不必从末梢穿刺，可从结石胆管的中间部位穿刺后向两侧取石（图14-6、图14-7）。注意避免损伤门静脉支，另外肋弓处是软骨融合部位，即使穿刺成功，瘘道扩张较困难，且术后疼痛感明显，注意避开。

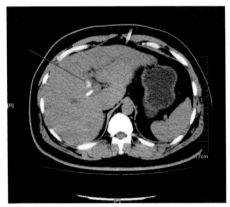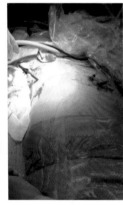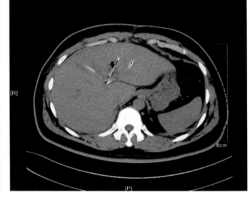

图14-6　PTOBF取石术后Ⅳ段残留结石，指向Ⅳ段结石穿刺　　图14-7　指向Ⅳ段胆管经皮经肝穿刺取石术后复查结石消失

（梁青　朱灿华）

▶ **参考文献** ◀

[1]王平,方兆山,孙北望,等.经皮肝硬镜碎石治疗肝胆管结石手术路径选择的临床研究[J].实用医学杂志,2014,30(20):3245-3248.

[2]HAYASHI N, SAKAI T, KITAGAWA M, et al. Us-guided left-sided billary drainage:nine-year experience[J]. Radiology,1997,204(1):119-122.

[3]吴春培,谢文敏,顾连兵.高强度聚焦超声治疗肝癌的麻醉和呼吸管理[J].齐齐哈尔医学院学报,2010,31(23):3747-3748.

[4]王妍亭,刘进衡,肖宏,等.腹腔镜肝左外叶切除联合不同路径置入胆道镜治疗肝内外胆管结石[J].中华普通外科杂志,2019,34(5):457-458.

[5]NIMURA Y. Percutaneous transhepatic cholangioscopy(PTCS)[J]. Stomach and Intestine,1981,16(4):681-689.

[6]CHEN C H, HUANG M H, YANG J C, et al, Reappraisal of percutaneous transhepatic cholangioscopic lithotomy for primary hepatolithiasis[J]. Surg Endosc,2005,19(4):505-509.

[7]NADLER R B, RUBENSTEIN J N, KIM S C, el at. Percutaneous hepatolithotomy:the Northwestern

University experience[J]. J Endourol,2002,16(5):293-297.

[8]KOWA A W C, WANG B, WONG D, et al, Using percutaneous transhepatic cholangioscopic lithotripsy for intrahepatic calculus in hostile abdomen[J]. Surgeon,2011,9(2): 88-94.

[9]BONNEL D, LIGUORY C, LEFEBVRE J F, et a1. Percutaneous treatment of intrahepatic lithiasis[J]. Gastroenterol Clin Biol,2001,25(6-7):581-588.

[10]JAN Y Y, CHEN M F. Percutaneous trans-hepatic cholangioscopic lithotomy for hepatolithiasis:long-term results[J]. Gastrointest Endosc,1995,42(1):1-5.

[11]刘晓洋,刘晓明,智绪亭.两种不同PTCSL路径治疗肝胆管结石的临床效果比较[J].中国现代普通外科进展,2015,18(7):530-532.

第十五章

经皮经肝硬质胆道镜取石术穿刺定位

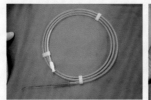 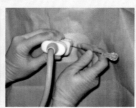 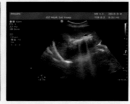

第一节

超声引导经皮经肝穿刺肝内管道的鉴别

一、肝胆管结石胆管特点

1. **靶胆管直径小** 胆管直径平均为8.6±3.8 mm，最小为2.1 mm（图15-1）。由于胆道镜顺应性及弹性较好，即使胆管直径比硬质胆道镜直径小，只要穿刺成功，硬质胆道镜可以经14F鞘管进入靶胆管进行碎石、取石，所以胆管直径不一定比硬质胆道镜大才适合经皮经肝胆管穿刺取石。甚至有时候为了制定更好的穿刺入路，提高取石效率，往往需穿刺无结石或无梗阻扩张的胆管，这样就能用最少的通道处理所有的胆管结石，如左外叶Ⅱ段、Ⅲ段胆管结石，可通过穿刺右前叶胆管，单通道即可取净结石。

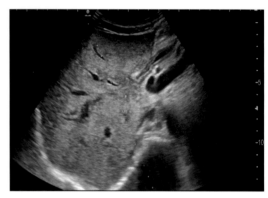

图15-1 肝内胆管直径2.1 mm

2. **胆管内情况复杂** 正常情况下很难观察到肝内无扩张的胆管，肝内胆管与肝动脉、门静脉走行在同一Glisson鞘内，如出现肝外胆管梗阻，肝内胆管均匀扩张，充填胆汁，超声检查可见管状无回声声像。但肝胆管结石患者胆管内往往有大量结石、积气、血块、感染分泌物等内容物（图15-2），所以超声声像比正常胆管复杂。

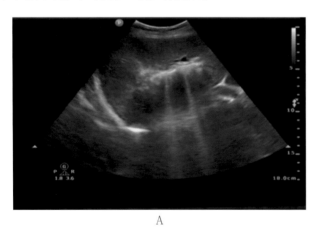

A

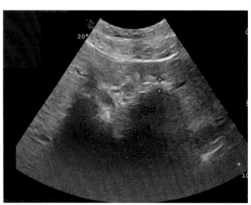

B

图15-2 胆管内容物
A：超声示胆管积气；B：超声示胆管充填型结石。

3. **胆管与血管伴行** 正常肝内胆管与肝动脉、门静脉走行在同一Glisson鞘内，管腔内均为液体时，回声差别不大，所以经皮经肝胆管穿刺时很关键的步骤就是在超声下鉴别血管与胆管。除了根据病理状态下胆管声像的特点可予以鉴别外，还可采用其他方法，如彩色多普勒血流成像，血管可表现为彩色血流图，而胆管则仍为无回声黑色管道样结构（图15-3）。但应注意，如果声束与胆管成角>60°，甚至垂直时，血管也不一定有彩色血流图。

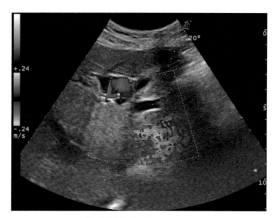

图15-3 彩色多普勒超声可见胆管与血管伴行

4. 肝脏随呼吸上下移动　肝脏借助镰状韧带、冠状韧带、三角韧带固定在膈肌上，故呼吸时会随着膈肌的活动，并随着胸腔内压变化而上下移动。这就给经皮经肝胆管穿刺带来一定难度，特别是在局部麻醉下穿刺难度更大，尤其是小直径胆管影，往往需徒手调整穿刺针进行穿刺。为避免呼吸运动影响，术中一般采取呼吸暂停后再行超声引导胆管穿刺，以提高成功率。

5. 邻近肺脏、胃肠道　肝脏毗邻右侧胸腔、膈肌、胃肠道，尤其慢性阻塞性肺病、桶状胸患者，肺下界较低，通常遮挡常规右侧肝内胆管穿刺入路，所以经皮经肝穿刺右侧肝内胆管时要避免损伤肺脏造成张力性气胸，并避免经过肋膈角进入胸腔，防止胆汁胸腔漏。部分肝叶切除的患者，胃肠道容易与创面粘连，穿刺时要注意避免损伤胃肠道，造成肠瘘等并发症。

6. 肝硬化、门静脉高压　反复胆管结石、胆管炎易进展为胆汁性肝硬化、门静脉高压或门静脉海绵样变，或造成脾功能亢进等病理生理改变。门静脉高压、血小板减少、凝血功能下降等因素可增加经皮经肝穿刺时的出血风险，导致手术失败，所以术中更应准确避开血管进行穿刺，减少穿刺次数对肝功能的损害。

二、超声影像下胆管分类

1. 可视（直接）胆管　超声下可看到肝内扩张的无回声信号的管道结构（图15-4），彩色多普勒血流成像（CDFI）显示无血流信号，是靶胆管的主要类型，见于远端胆管有梗阻、近端胆管扩张，如胆总管结石、胆肠吻合口狭窄等导致的胆管梗阻、近端胆管扩张。超声可清晰看到近端扩张的胆管，穿刺难度低，成功率高。

2. 非可视（间接）胆管　胆管被充填物（如结石、积气、血块等）所代替，未见扩张胆管，很多时候不能看到一个明确的靶点，只能根据胆管内容物的声像来判断，如强回声带

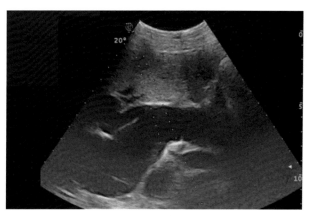

图15-4 胆管为无回声信号的管道结构

伴声影、强回声带、等回声带不伴声影等，把结石、积气、血块等当靶点（图15-5）。超声引导指向这些靶点穿刺，相当于指向胆管穿刺，因为门静脉不可能存在这些内容物。非可视胆管穿刺难度大，即使穿刺成功，也不一定能顺利抽出胆汁，而可能仅是一点胆泥、气泡或血凝块等，所以要从这些蛛丝马迹的证据中判断穿刺是否成功，然后才能置入导丝。

图15-5　非可视胆管，超声示胆管内充满结石，未见胆管

三、鉴别

1. 应用CDFI鉴别　目前的超声机器大多带有CDFI功能，通过直观的彩色血流图像鉴别胆管与血管，是最常用，也是最简单的方法。但同时也要注意CDFI容易受周围环境、呼吸、心脏搏动的干扰而出现伪像，无法鉴别出血管；此外，声束与胆管的角度也会影响血流成像，血管呈假阴性，容易误以为是胆管。

2. 肝内管道解剖位置关系　通过超声下肝内管道的解剖关系也可鉴别胆管与血管，且无须高分辨率多功能设备就能实现，但要求引导者熟悉肝脏解剖及超声图像解剖。一般情况下，左侧胆管位于同一Glisson鞘内门静脉的背侧，而右侧胆管位于同一Glisson鞘内门静脉的腹侧，或通过肝门区门静脉与胆管关系确定位置后再向末梢延伸追踪。这种方法可作为CDFI鉴别方法的补充。

3. 管道回声鉴别　高分辨率的超声设备二维图像即可清晰看到血管血流的云雾状回声在血管内流动，而胆管则为静止的无回声声像，结合解剖位置可鉴别出胆管与血管。

4. 胆管内容物鉴别　超声图像中，胆管结石可表现为强回声带伴声影；胆管积气可表现为强回声带伴彗尾，有延续性及流动性；胆管血块可表现为块状强回声带但无声影；感染絮状物可表现为等回声带或云雾状中回声带。超声图像常用于鉴别胆管与血管。

5. 穿刺回抽内容物　回抽内容物为胆汁，即可确定穿刺成功；胆泥、含气体胆汁、血块、胆汁与血的混合物等，也是穿刺成功的重要证据（图15-6）。

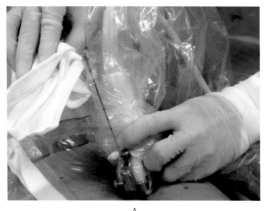
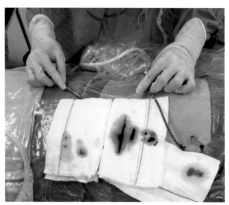

A　　　　　　　　　　　　　　B

图15-6　穿刺回抽内容物

A：穿刺针见金黄色胆汁流出；B：胆管引流管见血块伴淡黄色胆汁引出。

超声引导经皮经肝穿刺靶胆管的选择

　　应用超声引导技术制订以肝段为基础的个体化穿刺入路方案，整体规划手术布局，可提升取石效率及疗效。经皮经肝胆道镜取石术前通过CT及MRI影像资料，将肝实质、胆管结石、肝内血管进行数字三维重建，预先制订手术方案。术中根据结石的分布、胆管的走向，通过超声引导实时规划，设计单通道或多通道穿刺入路，实现个体化的取石方案。由于硬质胆道镜具有自身特性、胆管各分支之间存在一定的角度、腹壁及肝组织存在客观的阻力，因此没有一条固定的入路可以无限制地探查肝内外所有胆管并取净结石。规划入路时，只有穿刺胆管长轴与结石所在胆管所成角度<90°，胆道镜才能通过左、右侧经皮经肝通道进行扇面式探查，两侧互补取石才能实现高效、精准取石。

　　超声引导下准确选择靶胆管并实施穿刺，是经皮经肝胆道镜取石术的重要环节，也是手术安全的技术保障，符合基于肝脏解剖的精准手术理念。肝内胆管结石具有沿胆管树区段性分布的规律，一般选择左肝Ⅱ段、Ⅲ段，右肝Ⅶ段、Ⅷ段等三级或四级胆管作为左、右肝穿刺的靶胆管，也可根据病情的需要选择一级、二级胆管进行穿刺取石，但需要在经验较丰富的医师辅助下进行，否则容易出现较严重的并发症。由于超声引导技术可清晰、实时成像，操作简便，无辐射，在经皮经肝穿刺操作（包括PTCD，PTCSL）中发挥了重要的作用，并逐渐取代X线数字减影血管造影（DSA）下的经皮经肝穿刺，尤其是在经皮经肝胆道镜取石术中更能体现其优势。穿刺胆管时，超声引导穿刺方向应指向第一肝门，穿刺线与胆管长轴所成角度应<45°，避免角度过大导致取石时胆管撕裂出血，基本可处理单侧、双侧胆管结石，以及胆总管结石。以肝段为基础的精准肝胆管穿刺，有利于减轻肝损伤，尤其是结石多次复发的患者，容易继发肝功能受损、门静脉高压等并发症，寻找乏血管间隙进行穿刺（图15-7），避开邻近脏器，可避免损伤肝静脉和Glisson系统内的门静脉、肝动脉，保障手术安全，减少不必要的手术并发症。穿刺成功后，可精确测量穿刺深度，为经皮经肝Ⅰ期瘘道扩张术提供量化数据，减少手术创伤，避免仅靠手感造成瘘道扩张失败，以及由此导致的感染性休克、死亡等。据笔者统计，其所在医院实施超声引导下胆管穿刺，两次内穿刺成功率为96.7%，总成功率为100%，其中Ⅱ段、Ⅲ段、Ⅶ段、Ⅷ段胆管穿刺共占72.1%，其余占27.9%，达到高效、安全的治疗目标。

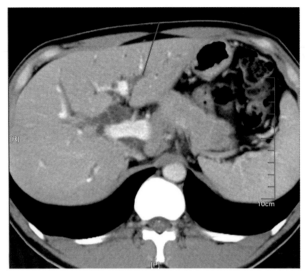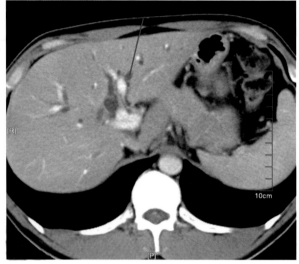

图15-7　超声引导穿刺肝Ⅲ段胆管

第三节

超声引导经皮经肝穿刺麻醉方式的选择

　　经皮经肝胆管穿刺、瘘道扩张可在局部麻醉下、腰硬联合麻醉或气管插管全身麻醉下进行，但首选气管插管全身麻醉。主要的原因是气管插管全身麻醉时，膈肌停止活动，可精准控制呼吸时相，避免肝脏随呼吸上下移动，可在肝脏处于静止状态下进行穿刺，避免损伤肝内血管、邻近组织及器官，提高穿刺成功率，避免多次穿刺损害肝功能或增加并发症。瘘道扩张时通过呼吸机降低潮气量或者暂停机械通气，可减少肝脏移动幅度，避免由于膈肌的活动导致导丝脱落、瘘道扩张失败、胆漏。局部麻醉下穿刺，呼吸控制受多种因素影响，包括疼痛、肺功能、全身状况等，患者很难在呼吸空气或低流量吸氧下长时间屏气，导致穿刺准确率下降，即使应用定位穿刺架也很难穿刺成功，特别是胆管条件差的患者（如铸型结石、胆管积气、小胆管等）。腰硬联合麻醉虽然疼痛控制较局部麻醉好，但呼吸仍较难控制，且有不舒适的手术体验，胆道镜冲洗取石时，冲洗液容易经十二指肠反流入胃部，可引起呕吐、误吸等不必要的并发症。气管插管全身麻醉下由于高浓度吸氧，氧储备高，一般可耐受2～3 min的呼吸暂停，这个时间足以完成穿刺置入导丝。有研究表明，暂停呼吸平均时间为21.5±5.4 s，即可完成该操作。必要时，麻醉医师可根据外周血氧饱和度情况决定是否恢复机械通气，待血氧饱和度正常后再次暂停机械通气，可反复进行。

超声引导经皮经肝穿刺的技术要点

一、超声穿刺架引导

超声常规扫查后确定靶胆管及穿刺角度（即声束与穿刺针的角度），一般选择20°～30°，角度越小，穿刺针与皮肤越垂直，暂停机械通气约1 min（不超过2 min），或根据患者血氧饱和度决定暂停时间。避开肝外脏器、肝内血管，在实时超声引导下，将18 G PTC针经穿刺架经皮穿刺入靶胆管。

二、全程超声引导

穿刺成功并回抽见胆汁后，超声监视下置入导丝至胆管内，并记录穿刺深度，撤穿刺针，沿导丝从8 F筋膜扩张器逐步扩张瘘道至14 F或16 F，扩张过程应全程超声监视，避免瘘道过浅或过深，或形成假道。然后，将配有14 F或16 F胆管保护性鞘管的扩张器，沿导丝一并送入胆管，推出扩张器，留置胆管鞘管。胆道镜经鞘管进入探查，再次确保鞘管进入胆管，才能进行碎石、取石（图15-8）。

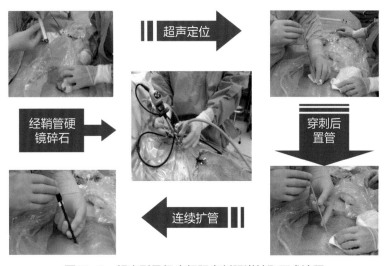

图15-8　超声引导经皮经肝穿刺胆道镜取石术流程

（朱灿华）

▶ **参考文献** ◀

[1]高上达,何以枚,余丽云,等.普通超声探头引导经皮经肝胆管穿刺置管引流的临床意义及方法探讨[J].中华超声影像学杂志,2001,10(3):157-159.

[2]何炼图,汤庆,陈绮璐,等.超声引导在经皮肝胆道镜治疗肝胆管结石中的应用[J].中华生物医学工程杂志,2015,21(1):81-83.

[3]LU M D, YIN X Y, HUANG J F. Intraoperative liver ultrasound : the Chinese experience[J]. Ultrasound Q,2001,17(1):63-68.

[4]朱灿华,王平,孙北望,等.超声引导经皮肝Ⅰ期胆管造瘘联合硬质胆道镜治疗复杂肝胆管结石[J].中华肝胆外科杂志,2020,26(2):103-107.

第十六章

Ⅰ期经皮经肝通道的建立

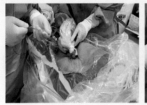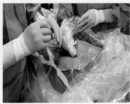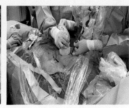

经皮经肝通道的建立是基于超声引导经皮经肝穿刺肝胆管并置入导丝后，循导丝将瘘道扩张至一定直径的通道，并留置鞘管作为硬质胆道镜工作通道。1974年日本学者Takada T首先报道使用纤维气管镜经皮经肝胆管引流术（PTCD）瘘道，进入肝内胆管对胆管疾病进行诊断，并由此开启了PTCS的临床应用。北京医科大学第一医院的张宝善教授于1985年将PTCS技术引进国内。Ⅰ期经皮经肝通道的建立主要包括分期多步瘘道扩张法、两期法及一期法。

分期多步瘘道扩张法是较传统的方法，穿刺成功后留置导管引流1周，以后每周扩张2~3次，每次扩张1~2 F，瘘道扩张至16~18 F后行胆道镜操作。此方法手术操作次数多，住院时间长。

两期法经皮经肝通道建立，第一步在超声介入室局部麻醉状态下，超声引导行经皮经肝胆管引流术（PTCD），引流1周后，待经皮经肝瘘道成熟；第二步在手术室气管插管全身麻醉状态下，经原PTCD管置入导丝，切开皮肤约5 mm，用8~16 F的筋膜扩张器沿导丝扩张瘘道至16 F，将配有14 F胆管保护性鞘管的扩张器，沿导丝送入胆管，退出扩张器，留置胆管保护性鞘管。

一期法经皮经肝通道建立，在气管插管全身麻醉及实时超声引导下经皮经肝胆管穿刺成功后置入导丝，撤出穿刺针，接着用8~16 F的筋膜扩张器沿导丝逐步扩张瘘道至16 F，然后将配有14 F胆管保护性鞘管的扩张器，沿导丝送入胆管，退出扩张器，留置胆管保护性鞘管，胆管硬镜经此工作通道进入胆管取石。

第一节

通道扩张工具

一、COOK引流管

COOK引流管由引流导管（导管、导管座和固定拉线）、导管导入套管、套管针、皮肤固定器组成。导管材料为聚亚氨酯，导管座材料为丙烯腈-丁二烯-苯乙烯（ABS）、304不锈钢，固定拉线材料为3-0尼龙缝线，涂层材料为聚乙烯吡咯烷酮（AQ亲水涂层）。套管针的针管和针芯材料为304不锈钢，接头材料为聚碳酸酯。导管导入套管材料为聚乙烯，接头材料为聚碳酸酯。皮肤固定器的导管固定座材料为ABS、硅胶，皮肤贴材料为聚丙烯和丙烯酸胶。可用一步法或两步法穿刺置管。

1. **一步法**　将针管和针芯放入导管内，导管被拉直，穿刺时套管针连导管一并穿入胆管，穿刺成功后，边退套管针边推送导管进入胆管，一步完成。

2. **两步法**　先用18 G穿刺针在超声引导下经皮经肝穿刺胆管成功后，置入亲水导丝（图16-1），退出穿刺针，再沿导丝置入COOK引流管。两步法比一步法相对安全。

引流管有8.5 F、10.2 F、14 F、16 F等型号，用于经皮经肝胆管外引流或内外引流，是分期通道建立方法的主要工具，尾端可卷曲固定，有利于防止脱管（图16-2）。

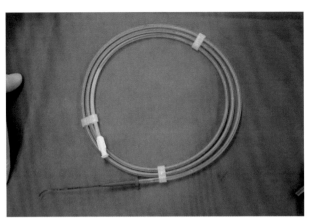

图16-1　0.035 inch×150 cm亲水导丝

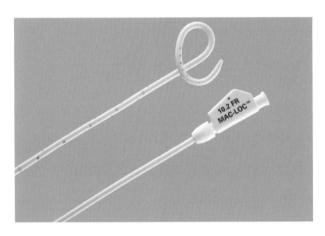

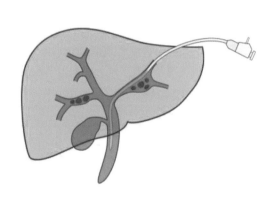

图16-2　10.2 F COOK引流管

二、筋膜扩张器

筋膜扩张器包括18 G穿刺针、8～16 F筋膜扩张器、16 F鞘管、导管等。筋膜扩张器头端呈铅笔芯状，由不透X线的聚乙烯制成，以2 F递增（图16-3），可沿导丝一期或分期逐步扩张经皮经肝瘘道。

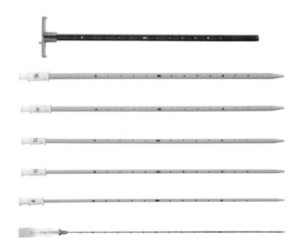

图16-3　18 G穿刺针、筋膜扩张器及鞘管

胆管保护性鞘管建立Ⅰ期经皮经肝通道

　　Ⅰ期经皮经肝通道的建立是在气管插管全身麻醉的状态下进行的，首先超声确定靶胆管，然后暂停机械通气1～2 min，其间注意血氧情况，在实时超声引导下，将18 G穿刺针经皮经肝穿刺入靶胆管，回抽见胆汁后恢复机械通气，超声监视下置入导丝至胆管内，并记录穿刺深度，边送导丝边撤穿刺针，于穿刺点切开5～6 mm的切口，直接用8～16 F的筋膜扩张器沿导丝扩张瘘道至16 F。瘘道扩张期间超声实时监视扩张深度，然后将配有14 F胆管保护性鞘管的扩张器沿导丝送入胆管，退出筋膜扩张器，留置胆管保护性鞘管，胆管硬镜探查确认鞘管进入胆管。

一、胆管保护性鞘管的作用

（一）形成瘘管，缩短治疗周期

　　两步法在PTCD术后1周行瘘道扩张，胆管保护性鞘管可作为瘘道的支撑，形成瘘管；一步法则直接使用胆管保护性鞘管代替瘘道壁，术后使用相应粗细的引流管引流，相当于较粗引流管的PTCD。

（二）建立胆管与体外直接、便捷、通畅的通道

　　胆管保护性鞘管能够将瘘道和胆管相对拉直，缩短操作路径，方便快速进出硬质胆道镜。取石过程亦不必担心结石中途脱落，因为即使结石脱落，也在鞘管内，很容易再次用套石篮套住或钳夹取出或被水流冲出。也可操作鞘管直达结石部位，方便碎石、取石、流水冲出小结石（图16-4、图16-5）。

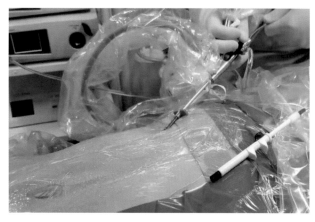
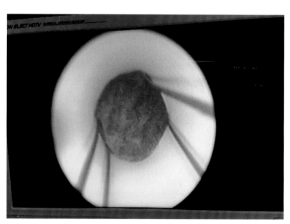

图16-4　硬质胆道镜经鞘管进入胆管取石　　　　　图16-5　胆管结石经鞘管被套石篮取出

（三）减少术中、术后并发症

由于鞘管的压迫，减少了瘘道壁、肝脏组织出血的风险。术后选用相应粗细的引流管也有压迫瘘道壁、肝脏组织的作用。同时，操作在鞘管和扩张的胆管内进行，操作器械不与瘘道壁接触，不伤及瘘道壁，减少或避免了术后出血和胆漏等并发症。由于鞘管直接连通胆管与体外，术中灌洗生理盐水通过胆管进入肠道及腹腔减少，使得患者的耐受性提高，呕吐发生率低，能满足某些情况下需要较长操作时间的要求。此外，鞘管可减少灌洗压力，降低了灌洗液、胆汁进入腹腔风险。

二、实时超声引导的作用

穿刺成功后要记录穿刺深度，但往往由于筋膜扩张器在瘘道扩张过程中摩擦力大，肝脏容易被推移，最终的深度要比穿刺针记录的要深，因此，需要实时超声引导。

（一）实时超声引导，精准穿刺

超声引导穿刺无辐射，操作方便，包括引导架协助穿刺（图16-6）和徒手穿刺（图16-7）。前者路线固定，操作简便，一般需两人操作，超声操作者选择路径后，术者即可穿刺，只要穿刺引导线无偏差，穿刺针即可沿引导线成功穿刺胆管，穿刺精度高，但易受肝内管道位置关系影响；后

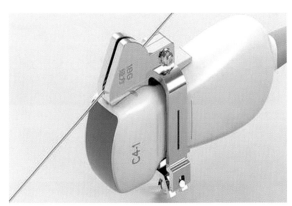
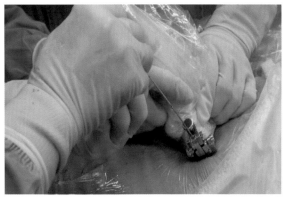

图16-6　超声引导，引导架协助穿刺胆管

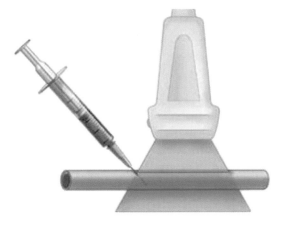
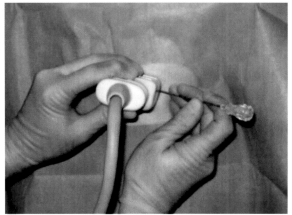

图16-7　超声引导，徒手穿刺胆管

者灵活，对于复杂、困难病例尤其适用，可避开肝内血管，到达靶胆管，但对超声引导技术要求较高，且多数时候由超声操作者一手拿超声探头引导，另一手拿穿刺针独立完成穿刺，关键是穿刺时需持续定位针尖与胆管的位置关系，随时调整，同时避开肝内血管，看到针尖才能继续往前穿刺，这是超声引导技术的高阶水平，需多练习实践。

（二）超声引导实时放置导丝

胆管穿刺成功后，顺利将导丝置入胆管，且尽量多地将导丝送进胆管，避免脱落是关键。置入导丝时，应超声实时监视导丝进入情况，观察到导丝经穿刺针进入近端胆管，或者在穿刺对侧肝胆管扫查到导丝的存在，即可确定导丝已进入胆管，为下一步瘘道扩张提供安全保障。部分复杂肝胆管结石，尤其是弥漫性结石，导丝很难穿过结石进入近端胆管，只能在原地盘绕，通过来回抽拉，超声可观察到导丝在结石胆管内的活动情况，从而确定导丝的位置（图16-8、图16-9）。

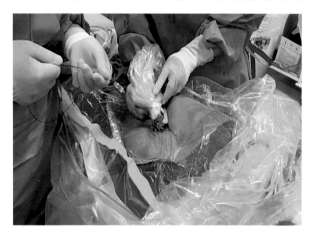

图16-8　超声引导经穿刺针置入导丝

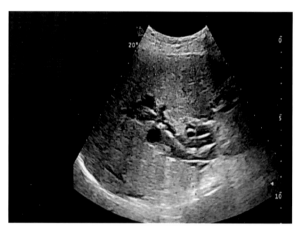

图16-9　超声实时监视导丝进入胆管

（三）超声全程监视Ⅰ期瘘道扩张

由于术者的操作经验不同，以及瘘道扩张时深度的不确定性，虽然有导丝的存在，但瘘道扩张还是具有一定的盲目性。在Ⅰ期瘘道扩张时，超声实时监视可明确筋膜扩张器的位置、深度，减少凭手感进行瘘道扩张而导致瘘道过浅、导丝脱出；或瘘道过深，损伤血管，引起大出血；或筋膜扩张器偏离路线形成假道（图16-10）。

（四）纠正偏离航道的鞘管

Ⅰ期瘘道扩张完成后，置入鞘管，部分病例由于导丝的移位，鞘管在胆管外偏离航道，

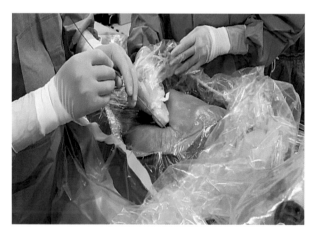

图16-10　超声引导Ⅰ期瘘道扩张

胆道镜沿鞘管进入时未能找到胆管的方向，这时在超声实时监视下调整胆道镜及鞘管的方位，可协助找到靶胆管，大部分情况下可找回，小部分需重新穿刺（图16-11）。

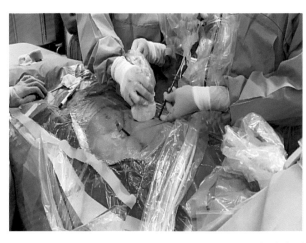 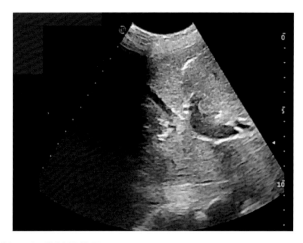

图16-11　超声实时监视下调整鞘管位置

（朱灿华）

▶ **参考文献** ◀

[1]王纯忠,文辉清,陆光生,等.经皮肝胆道镜两种窦道扩张法出血量的对比研究[J].现代临床医学生物工程学杂志,2004,10(6):467-469.

[2]高上达,何以枚,余丽云,等.普通超声探头引导经皮经肝胆管穿刺置管引流的临床意义及方法探讨[J].中华超声影像学杂志,2001,10(3):157-159.

[3]陆光生,文辉清,刘衍民.经皮肝穿刺胆道引流管周瘘道形成的实验研究[J].中国内镜杂志,2004,10(11):44-46,50.

[4]何炼图,汤庆,陈绮璐,等.超声引导在经皮肝胆道镜治疗肝胆管结石中的应用[J].中华生物医学工程杂志,2015,21(1):81-83.

[5]LU M D, YIN X Y, HUANG J F. Intraoperative liver ultrasound:the Chinese experience[J]. Ultrasound Q,2001,17(1):63-68.

[6]韩志敏,盛银行,张风奎.经皮肝胆道镜术两种不同路径治疗复杂肝内外胆管结石的临床.效比较[J].肝胆外科杂志,2016,24(6):422-425.

[7]李健宁,詹锦遂.经皮肝胆道镜下不同造瘘取石方法治疗复杂肝内外胆管结石效果观察[J].包头医学院学报,2019,35(8):28-30.

[8]朱灿华,王平,孙北望,等.超声引导经皮肝Ⅰ期胆道造瘘联合硬质胆道镜治疗复杂肝胆管结石[J].中华肝胆外科杂志,2020,26(2):103-107.

[9]WANG P, SUN B, HUANG B, et al. Comparison between percutaneous transhepatic rigid cholangioscopic lithotripsy and conventional percutaneous transhepatic cholangioscopic surgery for hepatolithiasis treatment[J]. Surg Laparosc Endosc Percutan Tech,2016,26(1):54-59.

[10]WEN X D, WANG T, ZHANG H Z, et al. Step-by-step strategy in the management of residual hepatolithiasis using post-operative cholangioscopy[J]. Therap Adv Gastroenterol,2017,10(11):853-864.

[11]AHMED S, SCHLACHTER T R, HONG K. Percutaneous transhepatic cholangioscopy[J]. Tech Vasc Interv Radiol,2015,18(4):201-209.

第十七章

探查胆管病变及结石部位

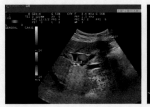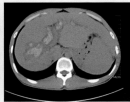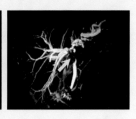

第一节

胆管病变及结石的术前评估

一、超声检查

1. 对胆管结石的诊断　超声检查结果是胆管结石诊断的金标准，不管阴性还是阳性结石，都可清晰显示强回声光团，光团后方可见声影。超声检查除了用于结石的诊断，还常用于全面了解胆管结石的空间分布，通过术前对肝内外胆管的扫查，对结石所在肝段、肝叶作出准确定位，为肝胆管结石的分型提供依据，同时对胆管的走向有初步的了解，为制订经皮经肝胆管穿刺入路方案做好准备。对于铸型结石或胆管积气的病例，无法清晰看到胆管形态，可将铸型结石和胆管积气当作胆管，但应注意将胆管结石和积气区分开来，两者都是强回声，前者是强回声带，可伴声影；而后者的强回声带有一定延续性，并带有彗尾（图17-1），这对残留结石的判断有一定意义。

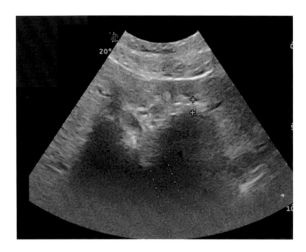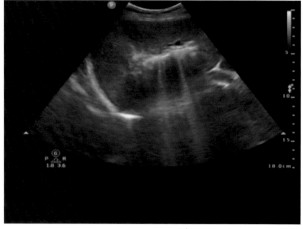

图17-1　胆管结石与积气的区别
A：胆管结石强回声带伴声影；B：胆管积气强回声带伴彗尾。

2. 对胆管病变的诊断　超声检查通常很难直接看到胆管病变，对胆管炎性狭窄、肿瘤、寄生虫等病变的直接诊断率低，但可通过一些间接影像特征作出初步判断。如超声检查对胆管扩张的灵敏度高，对于梗阻的上游胆管扩张可精确测量胆管直径，通过实时超声追踪扩张胆管走向，可发现胆管狭窄或肿瘤梗阻位置。对于高度扩张的胆管，若各级胆管均未发现结石声像，无梗阻征象，就要高度怀疑胆管绒毛状腺瘤或胆管内乳头状黏液瘤。这类肿瘤通常呈乳头状或珊瑚状，即使是CT或MRI增强扫查都很难发现并定位这种病变，其可分泌果冻样黏液，导致胆汁黏稠，不能流动，造成胆汁淤积、胆管扩张，表现出梗阻性黄疸（图17-2）。对于这种胆管，即使成功穿刺胆管也很难抽出胆汁，难以判断穿刺是否成功。

3. 对于疑难病例的诊断 通过在增强模式下观察肿瘤对造影剂的摄取，可评估肿瘤血供、性质。如术前已有PTCD管，可通过PTCD管注入少量造影剂，实时观察胆管形态、走行及梗阻位置，达到胆管造影的目的。

二、CT检查

CT检查对胆管结石的诊断特异度及敏感度较高，不仅能明确胆管病变及结石的数量、大小、位置，还可以立体、直观地了解胆管的空间分布，为胆管的探查提供有力的影像支持。对于复杂胆管结石（图17-3），CT平扫不仅可以了解结石的基本情况，还可以在动脉期、门静脉期、平衡期全面显示胆管与血管的关系，判断有无合并肿瘤、萎缩，以及门静脉高压表现，为穿刺入路的选择提供依据。通过术前CT评估，避免术中胆管探查的盲目性，对于减少术中并发症发生率有一定意义。但对于CT无法显示的阴性结石（透X线，主要是胆固醇结石），只能在增强期观察到胆管由于结石充填而扩张，故需结合超声及MRI检查作出全面、详尽评估，避免漏诊、误诊。

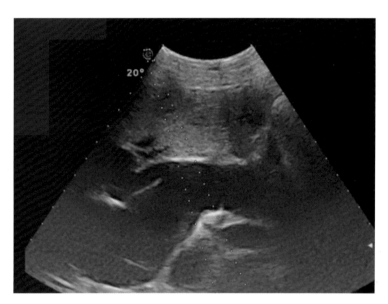

图17-2 胆管内乳头状黏液瘤导致胆管内充满果冻样胆汁，超声可见胆管极度扩张

三、MRI检查

MRI检查具有无创、无辐射、成像不受结石成分影响等优点。MRCP在胆管系统的成像有其优势，可通过对胆管树的重建，多角度、多方位对胆管系统进行观察，不仅可显示胆管结石或肿瘤的位置、数量，还能清晰显示胆管狭窄

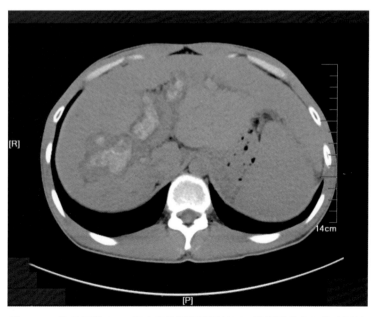

图17-3 肝脏螺旋CT：肝内胆管铸型阳性结石，弥漫性分布于肝内胆管

部位（图17-4），尤其是肝内胆管狭窄、胆肠吻合术后狭窄及肝移植术后胆管吻合口狭窄，可以此为依据提前为术中胆管探查制订方案。

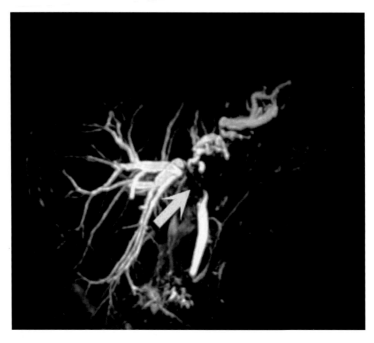

图17-4　MRCP肝内外胆管重建后提示肝门部胆管狭窄（箭头所指）

四、三维重建

三维重建是利用计算机图像处理技术对CT或MRI数据进行处理，将原有的二维图像，变成立体的三维图像，对目标的形态和空间分布等进行描述和解释。三维可视化技术可清楚地显示肝内胆管树和血管树的立体形态及相互关系、结石的大小及其在各肝段胆管内的分布、胆管有无变异、胆管狭窄程度和范围、血管变异、肝脏有无萎缩等，为术前精准评估、准确诊断，以及手术方案个体化规划提供重要参考依据。

第二节
胆管病变、结石术中探查及处理

一、硬质胆道镜下正常胆管系统的探查

（一）正常胆管系统

肝内胆管管壁由黏膜、弹性纤维组成，无肌纤维，不能收缩、蠕动，但顺应性好，当出现梗阻时，胆管直径可由2 mm扩张至30 mm。肝外胆管，尤其是胆总管中下段，含有平滑肌，可调节

胆汁的排泄，如结石嵌顿梗阻，则平滑肌强力收缩，可出现典型胆绞痛。肝内胆管从末梢到左、右肝管管径逐渐增粗，途中可见分支开口，一旦进入肝总管、胆总管后，则为直筒状，无分支，在胆道镜探查中可以此鉴别肝内外胆管。胆总管直径为6～8 mm，而硬质胆道镜口径为8～12 F（2.6～4 mm），在灌注泵持续或脉冲式灌水下，胆管管径更宽，视野更开阔。

正常胆管呈圆形、管状结构，黏膜面光滑，部分有颗粒感，腔道开放时为圆形，胆道镜下可见金黄色胆汁。在经皮经肝胆管穿刺胆道镜探查中，应注意胆管与血管的鉴别，血管内膜与胆管黏膜均为光滑面，而且可看到分支。管腔内容物是鉴别的关键点，胆管内为金黄色、黄绿色胆汁，并可见胆结石，而血管内为血液。持续灌水时会冲开血液，难以鉴别，要适时关闭灌水开关。若关闭灌水开关时视野呈通红，无法观察前方情况，并且沿鞘管排出的冲洗液为血性液，则可断定误进入血管（门静脉、肝静脉）。

硬质胆道镜在胆管内探查通常按钟盘定位方向，如穿刺Ⅲ段胆管，硬质胆道镜进入Ⅲ段胆管后，及进入左肝管之前，在胆道镜6点方向可看到Ⅱ段胆管开口，进入左肝管后，在2点方向可看到Ⅳ段胆管开口；经过左、右肝管汇合部、右肝管前，在9点方向可看到胆总管开口；越过左、右肝管汇合部后，进入右肝管，右肝管较短，很快在11点和5点方向可分别看到两分支，即右前支、右后支胆管，分别进入即可看见较多三级、四级胆管分支，直至末梢胆管。左尾状叶及腔静脉旁突、尾状突通常分别汇入左、右肝管主干。

如穿刺Ⅷ段胆管，胆道镜进入后，通常在2～3点方向可看到Ⅴ段胆管开口。进入二级胆管右前支后，在8点方向可看到右后叶开口，进入右后支后在正前方就是Ⅶ段胆管开口，而在9点方向即为Ⅵ段胆管分支，通常有3个亚段。进入右肝管，通常在正前方就可以看到胆总管开口，由于右肝管与胆总管成钝角，几乎在一条直线上，故经右侧入路较容易进入胆总管。从胆总管往后退时在9点方向可看到左肝管开口，进入后在1点方向可看到的是Ⅲ段胆管开口，而6点方向可看到的是Ⅱ段胆管。

壶腹部的胆总管呈同心圆样，以裂口或星芒状开口进入十二指肠，通常结石容易嵌顿于此，注意要探查壶腹部直至看到十二指肠黏膜，才算探查完整，否则容易残留结石或病变。

二、胆道镜下胆管结石的探查

（一）胆管结石为经皮经肝胆管穿刺提供靶目标

胆管结石在超声下均能显像，有结石的地方基本就是胆管所在的位置，也可以据此判断有结石的地方绝对不可能是血管，指向结石穿刺也就是指向胆管穿刺，这就是PTCSL的靶目标。靶目标穿刺并扩张瘘道成功后，硬质胆道镜首先探查到的就是满视野的胆管结石，取出结石后就能看到正常的胆管。

（二）硬质胆道镜下寻找胆管结石

肝内胆管树分支多，分布立体，各肝段间胆管角度不一，这就导致硬质胆道镜在胆管中探查较为困难，容易残留结石。肝内胆管结石由于长期存在常伴发胆管炎，可导致多发性胆管狭窄和狭窄上游的胆管扩张。胆管开口彗星尾征是指肝内胆管黄白色的飘带状絮状物，其一端（头部）较细，连于胆管开口，另一端（尾部）沿胆管排出并漂浮于胆汁中，镜下呈彗星尾状。彗星尾征的产生与肝内胆管开口狭窄，胆汁引流不畅相关，是结石胆管内化脓，脓液由较小胆管向较大胆管排泄引流的图像。典型的彗星尾征往往提示肝内胆管开口狭窄及其远端胆管结石。胆管开口处溢出的碎石屑或浓稠胆汁等征象对结石有提示意义。对于具有彗星尾征的胆管开口一般与主干胆管成一定角度，硬质胆道镜探查时往往很难直接进入该胆管，操作者要提高警惕，可应用套石篮经狭窄口进入尝试捞取胆管内容物，如发现结石，则尽可能胆道镜进入该胆管直视下取石（图17-5）。

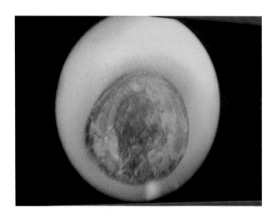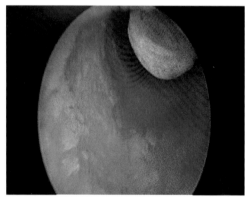

图17-5　胆道镜下结石

Ⅰ期或Ⅱ期手术时，取净结石并不容易，需要术中联合超声引导与定位，这是取净结石的关键。可在实时超声扫查的同时，利用钟盘定位法引导硬质胆道镜进入结石所在胆管，从而取净结石、去除病灶，通畅引流。

三、胆道镜下寄生虫的探查

（一）华支睾吸虫

华支睾吸虫是亚洲国家胆道镜检查中最常见的寄生虫，通常寄生在末梢胆管，因此其胆管造影常显示为周边肝内胆管的改变（如扩张和局灶性狭窄）。胆道镜检查时所见到的成虫大多已死亡，通常皱褶变形（图17-6）。活虫利用口吸盘和破浪样运动迁移到外周肝内胆管，运动时口吸盘的形状可以改变。

（二）胆管蛔虫

胆管蛔虫过去在亚洲国家并不少见，然而随着个人卫生条件的改善和抗寄生虫药物的广泛应用，胆管蛔虫变得相对少见。蛔虫主要寄生于小肠，但有向小的管状器官移动的倾向，可反复进出Vater壶腹的开口，阻塞壶腹口及胆胰管。此外，蛔虫的蠕动会引起严重的胆绞痛。蛔虫常进入肝内胆管（常到达左胆管），运动的虫体可在胆管造影下呈线样结构，甚至能在超声图像中被发现（图17-7），镜下表现为胆管内的白色和灰色线样结构，可用套石篮取出（图17-8）。

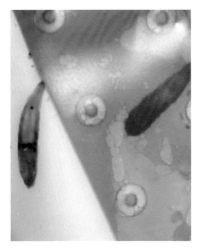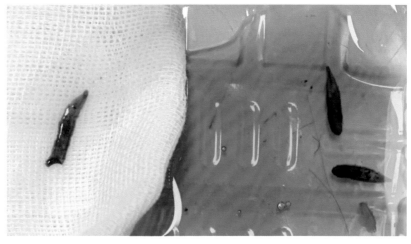

图17-6　引流胆汁中典型的华支睾吸虫，呈瓜子仁状，扁平

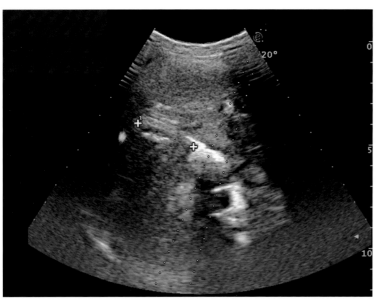

图17-7　超声检查发现胆管蛔虫体

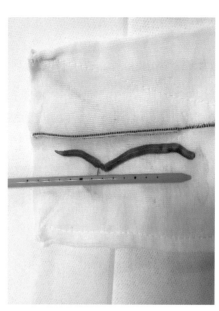

图17-8　胆道镜下取出的蛔虫

（三）胆道镜探查

华支睾吸虫病通常可以结合患者生活史、大便有虫卵，以及梗阻性黄疸等临床表现进行诊断，虫体大部分位于外周胆管，故胆管探查时需探查至四级胆管，避免漏诊；胆道镜下，华支睾吸虫虫体扁平，呈瓜子仁状，褐色或黑色，前端有口吸盘，部分取出的虫体为活体；当服用驱虫药后，大量死亡虫体会从外周胆管进入主干胆管，堵塞胆总管开口，导致梗阻性黄疸。胆管寄生虫病可单独出现或合并胆管结石，故探查时应注意完整探查肝内各胆管，避免漏诊。

四、硬质胆道镜下胆管狭窄的探查

（一）胆管狭窄的分型

日本Nakayama提出按左、右肝管和肝段以上肝管将肝内胆管结石分为中央型和周围型，将胆管狭窄分为无狭窄、轻度狭窄（直径>2 mm）和明显狭窄（直径<2 mm），将胆管扩张分为无扩张、轻度扩张（肝内胆管直径<1 cm，肝外胆管直径<2 cm）和明显扩张（肝内胆管直径>1 cm，肝外胆管直径>2 cm），结合以上三要素对肝内胆管结石进行分类。胆管狭窄在术前很难精确诊断，行PTC或ERCP可提高诊断率，并了解狭窄程度及狭窄长度，还可对狭窄引起的梗阻进行引流。

（二）胆道镜下胆管狭窄的表现

硬质胆道镜下探查胆管狭窄有其优势，可直观了解胆管内径、狭窄位置、狭窄程度，结合术中胆管造影，可明确胆管狭窄的长度。

1. 良性胆管狭窄　良性胆管狭窄的胆管口形态包括环形、裂隙形、针孔形、闭塞形。其共性是胆管突然变窄，胆道镜无法正常通过。环形或裂隙形胆管狭窄通常容易被发现，胆道镜下可见狭窄口周围黏膜轻度红肿、增厚（图17-9），套石篮可轻易进入取出结石并扩张狭窄口，经胆道镜扩张后鞘管及胆道镜均能进入狭窄近端胆管，通常近端胆管可见较多胆管结石。取净结石后可放置相应胆管引流管支撑狭窄胆管，通常需放置6～9个月，每3个月更换引流管，大部分可解除狭窄。针孔形及闭塞形胆管狭窄，常见于胆肠吻合口或胆管损伤，胆道镜下有时很难发现，仔细观察可看到狭窄口黏膜皱缩。针孔形胆管狭窄呈黑洞样，导丝可通过，结合术中超声，导丝可进入狭窄近端胆管则可排除假道，沿导丝可置入相应的扩张工具（如筋膜扩张器、球囊扩张器等）进行胆管扩张，扩张后可进行取石并放置相应引流管支撑。

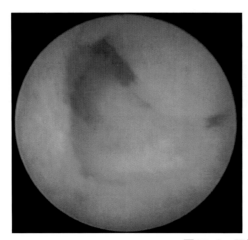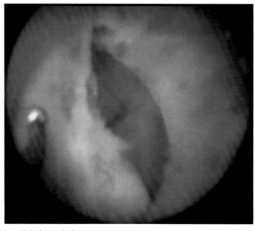

图17-9　胆管口裂隙形狭窄

2. 恶性胆管狭窄　恶性胆管狭窄通常是由胆管癌浸润性生长所致，通常为长段狭窄，镜下可见黏膜失去正常光滑形态，表面苍白，有新生物形成，胆管僵硬，触之易出血。

（三）如何发现并处理胆管狭窄

1. 术前评估　局部肝段、肝叶的胆管狭窄可出现腹痛、胆管感染，但一般无黄疸，CT或MRI检查可见局限性胆管结石伴局部胆管扩张，MRCP可了解胆管树情况，但容易受铸型结石影响；肝总管、胆总管或胆肠吻合口狭窄则可出现梗阻性黄疸、皮肤瘙痒等表现，术前一般能对胆管狭窄进行定位和定性。

2. 术中胆道镜 术中注意观察胆管开口直径、漂浮物，以及胆道镜探查的方向。术中硬质胆道镜探查发现狭窄胆管开口、开口有絮状漂浮物，可用套石篮进入该胆管进行探查，如能取出结石，则尝试在套石篮的引导下胆道镜探查扩张狭窄口，注意避免管壁撕裂出血。如在胆道镜探查方向上无明显胆管，仅发现针眼形或闭塞形狭窄口，可结合术中超声动态监视硬质胆道镜位置，如方向正确，则可置入导丝及球囊扩张器，并在C臂下行胆管造影，确认胆管狭窄并了解狭窄长度，为胆管狭窄扩张提供合理方案。

3. 胆管狭窄的处理 矫正狭窄是胆管结石的治疗原则之一，对于良性胆管狭窄，尤其是环形狭窄，可通过硬性器械（硬质胆道镜/筋膜扩张器）扩张胆管，但应注意避免形成假道。对于部分无法扩张的瘢痕性胆管狭窄，可选择胆道镜下狭窄电切术，但要注意避免损伤胆管壁滋养血管造成大出血（图17-10）。对于长段狭窄则需在C臂下进行胆管造影，确认狭窄位置及长度，进行球囊扩张术（图17-11）。扩张后留置相应导管支撑狭窄部位，避免复发。对于恶性狭窄，可直视下活检明确诊断，如胆管癌无法切除，则可留置支撑管（即内引流）作姑息治疗。另外，光动力疗法作为一种姑息性治疗手段，对于无法切除的进展期肝门部胆管癌的胆管狭窄有一定作用，其主要优点是可以抑制肿瘤生长、延长生存时间、减轻黄疸、改善生存质量，同时其并发症发生率较低，患者耐受性较好，对机体损害较小，可重复应用又不失疗效。光动力疗法与胆管支架置入、化疗联合使用可以提高胆管支架引流和化疗的疗效。由于光敏剂会有少量残留于正常组织，患者接受光照后会产生不同程度的光过敏反应，限制了其广泛应用。若能研发更高效、不良反应更少的光敏剂，其临床应用范围将会拓展。

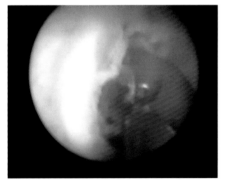

图17-10 胆道镜下狭窄电切术

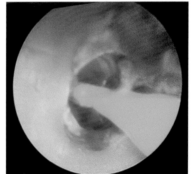
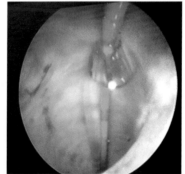

图17-11 胆管狭窄球囊扩张术

术中超声联合钟盘引导法可提高胆道镜探查方向的准确性，尤其是当胆道镜无法清晰观察狭窄胆管内环境时更有意义。超声可将胆道镜引导至狭窄胆管附近，然后再利用胆道镜仔细探查，发现狭窄位置，并进行处理。

五、胆管肿瘤的探查及处理

肝内胆管癌或肝门胆管癌依靠目前CT、MRI、EUS等影像学技术通常可明确诊断，一般无须也不宜经皮经肝胆管穿刺胆道镜探查活检（图17-12）。而对于反复胆管结石合并胆管狭窄或不明原因梗阻性黄疸的患者更适合行经皮经肝胆管穿刺胆道镜探查、活检，以明确诊断并引流。胆管肿瘤分良性肿瘤、恶性肿瘤，良性肿瘤包括绒毛状腺瘤、胆管内乳头状黏液瘤，两者均为癌前病变，后者可分泌大量果冻样黏液，胆汁流动性差，可导致非机械梗阻性黄疸。胆道镜下胆管良性肿瘤为绒毛状或珊瑚状突起于胆管黏膜，部分带蒂，但大部分为宽基底，并可导致局限性或全肝胆管梗阻，镜下胆管顺应性尚可，无僵硬、无黏膜苍白等表现，质地软，应用内镜下活检钳可轻易取出并活检（图17-13）。

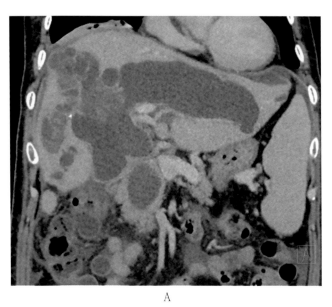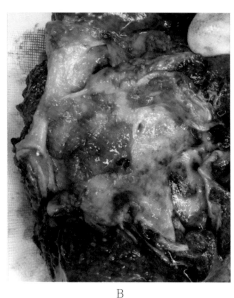

A   B

图17-12　胆管癌

A：胆管癌的CT检查；B：胆管癌手术切除所见。

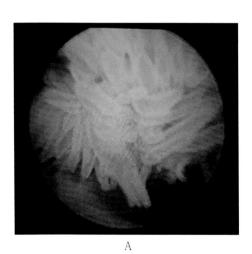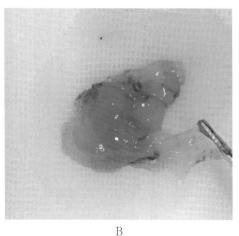

A   B

图17-13　胆管内乳头状黏液瘤

A：胆道镜观；B：黏液瘤分泌的果冻状黏液。

恶性肿瘤主要是胆管腺癌，可沿胆管纵、横轴浸润，引起梗阻性黄疸。根据胆道镜的检查结果，恶性胆管病变可分为三种类型：息肉型、乳头型和浸润型。息肉型胆管癌胆道镜检查显示结节肿块伴有管腔梗阻，表面黏膜有不规则的明显的肿瘤血管增生。乳头型胆管腺癌以众多的乳头状突起为特征，肿瘤范围通常比息肉型肿瘤大。乳头型胆管癌的肿块表面常可见大量淤泥状物质覆盖。浸润型胆管腺癌胆管内见不到明显的黏膜肿块，但可见到逐渐变细的管腔狭窄，伴有肿瘤血管增生。胆管腺癌应行活体组织检查并尽量取到3块或以上组织送检。

对于胆管癌，大部分患者有反复的胆管结石病史，镜下见胆管黏膜苍白、僵硬，肿瘤浸润性生长导致胆管狭窄甚至闭塞，触之易出血，有时活检阳性率不高。可在超声引导下应用巴德活检针经皮经肝胆管肿瘤穿刺活检。活检后可于梗阻近端留置外引流管，或扩张狭窄段，并留置支撑引流管行内外引流，必要时可行胆管支架置入。

第三节
数字化技术的发展

随着数字化技术的发展，数字医学影像、计算机图像识别与处理等技术将越来越多地应用到胆管病变及结石的探查中。依靠数字医学影像技术，将个体病例的术中超声影像与术前的CT、MRI等图像，以及肝脏三维视图相融合，可实现在术中对病灶及其毗邻解剖结构进行精确定位，从而实时精准引导外科手术的进行。在解剖影像引导（image-guided surgery）手术的基础上，进一步融合肝功能及各种病理因素，发展以信息为引导的手术方式（information-guided surgery），使术前评估和术中操作更全面、更精准。经皮经肝硬质胆道镜碎石取石术应用数字化技术创建三维可视化肝脏模型，可实现对肝脏进行整体观察、靶向穿刺，避免了胆管撕裂、肝静脉损伤、门静脉损伤等并发症，已取得令人满意的效果。硬质胆道镜数字化导航技术的发展必将进一步提高手术的精准性。

（朱灿华）

▶ **参考文献** ◀

[1]方驰华,刘允怡.数字化胆道外科学[M].北京:人民卫生出版社,2018.

[2]徐东完,李星九,金明焕,等.胆管镜诊疗彩色图谱[M].秦成勇,卢俊,韩国庆,译.济南:山东科学技术出版社,2006.

[3]杨骥,黄强,王成,等.计算机三维重建技术在复杂肝胆管结石诊治中的临床应用[J].中国普通外科杂志,2020,29(8):916-923.

[4]中华医学会数字医学分会,中华医学会外科学分会胆道外科学组,中国医师协会外科医师分会

胆道外科医师委员会,等.肝胆管结石三维可视化精准诊治专家共识:2019版[J].中国实用外科杂志,2019,39(10):1001–1009.

[5]董家鸿,叶晟.开启精准肝胆外科的新时代[J].中华普外科手术学杂志:电子版,2016,10(3):181–184.

[6]中华医学会外科学分会胆道外科学组,中国医师协会外科医师分会胆道外科医师委员会.胆道镜临床应用专家共识:2018版[J].中国实用外科杂志,2018,38(1):21–24.

[7]中华医学会外科学分会胆道外科学组,中国医师协会外科医师分会胆道外科医师委员会.胆道镜在肝胆管结石病诊断与治疗中的应用专家共识:2019版[J].中华消化外科杂志,2019,18(7):611–615.

[8]李昊,刘衍民,文辉清,等.硬质胆道镜经皮肝胆总管取石术的应用价值[J].中国内镜杂志,2014,20(1):101–103.

[9]彭观景,陈博艺,李称才,等.硬质胆道镜治疗肝胆管结石的临床研究[J].中国医学创新,2020,17(16):35–39.

[10]刘衍民,曾可伟,王纯忠,等.改良的经皮经肝胆道镜术治疗肝内胆管结石(附15例报告)[J].外科理论与实践,2004,9(6):485–486.

[11]楼健颖,陈伟,王冀,等.经皮窦道胆道镜在肝内外胆管残留结石诊断与治疗中的应用价值(附1045例报告)[J].中华消化外科杂志,2017,16(8):856–859.

[12]张宝善.再论胆道彗星征的临床意义[J].中国内镜杂志,1996,2(3):19–20.

[13]唐明尧,陈勇.肝门部胆管癌临床治疗的研究进展[J].中华肝胆外科杂志,2017,23(12):857–860.

[14]李志原,李小祺,崔培元.不可切除肝门胆管癌的光动力学治疗现状[J].中国肿瘤临床,2016,43(16):735–738.

[15]CHOI J H, LEE S K. Percutaneous transhepatic cholangioscopy:does its role still exist?[J]. Clin Endosc,2013,46(5):529–536.

[16]OH H C. Percutaneous transhepatic cholangioscopy in bilioenteric anastomosis stricture[J]. Clin Endosc,2016,49(6):530–532.

[17]SHIM C S, NEUHAUS H, TAMADA K. Direct cholangioscopy[J]. Endoscopy,2003,35(9):752–758.

[18]FUNG B M, FEJLEH M P, TEJASWI S, et al. Cholangioscopy and its role in primary sclerosing cholangitis[J]. Eur Med J Hepatol,2020,8(1):42–53.

[19]ALSHATI A, KURLI V, WITTENBERG A, et al. Management of malignant biliary diseases by the use of peroral and percutaneous cholangioscopy[J]. VideoGIE,2019,4(9):431–435.

[20]CHIN M W, BYRNE M F. Update of cholangioscopy and biliary strictures[J]. World J Gastroenterol, 2011,17(34):3864–3869.

[21]TANG R S, NAGESHWAR R D, TEOH A Y, et al. In vivo diagnosis of clonorchiasis during cholangioscopy for workup of suspected cholangiocarcinoma (with video)[J]. Gastrointest Endosc,2014 ,80(2):344–345.

[22]KHUROO M S, RATHER A A, KHUROO N S, et al. Hepatobiliary and pancreatic ascariasis[J]. World J Gastroenterol,2016 ,22(33):7507–7517.

第十八章

胆管内碎石取石

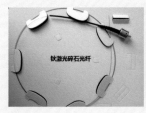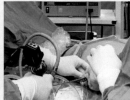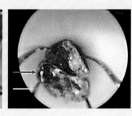

经皮经肝胆道镜取石术发展晚于经皮肾镜取石术，其穿刺、碎石、取石等技术均借鉴于经皮肾镜手术，并结合肝胆管自身特点逐步发展成熟，但腔内碎石、取石方法是共通的。随着碎石技术的发展，经皮经肝胆道镜取石术的效率及安全性日渐提高，手术时间大大缩短。

经皮经肝Ⅰ期胆管造瘘术建立通道后，经14～18 F鞘管置入硬质胆道镜，进入胆管系统，并进行碎石、取石。胆管内小而光滑的结石、絮状物、血块或脓液可被冲洗出来或用取石钳取出；体积稍大的但质地软、脆的结石可通过套石篮取出；比鞘管直径大且坚硬或嵌顿在胆管内的结石需要借助碎石系统击碎后取出。碎石时易损伤胆管黏膜造成出血，影响视野，有时只能终止手术，降低了取石效率。

第一节
气压弹道碎石

气压弹道碎石是利用压缩气体激发弹道内子弹体反复撞击探针，探针脉冲式击打结石，利用机械能破碎结石，与工业用气锤的作用原理相似。机械能产生的振动波对软组织作用力小，不产热，无热损伤，碎石速度快，效率较高，可击碎多种成分的结石，尤其对坚硬的含钙高的胆色素结石效果最好；结石碎成小石块后，通过套石篮取出，安全性好，该设备操作简单，易维护，价格低，可作为硬质胆道镜碎石常规配置（图18-1）。其缺点是碎石时易致结石移位，而且容易损伤黏膜造成出血，只能用于硬质胆道镜，不能用于纤维胆道镜。感染性结石患者有胆管黏膜充血水肿或结石嵌顿时，持续紧贴结石行气压弹道碎石尤其容易损伤胆管

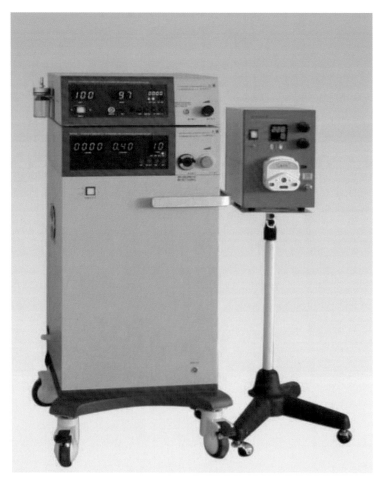

图18-1　气压弹道碎石机

黏膜导致出血，影响视野。行气压弹道碎石时，可用鞘管前端稍固定结石，探针轻触结石一角或边缘，用短促间断连击的方法碎石，能加快结石破碎。操作时，不能将探针用力顶着结石进行破碎，以免振动波传至结石背后的胆管黏膜，造成出血或击穿胆管。另外，对于用套石篮取出困难的嵌顿结石也可在气压弹道碎石后取出。脉冲式碎石时，操作者应掌握击打、退杆的节奏感，对碎石过程应有整体观，找出结石的最佳受力点。

第二节

钬激光碎石

钬激光通过钻孔效应汽化结石为细小的碎粒，可以高效粉碎各种成分的胆管结石，直接冲出鞘外。钬激光可导致结石表面和内部含有的水分在瞬间吸能高度汽化膨胀，引发无数连续的细小爆破，这些爆破产生二次冲击波，结石在双程爆破下由表及里崩解。钬激光所用的光纤直径只有 0.2~1mm，可弯曲，能配合软镜使用，不影响胆道镜冲洗，有利于保持清晰视野。钬激光的组织穿透深度为0.4 mm，能量大部分被水吸收，不同功率的设置，具有碎石、凝固与切割等不同作用（图18-2）。结石体积大时，碎石时间较长。碎石过程产热，需持续灌注散热；视野不清时容易烧灼黏膜组织，易造成瘢痕增生或损坏窥镜。钬激光的碎石效率，主要取决于脉冲能量及频率的高低，功率越高，结石的粉碎效果越好，但是也增加了组织热损伤的风险。操作时，光纤应伸出镜尖 5 mm以上并固定，避免激光发射时接触镜体，保持视野清晰，直视下碎石，并根据结石硬度调整功率。坚硬的结石可先用钬激光多处打孔碎石，再联合气压弹道碎石，可明显加快碎石速度。单独使用钬激光碎石，手术时间较长，灌水量增加，并发症也会增加。

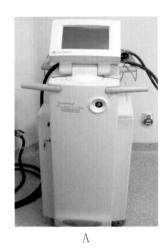
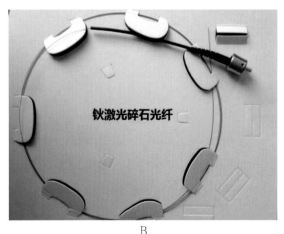

A B

图18-2 钬激光碎石系统
A：主机；B：光纤。

第三节

液 电 碎 石

　　液电碎石原理是同轴电极在水中通电后产生电压差，电极之间产生火花形成等离子体，使溶解于水中的气体释放，形成微小气泡，气泡内的气体在冲击波运动极短时间内膨胀、崩溃，形成液体冲击波，作用于结石使之龟裂、破碎。液电碎石仪具有安全、运行费用低、输出功率大、碎石能量强、时间短、成功率高及直视下碎石等优点，但应用早期仍出现较严重的并发症，如急性胆管出血（9.5%～14.6%）、急性胆管炎（1.5%）、急性胰腺炎（1.1%）等，所以液电碎石的病例选择应慎重，建议主要用于肝内胆管嵌顿结石、铸型结石、直径＞1 cm的胆管结石、胆总管末端嵌顿的小结石及术后胆总管内残留的巨大结石（直径大于取石鞘管）。从当前临床应用情况来看，液电碎石可应用于胆管内可见任何部位的难取性结石；对于胆管壁炎症较重部位的结石，应降低碎石仪输出功率以减少胆管出血；碎石过程中不能一味追求将结石碎成粉末状，碎石大小应以能够让套石篮自入路取出为宜；碎石时应持续进行生理盐水冲洗，保证视野清晰，防止电极导线直接接触胆管壁，造成胆管壁损伤；胆总管末端嵌顿的小结石，应选择低输出功率，间断单击碎石，防止造成医源性胰腺炎；二次碎石时，取石操作间隔时间应在1周以上，胆管壁炎症较重者间隔时间应适当延长，以利于胆管壁炎症消退。

第四节

混合模式碎石

　　气压弹道碎石、超声碎石是目前常用的治疗结石手段。气压弹道碎石可以快速击碎结石，因需要加压水冲洗或用取石钳取出结石碎片，降低了结石清除效率，延长了手术时间；超声碎石可以快速清除结石，但对于质地坚硬的结石，过程缓慢、效率低下。瑞士医迈斯（EMS）公司研发的超声气压弹道碎石清石系统经过几次技术提升迭代，目前已实现将气压弹道碎石系统、高效能超声碎石系统及负压吸附系统三者合一，在碎石的同时自动负压吸附结石碎屑并进行清理，排出体外，实现了碎石、取石一体化的目标（图18-3）。对于质地坚硬的结石，该系统可单独应用气压弹道碎石或气压弹道联合超声碎石；对于质地较脆或松软的结石，则可以单独使用超声碎石。目前，该技术已在泌尿外科广泛使用，有学者将此技术称为复杂肾结石治疗的一场革命，是经皮肾镜技术的一个里程碑。将EMS超声气压弹道碎石清石系统应用于胆管结石的治疗，利用其特有的吸附系统，在高效碎石的同时，主动、安全、彻底地清除结石，可使胆管结石的微创处理疗效和效率显著提高。肝内外胆管结石破碎时，常释放出其内部的细菌，致热源会随冲洗液进入血液循环，导致术后发热、菌血症，甚至感染性休克。尽量防止碎石中的细菌释放成了手术的难点。将EMS超声气压弹道碎石清石系统应用于胆石症的治疗，其强力负压吸引，可以将超声碎石产生的热量和结石带走，迅速降低胆管压力，减少进入血液循环的细菌毒素，降低感染风险，解决了碎石释放细菌的难题。

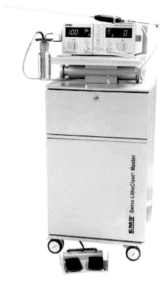

图18-3　EMS碎石系统

第五节
碎石的取出

碎石后，利用灌注泵的脉冲或恒速水流冲洗，可将细小的碎石从鞘管冲出（图18-4），较多碎石时可用套石篮取石以提高效率（图18-5），减少用水，也可用取石钳取出（图18-6）。取石时，尽量将鞘管放于结石胆管支的开口，避免碎石被冲至其他分支形成残留结石。部分胆管支角度较大，利用套石篮的弹性拐弯可进入胆管内取石。总的来说，硬质胆道镜下碎石、取石要根据操作者的经验选择合适的碎石、取石工具，提高取石效率，减少灌注用水，控制并发症。

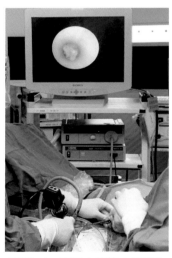

图18-4　利用水压将小结石从
鞘管冲出

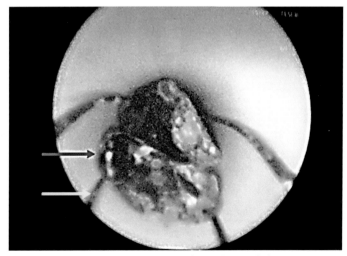

图18-5　利用套石篮（黄色箭头所指）
套取胆管结石（红色箭头所指）

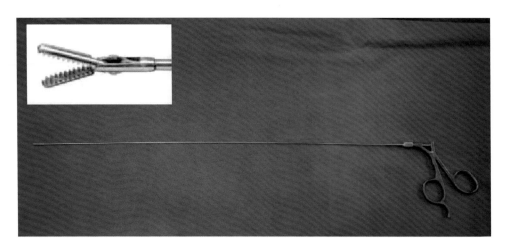

图18-6 5 F×425 mm取石钳

（朱灿华）

▶ 参考文献 ◀

[1]彭林,王卫东.胆道镜下液电碎石术的并发症分析(附1508例报告)[J].中国内镜杂志,2004,10(5):79-80.

[2]毕永林,胡冰.胆道镜液电碎石治疗胆道残余大结石[J].中国现代实用医学杂志,2004,3(13):4-5.

[3]李志申,胡晓东.超声气压弹道碎石系统治疗108例肾结石的疗效评估[J].云南医药,2016,37(2):184-186.

[4]李海峰.经皮肾镜联合超声气压弹道碎石术治疗复杂性肾结石效果观察[J].河南外科学杂志,2015,21(4):126.

[5]李英龙,柳健珍,覃柱艺,等.输尿管镜联合碎石清石系统超声气压弹道碎石术在输尿管结石治疗中的应用效果[J].医学综述,2015,21(12):2275-2277.

[6]胡建军,董家鸿.肝内胆管结石的外科治疗研究进展[J].中国现代普通外科进展,2016,19(4):296-299.

[7]SAHOO M R, THIMMEGOWDA A K, BEHERA S S. Use of rigid tubal ligation scope:serendipity in laparoscopic common bile duct exploration[J]. Minim Access Surg,2014,10(2):76-79.

[8]李志,张剑权,符国珍,等.经皮经肝胆道镜联合液电碎石取石术治疗复杂胆管结石的临床效果[J].中华肝胆外科杂志,2017,23(12):847-848.

[9]陈炫廷,陈春雷.钬激光碎石在胆管结石治疗中的研究[J].医学信息,2020,33(9):32-34,43.

[10]绳新玲.硬性胆道镜联合气压弹道碎石取石术对肝内胆管结石的疗效[J].河南医学研究,2020,29(7):1246-1248.

[11]XIA H T,LIU Y,JIANG H, et al. A novel laparoscopic transcystic approach using an ultrathin

choledochoscope and holmium laser lithotripsy in the management of cholecystocholedocholithiasis:an appraisal of their safety and efficacy[J]. Am J Surg,2018,215(4):631−635.

[12]NI Z K, JIN H M, LI X W, et al. Combination of electronic choledochoscopy and holmium laser lithotripsy for complicated biliary calculus treatment:a new exploration[J]. Surg Laparosc Endosc Percutan Tech,2018,28(3): E68−E73.

[13]LV S, FANG Z P, WANG A D, et al. Choledochoscopic holmium laser lithotripsy for difficult bile duct stones[J]. J Laparoendosc Adv Surg Tech,2017,27(1): 24−27.

[14]IERARDI A M, FONTANA F, PETRILLO M, et al. Percutaneous transhepatic endoscopic holmium laser lithotripsy for intrahepatic and choledochal biliary stones[J]. Int J Surg,2013,11(Suppl 1):S36−S39.

[15]BRATCHER J, KASMIN F. Choledochoscopy−assisted intraductal shock wave lithotripsy[J]. Gastrointest Endosc Clin N Am,2009,19(4): 587−595.

[16]ERHARD M J, BAGLEY D H. Urologic applications of the holmium laser:preliminary experience[J]. J Endourol,1995,9(5): 383.

第十九章

经皮经肝穿刺胆管手术对胆管良性狭窄的处理

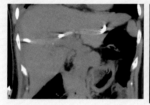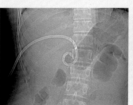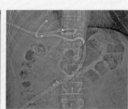

　　胆管狭窄是指由于各种致病因素导致管腔缩窄，胆汁通过障碍，而引起的一系列临床症状。胆管狭窄按病因可分为良性狭窄和恶性肿瘤引起的狭窄。良性狭窄按发生部位可分为肝内胆管狭窄（包括肝门部左、右肝管狭窄）、肝外胆管狭窄、胆管空肠吻合口狭窄。胆管良性狭窄是各种原因引起肝胆管损伤和胆管炎症，胆管血供障碍的结果，也可以是先天性胆管发育异常导致的胆管腔膜性狭窄或瘢痕性缩窄。胆管良性狭窄的病因包括胆管结石、胆管寄生虫、胆管炎症、胆囊结石胆囊炎压迫（Mirizzi综合征）、外伤、医源性损伤（腹腔镜或开放手术）、原发性硬化性胆管炎、先天性胆管囊肿Caroli病、胆管空肠Roux-en-Y吻合术后、肝移植胆管重建术后、胆管良性肿瘤、胰腺炎等。按性质可分为膜性狭窄、瘢痕性狭窄、压迫性狭窄、占位性狭窄、缺血性萎缩狭窄。

第一节

肝内胆管狭窄

　　本节讲述的肝内胆管狭窄主要指肝内胆管良性狭窄。对于肝外胆管狭窄的处理临床上已经具备比较成熟的方法了，包括腹腔镜或开放手术的胆管重建、胆管整形、胆管T形管引流、胆管空肠Roux-en-Y吻合术等。对于肝内胆管良性狭窄目前处理的手段以狭窄萎缩病变的肝段或肝叶规则性切除为主，但对于由于功能性肝体积不够而不能耐受手术切除的患者则无法通过这一方式解决问题。对于狭窄病变处肝脏情况良好，没有萎缩的患者实施大范围的肝切除则对功能性肝体积损伤较大，缺乏对有功能肝组织的保护。在不切除肝实质的前提下解决肝内胆管狭窄，通畅狭窄段的胆汁引流有着重要的意义。

　　肝内胆管良性狭窄是各种致病因素（如胆管结石、胆管炎症等）导致肝内肝叶或肝段的胆管管腔缩窄，所在肝叶或肝段的胆汁引流障碍，引起胆汁蓄积，狭窄段胆管扩张，最终所在肝叶或肝段纤维化萎缩等一系列病理生理的改变。肝内胆管良性狭窄可以是局部性狭窄，如先天性发育异常导致的局部胆管腔膜性狭窄或瘢痕性狭窄；也可以是广泛性狭窄，如原发性硬化性胆管炎、先天性胆管囊肿Caroli病等引起的广泛胆管狭窄。引起肝胆管损伤和胆管炎症的原因包括胆管寄生虫、胆管消化液反流、胆管结石等。胆管血供障碍导致管腔缩窄，可伴有狭窄处远端的胆管扩张。肝内胆管良性狭窄时腹部压痛多不明显，局部的狭窄对肝功能整体影响不大，如左、右两侧的肝胆管主干受到波及可出现间歇性或持续性黄疸。实验室检查肝功能可以大致正常，也可出现谷丙转氨酶、γ-谷氨酰转肽酶等指标升高。总胆红素、直接胆红素升高提示全肝胆管受到累及。感染期间中性粒细胞升高，降钙素原（PCT）上升，严重者可出现脓毒症、感染性休克等。

　　肝胆彩超检查为首选无创性检查，可以发现病变梗阻段肝胆管扩张、胆管结石，了解肝脏实质及血流情况。增强上腹部薄层CT检查是主要的影像学检查手段，可较清晰地显示肝胆管扩张狭窄部位、肝脏的血流情况、大部分胆管结石、胆管肿瘤，并可判断有无胆管积气，有无肝段萎缩及肝硬化，有无门静脉海绵样变、门静脉高压改变等情况。核磁共振检查是CT检查的重要补充，MRCP对诊断胆管狭窄具有重大价值，可较准确地显示胆管树，明确病变的原因，还可显示增强CT检查不能显示的胆管阴性结石，显示胆管炎症组织水肿情况、胆管肿瘤的位置、狭窄部位及狭窄长度等信息，是手术前重要的影像学资料。经内镜逆行胰胆管造影术（ERCP）、经皮经肝胆管引流术（PTCD）造影均为有创性诊疗手段，可在DSA下动态显示胆管整体情况，明确狭窄范围、胆管结石情况，其中PTCD及鼻胆管引流（ENBD）的通道可以作为临时胆管引流通道，改善胆管梗阻，减轻黄疸，对控制感染有重要作用。PTCD的引流通道还可以作为经皮经肝硬质胆道镜手术的入路通道，其外科治疗价值优于ENBD。受胆管及引流管放置的条件限制（如造影剂经胆肠吻合口流出或狭窄段不通畅等），有时造影剂在胆管充填不理想，分布不均匀，狭窄梗阻段以上胆管未能显影，所以术前往往需要多个影像学检查资料对比，综合分析。

胆管狭窄的处理原则包括解除狭窄、控制感染、通畅引流，必要时重建胆管。除了控制胆管感染、护肝利胆等常规治疗外，手术干预是有效的手段，包括开放手术在内的各种外科治疗是解决问题的关键。

第二节
胆肠吻合口狭窄

胆管空肠吻合术是治疗各种良恶性胆管疾病，重建通道引流胆汁进入肠道的重要外科手术。胆管空肠Roux-en-Y吻合术目前被认为是胆肠吻合术的金标准，是最常用的外科方法。胆管空肠吻合口狭窄是胆管空肠Roux-en-Y吻合术最常见的并发症，发生率为10%~30%，通常发生于术后1年左右，并且随着手术后时间的推移总体发病率逐渐升高，是胆肠吻合术后再次手术的主要原因。临床表现为反复寒战高热的胆管感染，可伴有狭窄段以上胆管扩张、胆管结石、梗阻性黄疸，甚至出现肝脓肿、感染性休克，危及患者的生命。如何减少吻合口狭窄发生率及外科处理胆肠吻合口狭窄，是当前肝胆外科医师努力解决的问题。手术干预是有效的手段，包括开放性手术在内的各种治疗，本章节主要讲良性胆肠吻合口狭窄及硬质胆道镜的手术处理。

胆管空肠Roux-en-Y吻合术常将肝总管和空肠吻合，如果胆管较细，吻合后狭窄率明显升高。通过放置吻合口引流支撑管可减少狭窄的发生率，通常需要半年。肝总管和空肠吻合，肝总管的血供主要为肝动脉发出的细小分支，术中过度分离胆管周围结缔组织会导致胆管缺血，尤其在胆管肿瘤手术中清扫肝门部淋巴结。胆管血供受影响会导致吻合口狭窄。保证胆管良好动脉血供对预防吻合口狭窄很重要。胆管壁组织具有较多成纤维细胞，胆管与空肠吻合后胆汁及反流肠液中所含的多种消化酶、反流食物的长期刺激、胆肠吻合口漏引起周围组织炎症水肿所释放的各种炎症因子，均可导致胆管内成纤维细胞增生，产生较多胶原，形成吻合口瘢痕增生挛缩，造成吻合口狭窄。保留足够长度的旷置肠管可减少食物及肠液反流，通常需要50~60 cm。胆肠吻合口狭窄还会受手术因素影响，胆肠吻合时首选可吸收线，在保证张力的情况下，缝线越细越好。通常建议使用PDS II缝线，原因是该类缝线在碱性环境中降解较慢，且有足够的强度。使用不恰当的缝线（如普通丝线或过粗的血管缝线）往往会导致吻合口炎症，刺激胶原产生，形成瘢痕。吻合时如果胆管较细，采用连续缝合的话，要保持针距及合适的张力，打结太紧容易造成吻合口狭窄。吻合口张力不宜太大，要保持吻合口的松弛，否则会导致局部瘢痕增生，增加吻合口狭窄风险。肝胆原有疾病（如肝内胆管局部狭窄、残留胆管结石、反复感染发作）若未能有效治疗，波及吻合口，极易导致吻合口狭窄。在进行胆管空肠Roux-en-Y吻合术前，应先解决肝内胆管狭窄的问题，取净结石，再处理"解除梗阻，通畅引流"的问题，这样才能更好地预防吻合口狭窄。

第三节

肝移植术后胆管吻合口狭窄

　　胆管并发症是原位肝移植术后最常见的并发症之一，主要包括近期的胆漏及远期的胆管狭窄，是导致肝移植失败的重要原因之一。胆管狭窄并发症发生率为4%~27%。随着肝移植术后时间的推移，胆管并发症的发生率逐渐升高，主要为胆管狭窄，包括吻合口狭窄及肝内胆管弥漫性狭窄，本节主要讲述吻合口狭窄的处理。

　　肝移植手术时供受体胆管端端吻合时，大小往往不匹配，如果其中一方胆管较细，发生术后吻合口缝线反应，可导致瘢痕增生，引起吻合口狭窄。重建胆管时，对吻合段供受体胆管血供的破坏也可导致胆管并发症引起吻合口狭窄。肝门区胆管血供主要来自肝动脉，在切取和修剪供体肝胆管时，可能过度分离周围结缔组织导致肝胆管的供应血管受累，导致胆管吻合口漏及远期胆管吻合口狭窄。若发生胆管吻合口漏，引起胆管及周围组织炎症，在各种炎症因子的作用下胆管内成纤维细胞增生，形成吻合口瘢痕增生挛缩，可造成吻合口狭窄。手术后肝动脉病变，血供减少，胆管缺血，不仅会导致吻合口段胆管组织坏死，黏膜萎缩，还会累及整个肝脏胆管系统。此外，胆管重建时使用不可吸收线、忽视缝合技巧问题、吻合口张力过大等也会增加吻合口狭窄风险。

　　吻合口狭窄可发生于术后1~2周，往往与胆管炎症水肿相关，通常表现为急性梗阻性黄疸或胆漏，注意与急性排斥反应相鉴别，在行PTCD或ENBD引流抗炎后大多数能好转。在手术半年后发生吻合口狭窄更为常见，逐步出现黄疸或反复胆管感染，可伴有胆管结石。增强上腹部薄层CT检查及MRCP对胆管吻合口狭窄有诊断价值，是手术前重要的无创影像学资料。ERCP或PTCD造影则能更进一步清晰显示狭窄位置、长度，并且能达到引流目的。

第四节

胆管及胆肠吻合口狭窄硬质胆道镜下的手术处理

经皮经肝穿刺硬质胆道镜下处理肝内胆管狭窄、胆肠吻合口狭窄、肝移植术后胆管吻合口狭窄，为患者提供了一个微创解决狭窄的选择，30%～40%的患者能够在硬质胆道镜下取得较好的长期疗效。手术处理方式包括：胆道镜直视下经导丝引导的筋膜扩张器扩张或X线造影下球囊扩张、胆道镜目视下电刀或激光局部狭窄切开、胆管狭窄扩张处放置适当引流管预防局部瘢痕挛缩引起再狭窄、放置胆管支架。

胆道镜直视下经导丝引导的筋膜扩张器扩张或X线造影下球囊扩张，适用于可通过导丝的肝内胆管狭窄、胆肠吻合口狭窄、肝移植术后胆管吻合口狭窄的膜性狭窄或局部瘢痕性狭窄，狭窄长度一般不超过1 cm。通常胆道镜手术中在找到狭窄处后，经直视下确认或X线造影下证实，经胆道镜工作通道放置超滑导丝过狭窄口，使用筋膜扩张器或胆管球囊进行扩张。

使用筋膜扩张器时无法在胆道镜下直视，需要在导丝引导下进行，导丝通常使用14～18 F，由小到大逐步扩张。扩张过程中手感很重要，需要准确扩张到位。由于肝脏有一定的柔韧性，在推进筋膜扩张器时要非常小心，应先把筋膜扩张器尖端放置在胆管狭窄处，顺导丝把握好扩张方向，盲目强行推进容易损伤肝脏，此方法只适合于膜性狭窄的处理。胆管球囊扩张可准确扩张狭窄，操作时先顺导丝通过硬质胆道镜工作通道直视下放置胆管球囊扩张器通过狭窄处，根据吻合口大小选择扩张球囊，宽度通常为6～8 mm，长度通常为40～60 mm。在硬质胆道镜直视下及X线造影下确认胆管球囊扩张段通过吻合口，位置合适后给予造影剂加压注入球囊，保证扩张开的球囊X线下可见，逐步加压到十个大气压（1.01×10^6 Pa），保证扩张球囊完全膨胀，保持3～5 min，以确保吻合口瘢痕扩张开，并且有一定止血作用，吻合口通常可以扩张至保护性鞘管通过。扩张后可能引起胆管轻微出血，但极少见大出血。扩张后退出球囊，硬质胆道镜下观察扩张情况，并通过保护性鞘管，放置胆管引流管（通常规格为16～18 F）。吻合口狭窄扩张后需要放置足够宽的引流管以保持支撑作用，防止吻合口瘢痕再次挛缩，通常保留时间为6～9个月，在此期间，往往需要每3～6个月换管1次。胆管球囊扩张器适用于胆总管吻合口、左肝管、右肝管、肝叶开口、肝段开口及有扩张的胆管，过小的胆管容易被胆管扩张器撕裂。

硬质胆道镜下吻合口狭窄的切开是处理胆管狭窄的重要方法之一，但具有一定胆管出血及胆漏的风险，故术前、术后应充分准备。手术一般需要气管插管全身麻醉，可分为电刀切开及激光切开两种方式。由于生理盐水导电，电刀切开时通常使用5%甘露醇灌洗液，也可以使用5%葡萄糖溶液替代，常规安置电凝负极板，功率一般约为15 W，是腹腔镜手术功率的一半。激光切开可使用常规灌洗液，功率为1~2 W。

由于肝内胆管狭窄切开在肝实质内进行，通常不存在胆漏的风险，但要避免损伤Glisson系统内伴行血管。对于明显胆汁性肝硬化、门静脉高压、伴黄疸的患者要格外小心。严重肝硬化患者肝脏弹性差，血管破损后不易闭合；门静脉压力高可导致止血不易；黄疸可导致肝功能欠佳，凝血因子合成减少，凝血功能障碍，止血能力进一步变差，盲目切开风险较高。胆肠吻合口切开需要避免损伤肝门部血管及吻合肠管，应逐步切开，一次不能过多，并通过CT及MRI资料了解血管与吻合口位置后决定切开方向。有条件者可行彩色多普勒超声检查定位Glisson系统内及肝门部肝动脉、门静脉与胆管的关系，确保切开方向外侧无肝脏的大血管。切口应以可通过相应的保护性鞘管为宜，手术后常规放置相应大小的胆管引流管并通过电切开的胆管充分引流胆汁，常规行胆汁细菌培养。若发生胆管出血，创面小的血管出血，可直接行硬质胆道镜下电凝或激光止血；出血量较多时，应考虑伴行血管损伤，可用胆管球囊压迫止血，也可以放置胆管引流管后夹闭管道，利用胆管的血凝块堵塞胆管，引起胆管压力增大达到止血目的。术后禁食1~2天，使用生长抑素、氨甲苯酸等药物，通常可在1天内停止胆管出血。通过以上措施未能止血者要考虑动脉出血的可能性，可行选择性动脉造影了解出血部位，使用明胶海绵或钢圈栓塞剂进行封堵，其疗效较为确切。

肝移植胆管吻合口狭窄在肝外胆管，通常在X线造影下使用胆管球囊扩张狭窄，必要时在此基础上行狭窄切开。手术出血风险较小，注意胆漏的风险。

第五节

胆 管 支 架

胆管梗阻、肝内胆管狭窄、胆肠吻合口狭窄、肝移植胆管吻合口狭窄的患者，行经皮经肝胆道镜狭窄扩张或切开的手术后，除应在狭窄段的胆管留置支撑管外，还可选择放置胆管支架。使用电刀或激光切开、筋膜扩张或球囊扩张等方式处理胆管狭窄后，需要放置支撑管预防瘢痕性挛缩，保持远期疗效，因此可在一定时间放置胆管支架辅助扩张，等待瘢痕稳定。常用的胆管支架包括传统金属支架、全覆膜金属支架等，置入方式包括ERCP及经皮经肝胆道镜等。

导丝通过奥迪括约肌、胆肠吻合口或胆管吻合口后，X线造影加镜下直视确认狭窄位置，顺导丝置入胆管支架，再次透视确认位置满意后，释放支架，并通过内镜再次确认。塑料支架的价格相对便宜，处理效果满意后，塑料支架可通过胃肠镜或胆道镜拔出，留置时间一般不超过3个月。即便如此，支架上仍然可以观察到沉积的胆泥，故对于胆管良性狭窄的患者，可能需要接受多次手术，才能取得一个比较满意的效果，对于肝内胆管狭窄，塑料支架发生位移的可能性较大，对于恶性狭窄，其抗张力较为有限，故应用较少。

传统金属支架置入后，由于胆管壁等周围组织会逐渐长入其裸露的金属网状结构中，无法拔出，故这种置入大多被认为是终生的。胆管内的金属支架是一种异物，会引起胆泥的沉积及结石的形成，导致患者出现反复的胆管结石，并存在支架内再狭窄的风险，因此限制了该类支架在胆管良性狭窄患者中的应用。新型的全覆膜金属支架兼具了金属支架较强的抗张力和塑料支架不易与组织融合的特点，易于拔出，除ERCP的置入方式外，在经皮经肝胆道镜治疗肝内胆管狭窄、胆肠吻合口狭窄、肝移植后胆管吻合口狭窄中也有很大的应用空间。但全覆膜金属支架存在滑脱风险，放置于胆肠吻合口的全覆膜金属支架可能发生移位掉入小肠，无法排出，需要手术取出。

对于肝内胆管狭窄的处理入路，可以是对侧入路（即从胆管狭窄近端寻找），也可以从肝胆管远端穿刺建立瘘道进行扩张。对胆肠吻合口胆管狭窄及胆总管狭窄扩张的手术入路，穿刺右肝胆管建立瘘道比较好，由于右肝胆管与肝总管夹角比较大，硬质胆道镜容易到达狭窄处。由于胆管狭窄导致胆管开口闭合，有时候不容易找到胆管开口或胆管狭窄处，此时需要结合术者的经验，观察胆管的走向及位置，甚至在X线造影下确认狭窄位置，再在附近寻找。找到狭窄段后，一般需要超滑导丝通过狭窄处，X线造影下确认导丝通过，顺导丝通过硬质胆道镜工作通道放置胆管球囊扩张器及切开处理。

（孙北望　叶欣）

▶ **参考文献** ◀

[1]汪鹏,李兆申.胆管良性狭窄的内镜治疗[J].中华消化内镜杂志,2010,27(11):614-616.

[2]黄志强.医源性胆管狭窄:胆道外科之痛[J].中华消化外科杂志,2008,7(1):1-5.

[3]SINGH A, MANN H S, THUKRAL C L, et al. Diagnostic accuracy of mrcp as compared to ultrasound/CT in patients with obstructive jaundice[J]. J Clin Diagn Res,2014 ,8(3):103-107.

[4]NAKAI Y, ISAYAMA H, WANG H P, et al. International consensus statements for endoscopic management of distal biliary stricture[J]. J Gastroenterol Hepatol,2020 ,35(6):967-979.

[5]KEANE M G, DEVLIN J, HARRISON P, et al. Diagnosis and management of benign biliary strictures post liver transplantation in adults[J]. Transplant Rev (Orlando),2021,35(1):100593.

[6]GOMI H, SOLOMKIN J S, SCHLOSSBERG D, et al. Tokyo guidelines 2018:antimicrobial therapy for acute cholangitis and cholecystitis[J]. J Hepatobiliary Pancreat Sci,2018,25(1):3-16.

[7]文天夫.郑光琪.肝内胆管结石并狭窄的病理生理改变[J].实用外科杂志,1991,11(4):206-207.

[8]龚建平.韩本立.周永碧.良性胆管狭窄568例的分类和外科治疗[J].世界华人消化杂志,2000,8(2):243-244.

[9]NOVIKOV A, KOWALSKI T E, LOREN D E. Practical management of indeterminate biliary

strictures[J]. Gastrointest Endosc Clin N Am,2019,29(2):205-214.

[10]刘厚宝.沈盛.胆肠吻合口狭窄的再探讨[J].临床外科杂志,2015,23(12):898-900.

[11]MAATMAN T K, LONCHARICH A J, FLICK K F, et al. Transient biliary fistula after pancreatoduodenectomy increases risk of biliary anastomotic stricture[J]. J Gastrointest Surg ,2021,25(1): 169-177.

[12]中华医学会外科学分会.胆道手术缝合技术与缝合材料选择中国专家共识:2018版[J].中国实用外科杂志,2019,39(1):15-20.

[13]KADABA R S, BOWERS K A, KHORSANDI S, et al. Complications of biliary-enteric anastomoses[J]. Ann R Coll Surg Engl,2017,99(3):210-215.

[14]杨广顺.张海斌.肝移植术后胆管狭窄发病机制及对策[J].中国实用外科杂志,2007,27(10):773-775.

[15]汪根树.陈规划.陆敏强.等.原位肝移植术后胆管狭窄的治疗(附43例报告)[J].中国实用外科杂志,2006,26(6):432-434.

[16]POLEY J W, PONCHON T, PUESPOEK A, et al. Fully covered self-expanding metal stents for benign biliary stricture after orthotopic liver transplant:5-year outcomes[J]. Gastrointest Endosc,2020,92(6):1216-1224.

[17]秦一雨.周迪.王健东.等.肝移植术后胆道吻合口狭窄处理方法探讨--来自美国匹兹堡大学移植研究所的经验[J].器官移植,2015,6(6):370-373.

[18]张修稳.孙继林.胡飞.等.纤维胆道镜下球囊扩张术治疗肝内胆管狭窄的近远期疗效[J].中国实用医刊,2018,45(21):61-63.

[19]潘杰.石海峰.李晓光.等. 21例内镜治疗困难的良性胆管狭窄经皮穿刺球囊扩张及留置经皮经肝胆管引流管支撑治疗的疗效观察[J].中华内科杂志,2012,51(6):433-436.

[20]杨玉龙.陈海龙.谭文翔.等.原位肝移植后胆管狭窄与胆道内镜下球囊扩张及支撑管治疗[J].中国组织工程研究与临床康复,2008,12(31):6181-6186.

[21]张诚.杨玉龙.史力军.等.胆道镜下高频电切治疗胆肠吻合术后吻合口狭窄[J].中华普通外科杂志,2015,30(7):529-531.

[22]皮儒先.袁涛.陈俊英.等.胆道镜下电凝止血法在术中胆道出血中的临床应用[J].重庆医学,2016,45(10):1395-1397.

[23]RANKIN R N, VELLET D A. Portobiliary fistula:occurrence and treatment[J]. Can Assoc Radiol J,1991,42(1):55-59.

[24]刘天锡.方登华.关斌颖.等.胆道出血的原因诊断与治疗[J].肝胆外科杂志,2014,22(4):286-289.

[25]孙凯.窦科峰.高志清.等.创伤性胆道出血的诊断与治疗[J].中国现代医学杂志,2003,13(4):94-95.

[26]王兰.张诚.杨玉龙.等. 3种不同支撑方法在胆肠吻合术后吻合口狭窄中的对比研究[J].中国内镜

杂志,2016,22(1):37-41.

[27]DUMONCEAU J M, TRINGALI A, PAPANIKOLAOU I S, et al. Endoscopic biliary stenting:indications, choice of stents, and results:European Society of Gastrointestinal Endoscopy (ESGE)clinical guideline-updated October 2017[J]. Endoscopy,2018 ,50(9):910-930.

[28]ZHANG X, WANG X, WANG L, et al. Effect of covered self-expanding metal stents compared with multiple plastic stents on benign biliary stricture:a meta-analysis[J]. Medicine(Baltimore),2018,97(36): e12039.

[29]BORDAÇAHAR B, PERDIGAO F, LEBLANC S, et al. Clinical efficacy of anti-migration features in fully covered metallic stents for anastomotic biliary strictures after liver transplantation:comparison of conventional and anti-migration stents[J]. Gastrointest Endosc,2018 ,88(4): 655-664.

[30]苏悦.内镜下胆管塑料支架和球囊扩张术治疗胆管良性狭窄的临床对比及支架移位影响因素的研究[D].天津:天津医科大学,2011.

第二十章

胆管结石合并胆管肿瘤的处理

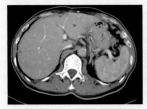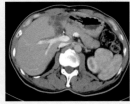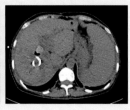

胆管结石合并反复胆管炎导致胆管上皮及管壁腺体的异型增生，是胆管肿瘤的病理基础，因此胆管结石的患者应高度警惕胆管癌变的可能，对于有10年以上肝胆管结石病史、原有症状突然加重、近期明显体重下降、血清糖链抗原（carbohydrate antigen 19-9, CA 19-9）或癌胚抗原显著升高的高危患者，应及时排查。

经皮经肝胆道镜技术，在临床的应用得到越来越多的认可。利用PTCD技术建立进入肝内胆管的通道并逐渐扩张成为胆道镜进入肝内胆管的通路，可为取石及胆管肿瘤的处理创造条件。

第一节
胆管肿瘤活检

胆管肿瘤的诊断通常要依靠临床资料，如何进行病理诊断一直是个难题，尤其对于无法根治切除的病例，既不能像体表肿瘤那样行切除活检，也不能像腹腔内实体肿瘤那样行穿刺活检。ERCP虽然可通过细胞刷或活检钳在透视下取标本，但存在盲目性，且敏感度不高；PTCS应用于胆管癌的活检，确诊率较高。

一、操作技术与方法

1. 建立PTCD通道　患者取平卧位，右侧垫高3~4 cm，常规消毒铺巾，在超声或C臂X线定位引导下用穿刺针经皮经肝穿刺至目标胆管，确认穿刺针进入目标胆管无误后，顺穿刺针放置导丝，退针，沿导丝使用筋膜扩张器从8 F扩张至14 F或16 F，置入鞘管，完成PTCD通道的建立。

2. 胆管肿瘤活检　使用硬质胆道镜通过保护性鞘管进入胆管，镜下找到病变胆管，将鞘管头端抵紧胆管壁，张开活检钳，在病变灶内前推活检钳约5 mm，然后收紧活检钳夹取病变组织，反复3次左右，将夹取的病变组织块放入福尔马林标本瓶中固定，行病理学检查。

二、PTCS下胆管肿瘤活检的安全性

原发性胆管肿瘤起源于胆管黏膜上皮，正常胆管壁较薄（仅1 mm），胆管肿瘤可导致病变部位管壁增厚、管腔狭窄。PTCS下胆管肿瘤活检是经预先建立的PTCD通道，在超声及X线的引导下，经鞘管置入硬质胆道镜，在镜内引入活检钳，通过胆道镜直视下钳取组织活检，可以准确避开正常胆管壁。理论上胆管钳夹活检可引起附近病变血管破裂导致大出血，还可引起胆管破裂造成胆汁外漏，形成胆汁肿，但实际操作过程中极少发生。尽管肝门部胆管周围各管腔结构相互毗邻，但各管腔之间又相互分离，其间充填脂肪组织和纤维结缔组织，钳夹活检只从胆管黏膜和纤维肌层表面获取组织标本，PTCS下胆管活检不会损伤邻近血管。

　　PTCS下胆管钳夹活检敏感度受原发肿瘤起源的影响。非胆管癌性肿瘤（如胃肠道转移瘤等），多数通过压迫胆管而导致胆管狭窄、闭塞，并非直接浸润胆管壁，而钳夹活检只从胆管黏膜和纤维肌层表面获取组织标本，可能无法采集胆管壁深部肿瘤或外压性肿瘤的病变组织，因此敏感度较低。

第二节

胆管肿瘤的处理

　　传统上将肝外胆管恶性肿瘤分为胆囊癌、肝外胆管癌和Vater壶腹癌，而肝内肿瘤归为原发性肝癌，有5%～10%的胆管细胞癌位于肝内。肝内胆管细胞癌可起源于肝内小胆管（称为周围型胆管细胞癌），或左、右肝管分叉处近端的肝内大胆管。肝外胆管分为门周段（包括左、右肝管汇合处）和远段，过渡部分位于胆囊管近端。起源于门周段的胆管细胞癌占肝外胆管细胞癌的60%～70%，可根据肝管的受累特征进一步分类（Bismuth-Corlette分型法）。累及肝管分叉处的肿瘤（肝门胆管细胞癌）统称为Klatskin肿瘤。胆管癌总体发病率为0.10%～0.20%，约占恶性肿瘤的1%，占消化道肿瘤的3%，多数表现为胆管的恶性梗阻性黄疸。肝内外胆管因不同程度的阻塞而引起黄疸，若不能及早采取有效的方法解除梗阻，部分患者可在1～2个月内发生一系列并发症，表现为肝功能衰竭，甚至引发死亡。

一、体征和症状

　　肝外胆管细胞癌通常在肿瘤阻塞胆管引流系统时出现症状。胆管阻塞引起的症状包括黄疸、瘙痒、白陶土样便和尿色加深，其他常见症状还包括腹痛（发生率为30%～50%）、体重减轻（发生率为30%～50%）和发热（发生率可达20%），腹痛常被描述为右上腹（right upper quadrant，RUQ）的持续钝痛。患者也可能存在不适、乏力和盗汗等症状，少数情况下会发生胆管炎。仅累及肝内胆管的胆管细胞癌（在全部胆管细胞癌中约占20%）可能表现不同，受累患者不太可能出现黄疸，而是常有右上腹部钝痛、体重减轻和碱性磷酸酶升高的病史。某些患者没有症状，其病变可能是在针对肝脏血液检测结果异常行诊断性检查时通过影像学检查偶然发现的，也可能是在对合并肝硬化的丙型肝炎病毒（hepatitis C viral，HCV）感染者或慢性乙型肝炎病毒感染者行肝细胞癌（hepatocellular carcinoma，HCC）筛查时偶然发现的。

　　原发性硬化性胆管炎（primary sclerosing cholangitis，PSC）患者的胆管细胞癌风险更高，尤其是门周段胆管病变。此类患者发生胆管细胞癌前常出现健康状况迅速恶化，表现为体能下降、黄疸、体重减轻和腹部不适。

二、实验室检查结果异常

所有存在黄疸或右上腹痛的患者都应检测血清转氨酶、碱性磷酸酶和胆红素（总胆红素、直接胆红素和间接胆红素），以确定是否有胆汁淤积。对于肝外胆管细胞癌患者，肝脏生化检查通常提示胆管阻塞，表现为总胆红素升高［通常高于10 mg/dL（171 μmol/L）］、直接胆红素升高及碱性磷酸酶升高（通常增加至2～10倍）。转氨酶［天冬氨酸氨基转移酶（aspartate aminotransferase，AST）和丙氨酸氨基转移酶（alanine aminotransferase，ALT）］水平初期可能正常。然而，慢性胆管阻塞通常引起肝功能障碍并符合肝细胞损伤病情，包括转氨酶升高、凝血酶原时间延长及国际标准化比值（international normalized ratio，INR）升高。肝内胆管细胞癌患者的碱性磷酸酶水平通常异常，而血清胆红素水平通常正常或仅轻度升高。5'-核苷酸酶和γ-谷氨酰转肽酶水平升高可证实碱性磷酸酶过量是肝胆问题所致。PSC患者在胆管细胞癌筛查时可能仅表现为肿瘤标志物CA 19-9血清水平异常升高。在极少数情况下，胆管细胞癌患者存在与恶性肿瘤中高钙血症有关的表现，即高钙血症、低磷血症、甲状旁腺激素水平低和维生素D水平低。

三、放射影像学表现

多数黄疸患者以腹部超声诊断来证实胆管扩张，确定阻塞部位并排除胆管结石。当超声检查无法证实黄疸的病因为良性胆管梗阻时，应行轴向（横断面）影像学检查（CT或MRI）。肝外胆管癌可能无法直接显像，尤其是小病灶，但间接征象（胆管扩张）可提示诊断。未发现结石的胆管扩张（正常成人胆管直径>6 mm）提示恶性梗阻性病变。近端肝外病变可能只引起肝内胆管扩张，而较远端的病变可以同时引起肝内和肝外胆管扩张。肝内胆管细胞癌的生长模式包括肿块型、伴肝内胆管扩张的管周浸润型，以及混合型。单纯肿块型最为常见，约占所有肝内胆管细胞癌的60%，而单纯管周浸润型和混合型各约占20%。肿块型病变可能是在对肝硬化患者行肝细胞癌筛查时偶然经影像学检查发现的。肝内肿块远端局灶性节段性胆管扩张高度提示胆管细胞癌。混合型肝细胞—胆管细胞癌也称为伴双表型分化的原发性肝癌，是独特的胆管细胞癌亚型，横断面成像检查可有独特表现。钆塞酸增强MRI显示高度强化边缘和不规则形状支持混合型肿瘤，而分叶状、弱强化边缘和靶形外观则支持肿块型肝内胆管细胞癌。这些混合型肿瘤归为肝内胆管细胞癌，而不是肝细胞癌。

四、诊断方法

对于没有PSC的患者，如果有胆管阻塞征象（如黄疸、胆汁淤积性肝功能检查异常、影像学检查显示胆管扩张）且未见其他病因（如胆总管结石或胰头病变），则应考虑胆管细胞癌。对于影像学检查显示孤立性肝内肿块但甲胎蛋白（alpha-fetoprotein，AFP）血清水平正常的患者，也应考虑该诊断。

PSC患者健康状况迅速恶化时应考虑胆管细胞癌，恶化表现包括黄疸、体重减轻和腹痛。胆管明显狭窄或管壁增厚，并呈进展性胆管扩张者应高度怀疑胆管细胞癌。筛查试验结果异常时也应考虑胆管细胞癌，即CA 19-9和（或）MRCP异常。

胆管细胞癌的诊断方法各异，具体取决于疑似病变的位置（远端肝外、门周部或肝内）及患者有无PSC病史。所有疑似胆管细胞癌的患者都应该检测肿瘤标志物CA 19-9和癌胚抗原，有肝内病变的患者应加测AFP。肿瘤标志物升高支持胆管细胞癌的诊断，若合并AFP升高则支持肝细胞癌。诊断时，还需要注意单纯胆管阻塞也能够引起CA 19-9升高。治疗后，肿瘤标志物升高提示肿瘤复发。如果鉴别诊断中包括IgG4相关性硬化性胆管炎（如自身免疫性胰腺炎患者），则可检测IgG4的血清浓度。患者的临床表现和初始影像学表现可以提示病变位置。患者常会在黄疸的评估中行腹部超声检查，如怀疑胆管细胞癌但未进行影像学检查（如发现CA 19-9升高的患者），初始影像学检查通常采用对比增强MRI扫描/MRCP或对比增强多期多排螺旋计算机断层扫描（multidetector-row computed tomography，MDCT）。部分患者的初始检查可为ERCP，该检查最常在高度怀疑胆总管结石时使用。

若存在远端肝外胆管梗阻的证据，则应怀疑远端肝外胆管细胞癌，下一步诊断首选PTCS或ERCP，因为通过这些检查能够直视异常区域并能够进行活检［细针抽吸活检（fine-needle aspiration，FNA）或刷片细胞活检］，且PTCS及ERCP还便于实施干预性治疗（如置入支架）。

ERCP需要向胆管注射造影剂，由此导致胆管引流功能受损的患者有可能发生上行性胆管炎，而PTCS可直接观察胆管，并可采集不确定的狭窄部位组织进行活检，因此笔者更推荐后者。实施PTCS活检时，应该从所有病变或明显狭窄处钳夹获得细胞学样本。

若胆道镜图像和（或）组织样本高度提示胆管细胞癌，应进行肿瘤分期；若胆道镜图像和组织样本无诊断意义，可实施MRI或多期对比增强MDCT扫描；若横断面成像检查可见肿块，可进行CT或MRI引导下的活检，但存在肿瘤细胞在活检针道中播散的风险。若活检结果呈阴性或横断面成像未见肿块，则可能需要手术确诊。放射影像学检查高度提示胆管细胞癌及假阴性活检结果，而且肿瘤有切除可能时，无须活检。

对于肝门病变疑似门周段胆管细胞癌的患者，MRCP为首选影像学检查，有创胆管检查（ERCP或PTC）也可发挥相应作用。肝门肿瘤患者因为难以实现完全胆汁引流，ERCP后有发生上行性胆管炎的风险。PTCS可以在胆道镜直视下明确肿瘤狭窄部位及进行活检。

如果影像学检查和（或）组织活检样本高度提示胆管细胞癌，建议直接进行肿瘤分期。若诊断仍不明确，建议行ERCP联合刷片细胞学检查或PTCS通过胆道镜检查来评估胆管，或者在影像学检查发现肿块时实施MRI引导或CT引导的活检，但存在恶性肿瘤细胞在活检针道中播散的风险。如果诊断仍不明确，则可能需要手术确诊。

若肝内病变疑似肝内胆管细胞癌，建议行横断面影像学检查（多期对比增强MDCT扫描或MRI），以便区分胆管细胞癌与HCC，但前提是未发现也未怀疑存在肝外恶性肿瘤，否则应首先排除转移性疾病。如果初始影像学检查无诊断意义，则可以实施其他影像学检查方法。如果诊断仍不确定，则可能需要切除病变或手术活检。

MRCP、ERCP和（或）组织活检样本高度提示胆管细胞癌时，建议直接进行肿瘤分期。若诊断仍不明确，则正电子发射计算机断层扫描（positron emission tomography，PET）可能有所帮助。如果PET仍不能诊断，则建议在3个月时复行MRCP，若仍不能诊断，则建议对患者进行密切的临床随访。

第三节

胆管支架置入

一、胆管支架的作用

胆管癌发病隐匿，早期诊断困难，手术是主要治疗措施，但是由于胆管毗邻肝动脉及门静脉，解剖位置特殊，手术根治性切除率低。对于胆管癌非开放手术获得病理诊断的方法包括经皮经肝胆道镜活检、十二指肠镜细胞刷或活检钳在X线透视下活检。对于不能根治性切除的胆管癌导致的梗阻性黄疸，建议行经皮经肝胆管引流（PTCD）联合胆管支架置入治疗。胆管癌行PTCS联合胆管支架置入术后一段时间可再次出现胆管梗阻，导致梗阻最多的原因是肿瘤通过支架网眼或支架头端生长，也可能是支架头端由于支架的刺激导致肉芽组织增生或胆泥淤积，常规的处理方法是再次置入支架。如果胆道镜发现为胆泥淤积，可在胆道镜下应用导丝疏通并反复冲洗，从而避免盲目置入支架。

胆管支架可用于缓解良恶性疾病患者的梗阻症状。对于恶性胰胆管梗阻，支架可以作为手术前的过渡治疗，也可用于病变不可切除的患者的姑息治疗。

胆管支架常用于为胆管树解除由原发性胰胆管恶性肿瘤（可切除和不可切除）、转移性疾病及淋巴结胆管外部压迫等引起的梗阻症状。支架通过为胆管减压来缓解黄疸和瘙痒，同时最大程度地降低了胆管炎风险。

术前，在远端放置塑料支架或者短的自膨式金属支架（self-expanding metal stent，SEMS）不会妨碍之后进行的胰十二指肠切除术。然而，尚不确定术前行胆道镜下胆管引流能否为存在可切除性胆胰疾病的患者改善术后结局。直接手术可减少干预次数，从而降低费用及减少潜在的操作相关并发症。另一方面，术前行胆道镜下胆管引流可缓解黄疸，并预防胆汁淤积引起的并发症。此外，术前支架置入还可为局部晚期胰腺癌争取新辅助治疗的时间。

一项多中心回顾性研究显示，术前置入金属支架可能是安全且有效的，其中纳入了241例行术前金属支架置入术的胰腺癌患者。对患者平均随访6.3个月，其中49%的患者在27个月时存活。所有患者的支架置入均获得成功，并改善了黄疸。短期并发症包括ERCP术后胰腺炎（$n=14$）、支架移位（$n=3$）及十二指肠穿孔（$n=3$）。远期并发症包括支架移位（$n=9$）及肝脓肿（$n=1$）。14例患者（5.8%）出现支架阻塞，从置入到阻塞的平均时间为6.6个月（1~20个月不等）。174例患者在诊断时被认为具有可切除癌，随后有144例接受了根治性手术。由于新辅助治疗后发现疾病进展或转移，67例存在临界可切除癌的患者中仅有22例（33%）进行了根治性手术。

然而，一篇纳入14项研究共2 248例患者的荟萃分析发现，术前支架置入并不会改善结局。术前置入支架的患者与未置入支架的患者相比，两者的死亡、感染、胰瘘、胆漏和胃排空延迟的发生率差异无统计学意义。该研究最终认为术前胆管引流应该用于特定患者，且金属胆管支架比塑料支架更优，不过这两者均属于标准治疗。建议一旦确诊恶性肿瘤，则置入金属胆管支架。

二、不可切除癌的姑息治疗

1. 远端胆管恶性梗阻 远端胆管恶性梗阻（即肝门远端的梗阻）的原因通常是胰腺癌、胆管细胞癌或淋巴结转移灶外部压迫。对于不可切除的胆管恶性梗阻，可行姑息治疗，包括外科旁路手术、经皮穿刺引流及内镜下置入塑料或金属胆管支架引流。一项纳入2 436例患者的大型荟萃分析比较了外科旁路手术、内镜下金属支架置入及内镜下塑料支架置入，其结论认为患者存在不可切除的远端胆管恶性梗阻时首选内镜下金属支架置入。

2. 肝门部梗阻 肝门部梗阻的原因可能是胆管细胞癌、胆囊癌、肝脏肿瘤、胰腺癌的局部扩散、实体转移瘤，或者是淋巴结压迫。此类患者的姑息性引流治疗首选胆道镜下胆管引流。然而为肝门部梗阻实施胆道镜下引流的技术难度高，一般应由处理过大量病例且熟练掌握专业技术的胆道镜医生进行。

3. 可切除性不确定梗阻 患者在初次行ERCP时或许还不能确定其手术方案（例如，考虑行新辅助治疗或需要在确定分期前行胆管引流）。这种情况下可考虑置入塑料支架（容易取出）或者SEMS（通畅期更长，但在大部分病例中不能取出）。有学者在胰腺癌引起梗阻性黄疸且尚未确定手术方案的患者中比较了几种治疗策略，从总体费用最低的角度考虑，应优选短SEMS作为初始治疗。总的来说，胰腺癌或可切除的患者（尤其是手术可能会推迟的患者）应考虑置入金属支架。

三、支架的类型

1. 塑料支架 塑料胆管支架自20世纪80年代问世以来就在良性及恶性胆管梗阻的治疗中得到了应用。塑料支架可以由多种材料制成，包括聚四氟乙烯、聚氨酯及聚乙烯。支架包括直支架（Amsterdam）、单猪尾支架和双猪尾支架。直支架每头有1个、2个或者4个侧翼协助固定。现有支架直径包括7 F、8.5 F、10 F和11.5 F，长度为5~15 cm。如需更长的支架，可将鼻胆管引流管剪切到所需长度，但由于没有侧翼，容易移位。

2. 自膨式金属支架 SEMS自20世纪80年代以来就在胆管恶性狭窄的治疗中得到了应用。胆管SEMS曾经仅限三级转诊中心使用，但目前已广泛用于临床实践。SEMS分为未覆膜型、部分覆膜型及全覆膜型。有些全覆膜金属支架的覆膜具有"开窗"，而没有裸露的金属梁。金属材料可为不锈钢、镍钛合金或Platinol。Platinol的内芯为铂，外层为镍钛合金。传统上首选镍钛合金，因其能够保持弯腔形状，不过没有哪种材料在所有情况下都是最优选择。覆膜支架可衬有硅胶、聚己内酯、聚醚型聚氨酯、聚氨酯或膨化聚四氟乙烯氟化乙烯丙烯（polytetrafluoroethylene fluorinated ethylene

propylene，PTFE-FEP）。胆管金属支架为圆柱形，由合金丝交错编织而成，有些支架的近端及远端呈喇叭形，可减少移位。胆管SEMS通过经内镜钳道（through-the-scope，TTS）输送系统放置展开，TTS系统的直径为6～8.5 F不等。SEMS以收起的状态预装在输送导管内。本质上来说，现有支架都是通过移除外层限制鞘管而展开，虽然输送导管的具体类型和机制有很大差异。有些SEMS一展开就会缩短，因此在选择支架长度、放置支架及展开支架时要考虑到这一点。展开之后，支架材料会通过径向扩张压力嵌入肿瘤组织和正常组织。这是防止支架移位的必要步骤。氩气刀可以用来修整放置不当或移位的SEMS。

3. **无覆膜金属支架**　无覆膜金属支架的优势在于其可在胆管树中的任意位置（包括肝门）使用。此外，多项研究表明无覆膜金属支架用于恶性胆管梗阻时的移位率较低。一项前瞻性研究中，241例患者在不可切除的恶性胆管狭窄处置入了不同类型的无覆膜金属支架，仅3例出现支架移位。另一项研究中，101例在恶性胆管梗阻处置入无覆膜金属支架的患者中无一例发生支架移位。无覆膜金属支架的缺点是不易取出及支架内肿瘤生长率较高。尽管支架内肿瘤生长是一个严重问题，且是无覆膜支架失效最常见的原因，但这并不是无覆膜支架独有的问题，全覆膜支架在覆膜降解或受损时也会发生支架内肿瘤生长。

4. **全覆膜金属支架**　全覆膜金属支架的主要优势在于支架内肿瘤生长率可能较低，以及具有取出的可能。一项回顾性研究评估了部分覆膜金属支架用于不可切除性胆管梗阻姑息治疗措施的通畅率，其中48例患者接受初次治疗，56例患者接受再次介入，共有19例患者出现支架阻塞，原因包括支架两端肿瘤生长（即肿瘤阻塞支架两端）、胆泥以及食物嵌塞。此研究中没有患者因肿瘤长入支架而发生阻塞。一项前瞻性研究中有80例患者在远端胆管恶性梗阻置入了部分覆膜的Wallstent支架，无一例支架失效，原因是肿瘤长入支架。另一项研究检验了101例患者，在恶性胆管狭窄处置入了部分覆膜金属支架，3个月、6个月、12个月时的支架通畅率分别是97%、85%、68%，仅有3例支架阻塞，没有发现支架内肿瘤生长引起的支架失效。然而，直接比较覆膜支架与无覆膜支架的研究并未证实覆膜支架在通畅方面具有优势。

全覆膜金属支架的优点在于有取出的可能。全覆膜金属支架可在展开不当的情况下立即取出。全覆膜金属支架的缺点包括支架移位率可能增加、不能用于肝门水平、可能诱发胆管炎。支架移位率增加的原因可能是覆膜限制了支架埋入肿瘤及周边组织内的能力。SEMS通常在内镜下括约肌切开术后放置，这在理论上有助于支架置入，可能还会将胰腺炎风险降至最低。然而，在SEMS前行胆管括约肌切开术可能会增加支架移位率和其他并发症的发生率。

应当认识到，并非所有全覆膜金属支架都是一样的。一些全覆膜支架有开窗，虽然所有金属梁都有覆膜，但开窗可使胆汁通过侧孔流入支架主腔内。这些开窗能使医生在有胆囊的患者中更灵活地放置支架（即跨过推测为胆囊管口的位置），且可能降低胆囊炎的风险。

添加抗肿瘤药物的药物洗脱支架目前正在研发和评估之中。另外，放射性支架和生物可降解支架也引起了关注，但尚未上市。

四、有效性

1. 术前引流　尚不确定术前胆道镜下胆管引流能否为存在可切除性胆胰疾病的患者改善术后结局。直接手术可减少干预次数，从而降低费用及减少潜在的操作相关并发症。另外，术前行胆道镜下胆管引流可缓解黄疸，并预防胆汁淤积引起的并发症。此外，术前支架置入通常用于为局部晚期胰腺癌患者的新辅助治疗争取时间，无须隔段时间更换支架。

术前引流对肝门胆管癌患者的益处还不太明确。一篇纳入11项研究的荟萃分析评估了术前胆管引流对肝门胆管癌伴黄疸患者的益处。术前胆管减压未使死亡率与术后住院时长出现差异。然而，与无引流的直接手术相比，术前胆管引流对术后总体并发症发生率和感染性并发症发生率造成了显著的不良影响。基于这些研究结果，该分析的作者认为计划行手术治疗的肝门胆管癌伴黄疸患者不应常规行术前胆管减压，还需进行采用最佳引流技术的大样本随机试验，不过这项工作一直很难开展，因为胆管癌患者大多在就诊时已为晚期，只有少数患者最终会进行手术治疗。

2. 远端梗阻　塑料胆管支架常用作恶性胆管梗阻患者的初始胆道镜治疗。塑料支架便宜有效，且易于取出和更换。不过，塑料支架最终会因胆泥和（或）细菌生物膜而阻塞，通常需要反复行ERCP才能维持胆管引流。为了解决这个问题，人们引入了通畅时间更长的金属支架。然而，金属支架的成本高，而且可能无法移除。

3. 塑料支架的通畅期　塑料胆管支架的功能持续时间仍有很大差异，支架通畅时间一般为60~200日。一项纳入63例患者的回顾性研究比较了10 F与11.5 F支架对良恶性胆管疾病的治疗作用。该研究发现，两种支架在置入成功率、黄疸缓解、总胆红素降低和并发症上均无显著差异。然而实践中一般采用10 F的支架而很少使用11.5 F的支架，因为11.5 F支架没有优于10 F支架之处，而且直径更大提高了支架放置的技术难度。预防性应用抗生素似乎不会延长支架通畅期，但可能有益于具有胆管炎病史的患者。

4. 塑料支架与金属支架　总体而言，金属支架的通畅期长于塑料支架，很多研究表明金属支架的平均或中位通畅期至少为270日。一篇纳入24项试验（共2 436例患者）的荟萃分析比较了外科旁路手术、胆道镜下金属支架与胆道镜下塑料支架对不可切除性恶性胆管梗阻患者的作用。塑料支架的并发症风险低于外科旁路手术（*RR*为0.6），但胆管梗阻复发的风险较高（*RR*为18.6）。与塑料支架相比，金属支架4个月时的梗阻复发风险较低（*RR*为0.4），但在技术成功率、治疗成功率、死亡率和并发症发生率方面并无优势。分析中没有研究比较金属支架与外科旁路手术。

基于现有数据，建议病灶不可切除且生存期预计超过3~6个月的患者选择金属支架治疗；有切除可能的疾病引起远端胆管恶性梗阻时，应考虑在远端置入短金属支架，手术可能延迟的患者尤应如此（如计划行新辅助治疗），有些外科医生倾向于在这种情况下使用塑料支架。在置入支架前和外科医生进行沟通可能有所帮助，特别是病情复杂的患者。对于胆管细胞癌或近端胆管恶性狭窄患者，若明确其不适宜手术治疗，则只能采用金属支架。

5. 覆膜与无覆膜金属支架　选择覆膜金属支架还是无覆膜金属支架取决于狭窄的位置、几何结构及病因。对于外源性压迫造成狭窄的患者，无覆膜金属支架或可满足治疗需要；而覆膜金属支架可能有益于腔内肿瘤（尤其是乳头状瘤）患者，其可将支架内的肿瘤生长率降至最低。值得注意的是，不建议近端胆管狭窄患者使用覆膜金属支架，因为覆膜金属支架可能会阻塞左、右肝管。

几项试验评估了覆膜金属支架与无覆膜金属支架在治疗远端胆管恶性疾病时的支架通畅率差异。各项试验的结果各不相同，有部分研究显示覆膜支架的通畅率较高。一篇纳入11项试验共1 272例远端胆管恶性狭窄患者的荟萃分析发现，覆膜金属支架与无覆膜金属支架的支架失效率差异无统计学意义（HR为0.7，95%CI为0.4～1.2）。相比无覆膜金属支架，覆膜金属支架的移位率（OR为5.1，95%CI为1.8～14.1）和胆泥形成率（OR为2.5，95%CI为1.4～4.4）较高，支架内肿瘤生长率较低（OR为0.2，95%CI为0.1～0.5）。这两种装置在胆囊炎、胆管炎、胰腺炎、胆管穿孔和出血等不良事件方面的差异无统计学意义。

6. 肝门部梗阻　肝门部恶性梗阻的最佳治疗方法仍有争议，不过一般采用无覆膜SEMS。采用无覆膜金属支架是为了避免阻塞对侧胆管系统的引流。胆管原发性肿瘤（即胆管细胞癌）、继发转移性病灶或恶性淋巴结肿大所致胆管外部压迫引起的肝门部梗阻都可使用无覆膜SEMS或塑料支架治疗。

7. 单侧支架与双侧支架　使用单侧支架还是双侧支架仍存在争议。许多病例置入单侧支架即可，因为仅25%～30%的肝脏需要通过引流来缓解黄疸。然而，只行单侧引流可能无法完全缓解黄疸，而且可能增加胆管炎的风险。只要可能，建议采用双侧支架（塑料或者金属支架），从而最大程度地进行胆管引流。如果只能在胆道镜下引流一侧的胆管，则通常在引流前采用计算机断层扫描和（或）磁共振胰胆管成像来找出占主导地位的胆管系统。

五、并发症

胆管支架置入术最常见的并发症包括支架阻塞和支架移位，较少见的并发症包括胆囊炎、胆管炎、胰腺炎、胆管穿孔及出血。

1. 支架阻塞　在采用胆管支架治疗恶性梗阻的患者中，支架阻塞是一个常见并发症。支架阻塞可继发于支架内肿瘤生长、支架两端肿瘤生长和（或）胆泥阻塞。另外，再生性改变可导致非恶性组织在支架内或支架表面生长。支架阻塞的患者常出现符合胆汁淤积特征的转氨酶升高和（或）胆管炎。一般需要通过ERCP或PTCS来诊断支架阻塞的原因。

2. 碎屑引起的支架阻塞　支架阻塞是塑料胆管支架失效的最常见原因，而阻塞的主要原因是胆泥沉积。一项研究采用扫描电子显微镜对阻塞的塑料支架进行了分析，结果发现阻塞物通过大量的细线黏附于支架内表面。一项试验中，塑料支架的中位通畅期为126日，最常见的塑料支架失效原因是胆泥沉积。患者再次接受塑料支架治疗，评估时发现48%的二次置入支架发生阻塞。二次塑料支架的中位通畅时间为80日。

支架阻塞也是金属胆管支架失效的常见原因。小直径支架（6 mm）比大直径支架（10 mm）更易阻塞，不过有研究比较了不同生产商的相同直径支架，结果未发现它们存在显著差异。一般而言，对大多数患者建议使用直径为8~10 mm的金属支架。金属支架阻塞后的处理方法包括清除支架内的碎片或在已阻塞的支架腔内放置第2枚支架（塑料或者金属支架）。研究表明，植入塑料支架或第2枚金属支架安全有效。有时候，十二指肠支架可能会阻碍针对恶性胆管狭窄的胆管支架置入；不过，用氩气刀对已放置的十二指肠支架进行开窗可以降低ERCP的难度。

3. 组织向支架内生长 恶性或非恶性组织向支架内生长可能会造成支架阻塞。肿瘤向支架内生长是无覆膜SEMS失效的最常见原因，但在覆膜支架中要少见得多。一项纳入了241例置入无覆膜金属支架的研究，65例（27%）发生支架阻塞，最常见的原因是肿瘤向支架内生长（52%）。肿瘤向支架内生长的处理方法一般是用阻塞球囊清扫支架。清扫失败时可在原有支架内放置一个塑料支架或者SEMS，这可明显改善引流。

4. 支架两端组织生长 随着肿瘤负荷增加，支架两端肿瘤生长（即肿瘤阻塞支架两端）可造成金属支架阻塞。非恶性组织增生也可阻塞支架两端。

5. 移位 与胆泥、组织向支架内生长或支架两端组织生长引发阻塞的患者一样，支架移位的患者也常表现为腹痛、符合胆汁淤积特征的肝功能检测指标升高和（或）胆管炎。腹部CT或MRI检查有助于确定胆管支架是否移位。然而在实际工作里，置入胆管支架的患者表现符合胆汁淤积的肝功能检查结果和（或）胆管炎时，不论原因如何（如梗阻、移位等），建议直接重复行ERCP来进行诊断和治疗。许多试验表明无覆膜金属支架的移位率非常低（1%~2%），可能是因为支架埋入了肿瘤和周围的正常组织。覆膜SEMS的移位率为6%~8%，高于无覆膜SEMS。括约肌切开术可能是支架移位的危险因素，所以，不推荐在SEMS置入术前常规行胆管括约肌切开术。

6. 胆囊炎 覆膜支架跨过胆囊管起始处时可能会发生胆囊炎，引起功能性胆囊梗阻。理论上来说，覆膜金属支架在这种情况下会更易引起胆囊炎，但是这与现有数据并不一致。有研究表明，接受胆管覆膜金属支架置入后的胆囊炎发生率为0~4%；也有研究表明，胆囊炎的发生率可能高达10%。全覆膜金属支架在临床实践中广泛应用，但目前没有出现大量关于支架诱发胆囊炎的报道。如上所述，需要置入金属支架且有胆囊的患者可选择有开窗的全覆膜金属支架，但无决定性数据表明这些患者不能置入标准的全覆膜金属支架。胆囊完好的患者放置覆膜金属支架时应谨慎，以免使支架跨过胆囊管口。

7. 胆管炎 胆管炎是胆管支架置入术的并发症，引流不彻底的时候特别容易发生。

8. 其他并发症 出血是胆管支架置入的潜在并发症，可能为括约肌切开术后出血，也可能为支架嵌入十二指肠壁引起的出血，患者会表现出上消化道出血的症状，应行上消化道内镜检查。一些患者会有胆管出血，可能需用侧视十二指肠镜协助诊断。一项回顾性研究比较了金属支架与塑料支架对恶性胆管梗阻患者的作用，发现金属支架组患者的出血率为3.6%，而塑料支架组为5.4%。胆管支架置入的其他少见并发症还包括胆管穿孔与成瘘。尽管有人担心胆管覆膜金属支架可能会增加胰腺炎的发病率，但一项纳入248例SEMS患者的回顾性研究发现，覆膜与无覆膜金属支架组的胰腺炎发病率相近（7%与8%）。

六、总结与推荐

胆管支架通常应用于淋巴结胆管外部压迫、原发性胆胰恶性肿瘤和转移性疾病。支架可以通过胆管减压来缓解黄疸和瘙痒，同时将胆管炎风险降至最低。胆管支架在恶性胆胰疾病患者中应用广泛，可作为可切除性病灶的术前过渡治疗，也可用于不可切除性病灶引起胆管梗阻的姑息治疗。市场上有多种塑料支架和覆膜与无覆膜金属支架。尚未发现哪一种支架能成为所有患者最理想的选择。塑料支架便宜有效，且易于取出或更换，但最终会被胆泥和（或）细菌生物膜阻塞，而且通常需要反复行经内镜逆行胰胆管造影术（ERCP）才能维持胆管引流。金属支架的通畅期更长，但成本高，而且可能无法移除。胆管支架置入术最常见的并发症包括支架阻塞和支架移位，支架阻塞常继发于支架内组织/肿瘤生长、支架两端组织/肿瘤生长和（或）胆泥阻塞。较少见的并发症包括胆囊炎、胆管炎、胰腺炎、胆管穿孔及出血。对于确诊为可切除性远端胆管恶性梗阻的患者，若术前需行胆管引流且胆囊完好，建议置入无覆膜SEMS。放置覆膜金属支架可能会堵塞胆囊管，导致胆囊炎。然而，置入无覆膜金属支架时也可发生胆囊炎，因此为胆囊完好的患者置入覆膜金属支架也是一种合理的选择，且这种做法不能视为违背治疗标准。支架的选择取决于狭窄的部位、几何结构及原因。同样，这些因素也决定了患者在胆囊切除术后应选择何种支架。对于远端胆管恶性梗阻不可切除的患者，如果期望寿命超过3个月，建议置入SEMS；如果组织/肿瘤在支架内生长阻塞了支架，建议在原有金属支架内放置塑料支架或另一个金属支架进行引流。对于期望寿命不足3个月且病变不可切除的远端胆管恶性梗阻患者，建议置入塑料支架。对于肝门部梗阻患者，建议在左、右两侧的胆管系统中放置塑料支架或无覆膜SEMS，以降低胆管炎的风险。

（孙北望　谢嘉奋　叶欣）

▶ **参考文献** ◀

[1]宋双庆,刘蕊,张伟霞.肝内胆管结石合并肝胆管癌的临床分析[J].肿瘤基础与临床,2010,23(5): 439-440.

[2]Sun C, Yan G, Li Z, et al. A meta-analysis of the effect of preoperative biliary stenting on patients with obstructive jaundice[J]. Medicine (Baltimore),2014,93(26):e189.

[3]KADAKIA S C, STARNES E. Comparison of 10 French gauge stent with 11.5 French gauge stent in patients with biliary tract diseases[J].Gastrointest Endosc,1992, 38(4):454-459.

[4]KAHALEH M,BROCK A,CONAWAY M R,et al. Covered self-expandable metal stents in pancreatic malignancy regardless of resectability:a new concept validated by a decision analysis[J].

Endoscopy,2007,39(4):319-324.

[5]ORNELLAS L C,STEFANIDIS G,CHUTTANI R,et al.Covered wallstents for palliation of malignant biliary obstruction:primary stent placement versus reintervention[J].Gastrointest Endosc,2009,70(4):676-683.

[6]MOSS A C,MORRIS E,LEYDEN J,et al.Malignant distal biliary obstruction:a systematic review and meta-analysis of endoscopic and surgical bypass results[J].Cancer Treat Rev,2007,33(2):213-221.

[7]DAVIDS P H,GROEN A K,RAUWS E A,et al.Randomised trial of self-expanding metal stents versus polyethylene stents for distal malignant biliary obstruction[J].Lancet,1992,26(340):8834-8835.

[8]SIDDIQUI A A,MEHENDIRATTA V,LOREN D,et al.Self-expanding metal stents (SEMS) for preoperative biliary decompression in patients with resectable and borderline-resectable pancreatic cancer: outcomes in 241 patients[J].Dig Dis Sci,2013,58(6):1744-1750.

第二十一章

胆管引流

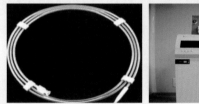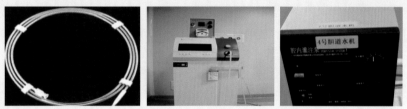

第一节

胆管引流管

经皮经肝胆道镜取石术后，对于建立的体外到肝胆管的造瘘通道，通常采用放置胆管引流管的方式进行处理，以充分引流胆汁，为Ⅱ期手术保留通道。胆管引流的通畅是减少手术后胸腔积液、感染、胆漏等并发症的关键，还可以此了解胆管有无出血，或进行胆管细菌培养。

理想的胆管引流管应能在X线下清晰辨认，易于放置、拔除和固定，并能提供良好的引流，有适当的弹性不易打折，管壁应尽可能薄且有足够的强度起到支撑作用，侧孔大小合适，有清晰刻度，对人体组织无刺激性。放置胆管引流管应可同时达到以下目的：①压迫穿刺通道起到组织止血作用；②充分引流胆汁，防止胆漏；③维持建立的胆管造瘘通道以备Ⅱ期手术。放置胆管引流管的关键是保证有足够的引流侧孔段放置在需要引流的胆管区域，侧孔段长度通常为5~7 cm，同时避免侧孔置入手术通道中，避免胆汁外溢到组织间或体外。目前临床上应用的胆管引流管均未能完全达到要求，常用的引流管分为普通硅胶胆管引流管及头端J形带固定拉线的聚亚氨酯引流管两种，用于经皮经肝胆道镜取石术后的胆管引流。

普通硅胶胆管引流管（图21-1）的优点是管壁较柔软，弹性好，患者明显感觉比较舒适，侧孔可以由术者剪裁，常见规格为14~20 F，与鞘管配套价格便宜，引流确切。缺点是管壁光滑，没有头端J形带固定拉线，引流管胆管段容易滑脱离开胆管；此外，若胆管壁较厚，小号的引流管容易被结石或血凝块堵塞，引流管强度较小，容易在肝内胆管打折，导致引流不畅。

头端J形带固定拉线的聚亚氨酯引流管（图21-2）优点是可以收紧固定拉线，在头端形成J形盘

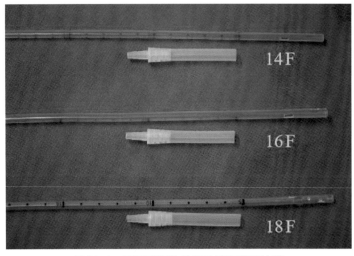

图21-1　不同型号的普通硅胶胆管引流管

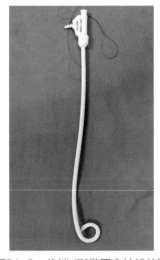

图21-2　头端J形带固定拉线的聚亚氨酯引流管

圈，利于固定，不容易脱落；此外，其材料较硬，强度高，不容易打折。缺点是患者疼痛感明显且强烈，尤其右侧肋间隙穿刺通道放置者更甚，通常需要2~5天时间适应；头端形成J形盘圈侧孔段位置不好控制，易造成引流不畅，常需要术后影像学引导下调整管道位置；管身较硬，自然盘起，放置时需要不锈钢套管芯辅助；推进引流管时容易穿破胆管壁，置入胆管外肝实质；在收紧固定拉线头端形成J形盘圈时由于胆管内空间小，容易损伤胆管引起出血；价格昂贵，增加患者负担。

第二节
胆管引流管的放置

胆管引流管可以放置在硬质胆道镜手术通道所在的肝内同侧胆管或对侧肝脏的胆管（图21-3），也可以放置在胆总管或通过胆肠吻合口放置到肠管内（图21-4），实际操作时应根据不同的情况选择不同引流管及放置位置。通常引流管放于对侧肝内胆管内比较适宜，能避免引流管打折，如果左、右胆管夹角过小，放置对侧困难，也可以放置到胆总管内。放置于胆总管内的引流管应避免放置过深而通过胆总管下端乳头进入十二指肠，导致肠液及食物反流，造成逆行感染，并引起胰腺炎。对于有双侧通道或多通道的患者，在建立通道取石时，建议遵循"左右交叉"的原则，同理，在放置胆管引流管时，也建议遵循相同原则，交叉放置引流管（图21-5）。如有肝内外胆管或胆管空肠吻合口狭窄，可以在扩张狭窄后将引流管放置于狭窄处达到支撑作用。

对于Ⅰ期经皮经肝穿刺胆道镜取石术后的患者，由于其瘘道尚未成熟，故首选头端J形带固定拉线的聚亚氨酯引流管，其可盘圈于胆管内，以尽可能降低胆管引流管滑脱或拽出掉落导致胆汁漏的风险。引流管配有金属、塑料两根导芯，多选择塑料导芯，以保持引流管在放置时可具有一定形变，防止损伤胆管壁。放置时，应在X线透视引导下进行，将导丝顺胆道镜置入目标位置，记录胆道镜镜身进入鞘管内的长度，选择与鞘管型号相匹配的胆管引流管，如果引流管本身无标记刻度，需要按胆道镜所记录的长度顺导丝置入胆管引流管到相应长度，将导丝与导芯一同拔出，再固定引流管，逐步退出鞘管。拔出鞘管时，因引流管头端会自行弯曲，故可将引流管适当再向内推入2~3cm。引流管上最后一个侧孔后方，有一浅灰色X线显影标志，此标志前端需完全留置于胆管内，防止胆漏的发生。放置满意后，用注射器吸生理盐水检查胆管引流管的引流通畅程度，若引流管通畅，于皮肤上缝线固定即可。放置完成后常规X线摄片或造影下确认管道摆放正确，以备及时调整放置深度。不同品牌的引流管，其反折引导线的固定方式及引流管末端的接头可能有所不同，但放置方式基本相同。

对于Ⅱ期手术后的患者由于瘘道基本成熟，可选择普通硅胶胆管引流管，其柔软性好，可明显减轻疼痛，有清晰刻度，方便调节放置深度。可根据在胆管内放置深度裁剪侧孔的长度，这一类型

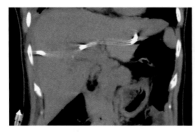
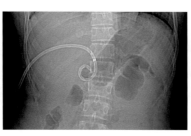
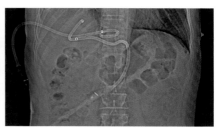

图21-3　经右侧放置引流管到左肝　图21-4　经右侧放置引流管通过胆　图21-5　左右交叉放置引流管
　　　　胆管　　　　　　　　　　　　　　　肠吻合口到空肠

的引流管大多有显影线，但无法在X线下清晰显示侧孔位置，故其定位可通过硬质胆道镜直视下测量放置深度及所需侧孔长度。对于中等体型的一般患者，引流管置入胆管的长度通常控制在5~6 cm，长度过短时个别侧孔堵塞可导致引流不通畅。从皮肤至肝脏表面的距离一般为穿刺长度，通常超过10 cm可保证引流管侧孔在胆管内。故引流管体外刻度在17 cm以上时通常放置完成。

对于存在胆管狭窄、胆肠吻合口狭窄、胆管吻合口狭窄的患者，要取净结石，单纯狭窄扩张是不够的，还需要将胆管引流管超过狭窄段，对狭窄段形成支撑，以达到通畅引流的目的，同时减小狭窄处胆管回缩。除胆肠吻合口狭窄的患者外，一般不将胆管引流管置入肠管。J形导管放置于胆总管内，盘圈于胆总管内的引流管会造成患者明显不适，并且由于管身较硬、头端较尖锐，放置于胆总管时注意不要穿出胆管壁造成胆漏、肠漏、出血等严重并发症。对于有双通道或多通道的患者，在建立通道时，建议遵循"左右交叉"的原则，同理，在放置胆管引流管时，也应遵循相同原则。

胆管出血多源于门静脉，在放置胆管引流管满意后，可夹闭胆管引流管6~8 h，使得胆管压力增高达到胆管内止血效果，对于大多数出血患者均能取得满意效果，但也存在血凝块堵塞引流管的风险，通常夹闭12 h后开放能自行通畅。

第三节
术前胆管引流管的放置

对于部分胆管梗阻造成严重黄疸、合并重症胆管感染甚至感染性休克、急性肾功能不全、严重心肺功能障碍、凝血功能障碍的患者，经术前评估无法耐受全身麻醉下行经皮经肝穿刺胆管取石或开放手术，应尽早在局部麻醉下放置PTCD胆管引流管引流胆汁，可显著减轻胆管压力、减轻黄疸及改善肝功能，为进一步的治疗创造条件。

以胆管引流减压为目的时，PTCD可在患者呼吸配合的前提下，经超声或X线透视引导局部麻醉下进行，必要时可配合应用曲马多、哌替啶等止痛药物。通常选择8.5~10.2 F头端J形带固定拉线的导管，其反折的头端可以盘圈在胆管内，防止意外脱管发生。

在超声引导下穿刺，通常选择扩张明显、可引流范围大、距肝表面及肝门区血管有一定距离的胆管，对于近左、右肝管汇合部的梗阻，单侧引流不能达到满意的效果，可能需要左、右肝分别穿刺引流。超声常规全肝检查后，选择目标胆管，调整穿刺架与超声穿刺线匹配后，经穿刺架穿刺目标胆管，抽得胆汁后，置入导丝，退出穿刺针，切开皮肤，筋膜扩张器扩张后置入胆管引流管，退出导丝和引流管导芯后，再次回抽确认，并将反折引导线固定于固定槽内。必要时，可经胆管引流管行超声造影，确认胆管引流管的留置位置及引流区域情况。不满意时可再次置入导芯调整位置，满意后皮肤缝线固定即可。

在X线透视引导下穿刺，需要通过肝脏各位置的体表投影位置确认穿刺部位，通常选择左、右主肝管作为目标位置，通过穿入细针后逐步缓慢退针同时注入少量造影剂，胆管显影后，行胆管造影，确认胆管梗阻情况，X线透视下判断穿刺针与胆管之间的位置关系，置入超滑导丝到胆管，导丝引导下放置PTCD引流管，引流管的留置方式与超声引导下基本相同。需注意，X线透视引导下使用的末端带反折引导线的J形导管分两种，一种其侧孔分为两段，可以放置于胆管梗阻段的远端及近端，远端侧孔超过奥迪括约肌或梗阻段胆管，近端侧孔留置于肝内胆管内，以实现胆管引流时可以让胆汁内引流的目的。

对于部分肝脏质地较软的患者，穿刺成功后，由于肝脏活动性大，用筋膜扩张器扩张通道的过程中，仍存在滑脱的可能，故需超声及X线摄片确认胆管引流管的留置位置。

（孙北望　叶欣）

▶ **参考文献** ◀

[1]AHMED S, SCHLACHTER T R, HONG K. Percutaneous transhepatic cholangioscopy[J]. Tech Vasc Interv Radiol,2015 ,18(4):201-209.

[2]HERR A, COLLINS D, WHITE M, et al. Percutaneous biliary endoscopy for stones[J]. Tech Vasc Interv Radiol,2019,22(3):127-134.

[3]潘杰,石海峰,李晓光,等. 21例内镜治疗困难的良性胆管狭窄经皮穿刺球囊扩张及留置经皮经肝胆管引流管支撑治疗的疗效观察[J].中华内科杂志,2012,51(6):433-436.

[4]FANG A, KIM I K, UKEH I, et al. Percutaneous management of benign biliary strictures[J]. Semin Intervent Radiol,2021,38(3):291-299.

[5]RANKIN R N, VELLET D A. Portobiliary fistula:occurrence and treatment[J]. Can Assoc Radiol J,1991,42(1):55-59.

[6]SAXENA P, KUMBHARI V, ZEIN M E, et al. Preoperative biliary drainage[J]. Dig Endosc,2015,27(2):265-277.

[7]陈东,彭宝岗,李绍强,等.肝门部胆管癌术前减黄临床价值[J].中国实用外科杂志,2007,27(10):805-808.

[8]王建宏,李叶阔,郭悦,等.超声引导经皮经肝穿刺胆管引流术的临床应用[J].中国超声医学杂志,2001,17（7）:522-524.

第二十二章

经皮经肝硬质胆道镜技术的临床应用

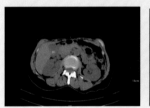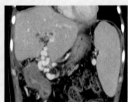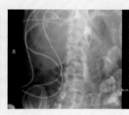

第一节

弥漫性肝胆管结石、多次胆管手术

弥漫性肝胆管结石是我国比较常见且棘手的胆石症类型，其病因复杂，主要与胆管感染、胆管寄生虫（蛔虫、华支睾吸虫）、胆汁淤滞、胆管解剖变异、营养不良等有关。结石多数为含有细菌的棕色胆色素结石，大部分为复发性结石，且多数患者经历多次胆管手术史，也有初发即为弥漫性胆管结石的病例，该类型患者结石弥漫性分布在肝内一、二、三级胆管，严重者结石甚至充填至亚段胆管、肝包膜下胆管，形成铸型结石，结石量大，部分肝内胆管结石进入胆总管并发肝外胆管结石。结石的阻塞或反复胆管感染可引起炎性狭窄，甚至梗阻以上肝段、肝叶，导致纤维化或萎缩，严重者最终导致胆汁性肝硬化、门静脉高压症。同时肝胆管长期受结石、炎症刺激，可发生癌变。多次胆管手术可导致腹腔粘连、肝门周围解剖结构改变等，再次开腹或胆道镜经胆总管探查取石手术的难度大，而且胆总管入路无法到达肝内所有胆管支，结石较难取净，残留率高。部分患者已行肝部分切除术，残肝体积量已不允许再行肝部分切除术。

一、临床表现

弥漫性肝胆管结石患者可多年无症状或仅有上腹部胀痛不适，常见的典型临床表现是急性胆管炎引起的寒战、高热，除合并肝外胆管结石梗阻外，大部分患者无或仅有轻度黄疸，严重者可出现急性梗阻性化脓性胆管炎（AOSC）、全身脓毒症或感染性休克。反复胆管炎可导致肝脓肿，长期梗阻胆汁淤积可导致胆汁性肝硬化，表现为黄疸、腹水、门静脉高压合并上消化道出血、肝功能衰竭。结石反复刺激，可导致胆管癌变。

二、实验室检查

急性胆管炎白细胞升高，中性粒细胞增高并核左移，肝功能酶学检查异常，CEA或CA19-9明显升高应高度怀疑癌变。

三、影像学检查

（一）超声检查

超声检查发现肝胆管结石的敏感度及特异度高，且能鉴别胆管结石与胆管积气，但弥漫性肝胆管结石胆管环境复杂，铸型结石产生的声影可干扰后方结构的观察，一般看不到扩张胆管，仅能根据铸型结石的分布初步判断结石分型，有一定的局限性。但超声检查可发现肝占位性病变，并可通过超声造影初步判断占位性质。

（二）腹部CT检查

CT扫描可以清楚地看到胆管结石的全局分布，并能明确结石大小、位置、数量，有无合并胆管狭窄、肝叶萎缩，对结石分型有重要意义。门静脉期增强扫描可提高胆管与门静脉的对比度，了解胆管与血管的关系，以及结石所在段级、亚段级胆管。但由于结石量大，对胆管狭窄位置有时不能清晰显示，术中胆道镜无法发现狭窄胆管开口，造成结石残留。利用薄层螺旋CT图像进行三维重建，特别是对胆管结石及胆管进行重建，可清晰看到结石的立体分布、胆管与血管的关系，为经皮经肝穿刺入路制订初步方案。

（三）腹部MRI+MRCP

MRI+MRCP检查无辐射，无损伤，成像无重叠，可进行胆管重建，直接观察胆管树扩张程度、狭窄梗阻部位，并能观察到胆总管内结石负影，不受结石成分影响，可作为腹部CT检查的补充或首选检查。

四、专科特点和术前准备

（1）对于初发或复发性弥漫性肝胆管结石，尽管部分患者可能症状轻微，但该类型结石容易进展为胆汁性肝硬化、终末期胆病，甚至癌变，建议尽早手术治疗。

（2）由于结石量大，分布广泛，一次取净结石几乎不可能，术前应与患者及其家属充分沟通。分期、有计划取石是主要的经皮经肝取石手术策略。部分合并肝叶萎缩或估计部分肝叶无法取净结石的患者，可考虑行肝部分切除术联合术中硬质胆道镜取石等方法进行个体化治疗。

（3）术前完善凝血功能、肝功能等实验室检查及影像学检查，排除禁忌证，确定穿刺入路，一般无须备血。术前1天应常规行超声检查了解肝内外胆管直径、确认靶胆管、穿刺路径安全性，提早制订手术后备方案。

五、经皮经肝胆道镜取石术的技术要点

尽管肝内胆管弥漫性结石，各分支均有结石，但一般2~3个通道基本可以取净。总的原则包括：①取净结石、解除狭窄、通畅引流；②胆道镜必须能进入胆总管取石；③能进入结石段胆管；④有安全可穿刺的路径。

（一）麻醉方式

首选气管插管全身麻醉方式，该麻醉方式可精准控制呼吸，将呼吸控制在呼气末并短暂停止机械通气（一般1 min以内可完成操作，且可重复进行），避免肝脏随呼吸移动，在静止状态进行穿刺，提高穿刺成功率。

（二）入路选择

可根据结石的分布选择入路，一般情况下，在Ⅰ期手术时可确定单通道或双通道取石，Ⅷ段胆

管、Ⅲ段胆管、Ⅱ段与Ⅲ段胆管汇合部是常用的、高效的靶胆管，通过交叉、互补的取石方法基本可取净结石。如现有通道仍无法取到局部胆管分支的结石，则可根据残留结石的位置，进行逐个击破，即指向该分支结石进行穿刺、建立新的通道取净残留的胆管结石。

（三）手术技巧

1. 穿刺技巧　麻醉成功后，术区消毒前，常规超声扫查肝脏，确定靶胆管、穿刺入路。弥漫性结石者的胆管被结石充填，无法寻找扩张胆管作为靶胆管，这时可以将结石当靶点穿刺，超声机引出穿刺引导线后，在麻醉配合下暂停呼吸机机械通气1 min，避开邻近脏器及肝内血管，直接指向靶胆管的结石进行穿刺，成功穿刺入胆管时有明显突破感，同时超声实时动态图像中可清晰显示针尖推挤结石，可互相印证。虽然胆管被结石充填，但几乎所有患者穿刺成功后均能抽出胆汁或胆泥，这关系到后续置入导丝、扩张瘘道的安全性、准确性，所以回抽一定要看到胆汁或胆泥才算穿刺成功，这一点十分关键，同时超声也可观察到亲水导丝对结石的推挤。很多时候由于结石的阻挡，导丝置入一定深度后即有明显阻力，说明导丝在目标胆管内盘绕，未能进入更深入的胆管，但这种状态足可以进行Ⅰ期瘘道扩张，前提是手术者与助手要默契配合，避免导丝脱落。成功扩张瘘道，确定鞘管已进入胆管后才能开始取石。

2. 第二通道的建立　一般第一通道建立后，暂不取石，紧接着建立第二通道，两通道分别在左、右肝叶建立，形成交叉、互补的效果，大部分病例建立第二通道方法同前所述。如果第二通道建立困难，可利用第一通道将目标胆管内结石、积气取净、排出后，在胆道镜直视辅助下，超声引导穿刺，成功率明显提高。

3. 硬质胆道镜取石　在两通道内可多次交换进行碎石、取石，水泵压应尽量≤15 cmH$_2$O，一般在10~12 cmH$_2$O，胆道镜与鞘管需同步进退，可有效降低水泵灌洗导致的高胆管压，避免胆道镜单独进入狭窄的胆管支内取石，形成腔内高压，增加脓毒血症、感染性休克的风险。流量通过胆道镜开关控制，注意控制用水量，总用水量应≤9 000 mL，手术时间控制在2 h内。Ⅰ期手术的目标是争取贯通左、右胆管，通畅引流，减轻胆管感染，为Ⅱ期取石做好准备。

4. 导管的留置　如果Ⅰ期手术可贯通左、右胆管，手术结束后，可分别放置两条普通硅胶引流管至对侧肝叶胆管内。如出现胆管出血不宜继续行取石手术。若由于患者不能耐受较长时间手术而无法贯通左、右胆管，且容许放置引流管的空间较小，则建议留置COOK14/16 F引流管，因其末端可卷曲，可起到防脱管作用，但缺点是导管较硬，末端较尖，放置时注意避免贯穿胆管损伤邻近血管。

5. 狭窄的处理　详见第十九章。

6. 术后的处理　术后按经验应用抗生素预防胆管感染，并常规行胆汁培养，根据患者情况及药敏反应及时调整用药。同时注意保持引流管通畅，因Ⅰ期手术大多无法取净结石，大量碎石通过引流管排出，容易堵塞，感染风险增加。此外，还应加强支持治疗，维持水电解质平衡及酸碱平衡。

六、并发症及处理

（一）胆漏

胆汁漏入并积聚在腹腔导致胆汁性腹膜炎的发生率不高，发生胆漏的主要原因包括结石较多无法贯通胆管、导管留置较浅、导管在呼吸的抽拉作用下脱出胆管外、胆汁经瘘道漏入腹腔。如前所述，根据实际情况，必要时留置COOK猪尾巴管，防脱管效果好。

（二）气胸

穿刺时穿刺针直接损伤肺脏可导致气胸，主要原因是穿刺位置过高，未能及时发现，扩张瘘道时加大损伤。右侧肋间穿刺时一定要确定肺下界，超声扫查时可见随呼吸移动的强回声带，暂停机械通气后，在肺下界以下2 cm进行穿刺一般是安全的。手术结束后要注意听诊双侧呼吸音，如呼吸音消失则行床边胸片确认，并请胸外科会诊协助处理，必要时行胸腔闭式引流。

（三）胆汁胸腔漏或右侧胸腔积液

由于右侧经皮经肝穿刺主要在右侧季肋区（内侧在右侧锁骨中线，外侧在右腋中线，头侧在第5～6肋间隙，脚侧在第8～9肋间隙的区域），而肺下界于锁骨中线处达第6间隙，于腋中线处达第8肋间隙。每侧的肋胸膜与膈胸膜于肺下界以下的转折处称为肋膈窦（sinus phrenicocostalis），有2～3个肋间高度，由于其位置最低，当深吸气时也不能完全被扩张的肺所充满。所以，即使穿刺时避开了肺脏，但有时候会穿刺到肋膈窦，损伤壁层胸膜，也就是穿刺针先经过肋胸膜，进入胸膜腔，再贯穿膈胸膜、膈肌进入肝脏，故术后容易出现右侧胸腔积液。如果引流管位于胸膜腔或胆管压力大，胆汁沿引流管外溢至胸腔时就会出现胆汁胸膜漏。所以尽量选择在肺下界以下2 cm进行穿刺，如果预计可能进入肋膈窦，在扩张瘘道时一定要暂停机械通气，避免膈肌活动造成导丝抽拉使其脱落。取石后导管摆放的位置一定要得当，角度不能太大，不能折管。

（四）胆管出血

1. 胆管黏膜出血　胆管炎症引起的充血、水肿，以及结石与金属套石篮的物理损伤均容易造成胆管出血，止血较容易，必要时用去甲肾上腺素盐水（20 μg/mL）冲洗胆管可收缩毛细血管而止血，冲洗时注意血压、心率的变化，一般无须停止手术。

2. 胆管壁撕裂出血　由于胆管角度较大，穿刺时为进入结石胆管而粗暴转弯，容易撕裂胆管壁小动脉，引发大量快速出血，血液可沿鞘管涌出。此时需尽快放置胆管引流管并夹闭，以期通过提高胆管压力止血，一般都可以奏效，但需停止手术，待行Ⅱ期手术。同时术后需注意引流管情况，如仍有活动性出血，则需行介入造影协助诊断出血位置并行选择性动脉栓塞止血。

3. 瘘道出血　瘘道出血的主要原因是穿刺贯穿肝内的血管（主要是肝静脉系统）。手术结束放置引流管后血液沿导管进入胆管，通常夹管加压后可止血，术后第2天就可开放引流管。穿刺时避免损伤血管，操作应轻柔，提前规划入路可降低胆管出血风险。

（五）结石残留

治疗疗程内的结石残留应根据患者一般情况、胆管结石量，以及术中操作的情况制订手术计划。术后2～3天常规复查腹部螺旋CT平扫，了解残石量及其分布，1～2周后再次经瘘道取石。术中必须在超声引导下行胆道镜精确取石。部分残留结石（如术前诊断为阴性结石），术后应复查磁共振或胆管造影，了解有无结石残留，如无结石残留且胆管通畅，则在现有通道均无法取到时，可直接指向该结石支胆管进行穿刺取石。

参照黄志强院士1994年制定的标准，将存在下列情况之一者定义为复杂肝内胆管结石：①有过两次以上的胆管手术史，伴有胆管狭窄、肝脏局部萎缩、慢性脓肿、右后叶结石；②二级以上肝内胆管弥漫性结石；③伴有门静脉高压症、胆汁性肝硬化、食管胃底静脉曲张、急性重症胆管炎或重症胰腺炎。事实上，弥漫性胆管结石是复杂肝胆管结石的常见类型，也是非常棘手的一类（图22-1），传统的胆管切开取石、肝部分切除、胆肠吻合手术效果甚微，而且操作困难，最终的目的也是取净结石、解除狭窄、通畅引流、防止复发。而PTOBF联合硬质胆道镜取石，通过单通道或多通道可高效地达到以上目的，同时可处理胆管狭窄，有效防止结石复发（图22-2）。但手术指征要把握好，个体化治疗方案对于每一个结石患者都是很有必要的。

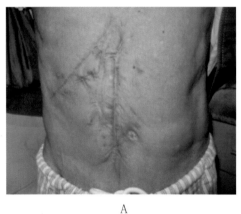 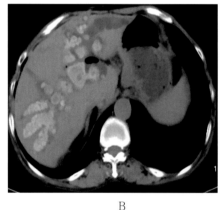

A   B

图22-1 弥漫性胆管结石

A：多次胆管手术后的瘢痕；B：CT平扫见肝内胆管内多发结节状及铸型高密度结石影。

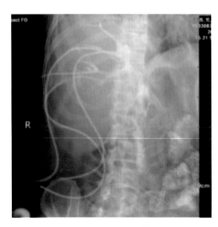 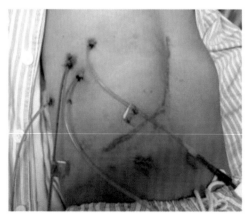

图22-2 PTOBF联合硬质胆道镜取石

A：术后胆管造影见四条引流管；B：术后见腹部四条胆管引流管。

胆总管结石合并胆囊结石

胆囊结石是胆管外科的常见病、多发病，其中4%～15%的胆囊结石患者合并胆总管结石。胆总管结石可继发于胆囊结石，结石成分与胆囊结石一致，胆囊结石经胆囊管进入胆总管下段；也可以是原发性胆总管结石。目前微创治疗胆总管结石合并胆囊结石的主要手术方式包括腹腔镜胆总管探查取石术（laparoscopic common bile duct exploration，LCBDE）联合腹腔镜胆囊切除术（laparoscopic cholecystectomy，LC）、腹腔镜胆囊切除术中或术后ERCP+EST。随着经皮经肝硬质胆道镜取石技术的发展，治疗胆总管结石合并胆囊结石的思路也发生了变化。经皮经肝硬质胆道镜取石术联合腹腔镜胆囊切除术对于这类疾病的治疗也取得了良好的疗效，而且安全性高。

一、临床表现

大部分患者既往无胆管手术史，或者仅有保胆取石史，一般仅有右上腹疼痛，症状较轻，当胆总管较大或嵌顿于奥迪括约肌造成胆管梗阻时，可出现胆绞痛、黄疸、胆源性胰腺炎；如继发胆管感染，可出现典型的查科三联征（腹痛、高热寒战、黄疸），严重者可出现急性梗阻性化脓性胆管炎（AOSC）、急性坏死性胰腺炎，危及生命安全。

二、影像学检查

胆囊结石主要为胆固醇结石或以胆固醇为主的混合性结石和胆色素结石，而原发性胆总管结石多为棕色胆色素类结石，含钙量不高。

（一）X线平片

10%～15%的胆囊结石含钙量超过10%，这时在腹部平片中看到右季肋区高密度影，有助于确诊，但由于肠内容物的干扰，往往很难观察到胆总管结石影。腹部X线平片对于鉴别胆管和其他腹内脏器疾病有一定意义，但对胆管疾病的诊断价值有限。

（二）超声检查

对于胆囊结石，首选超声检查，诊断准确率接近100%，且不受结石成分影响。超声检查发现胆囊内有强回声团，随体位改变而移动，其后有声影即可确诊，如合并胆囊炎，可发现胆囊增大，胆囊壁增厚（>4 mm），明显水肿时可见双边征。对于胆总管结石，尤其是中下段的结石容易受肥胖或肠气干扰，无法明确看到结石，存在一定的局限性，但应用胆道镜超声检查可不受上述因素影响，对胆总管结石诊断有重要价值。超声检查还可以通过一些间接的声像作出相应的判断，如胆总管梗阻导致胆管压力升高时可出现肝内外胆管弥漫性扩张，尤其是胆总管上段直径增宽，可提示胆总管下段梗阻；如合并胆管感染，可看到胆管积气影；可同时了解肝内胆管扩张情况及与肝内血管位置关系，为经皮经肝胆管穿刺入路选择作出初步判断；如合并胆源性胰腺炎，可看到胰腺水肿、胰周渗液等声像。

（三）CT检查

CT检查可以发现胆管结石位置，增强对比后能明确胆管扩张程度，了解胰腺水肿、渗出情况。但由于CT图像中胆管为负影，影响对不含钙结石（阴性结石）的观察，对胆囊和胆总管结石有一定的漏诊率。

（四）MRI+MRCP

MRI+MRCP检查无辐射，无损伤，成像无重叠，可进行胆管重建，直接观察胆管树扩张程度、梗阻部位，并能观察到胆总管内结石负影，不受结石成分影响，可作为腹部CT检查的补充，也可作为首选检查。

（五）ERCP

ERCP属有创检查，通过造影可清楚显示胆管树，以及结石位置，如并发AOSC，可作为胆管紧急引流减压的重要治疗手段。ERCP有时可联合胆道镜胆囊切除术处理胆总管结石，但需行奥迪括约肌切开，使括约肌功能受损，有诱发胆管炎、急性胰腺炎、肠漏等风险，不作为首选检查。

三、专科特点和术前准备

（一）非手术治疗

非手术治疗同时也可作为手术前准备。小部分胆囊结石合并胆总管结石的患者容易出现结石嵌顿、胆管梗阻，有剧烈腹痛、黄疸等表现，甚至合并胆管感染。非手术治疗措施包括应用抗生素（经验治疗可选用在胆汁中浓度高的、针对革兰阴性细菌的抗生素）、解痉、纠正水电解质紊乱、维持酸碱平衡、禁食、营养支持等。争取在胆管感染控制后才行择期手术。

（二）紧急胆管减压引流

实验证明，当胆管因梗阻压力>15 cmH$_2$O时，放射性核素标记的细菌即可在外周血中出现，经胆汁进入肝内的细菌大部分被单核—吞噬细胞系统吞噬，约10%的细菌可逆流入血，造成菌血症，所以只有降低胆管压力，才能阻断病情的恶化。方法应力求简单有效，如合并AOSC，可紧急行ENBD或PTC为胆管引流减压，待感染控制后再进行后续治疗。

（三）术前准备

术前完善凝血功能、肝功能等实验室检查，以及影像学检查，排除禁忌证，制定穿刺入路，一般无须备血。术前1天应再次行超声检查了解肝内外胆管直径、确认靶胆管、确认穿刺路径安全性。部分患者由于应用解痉治疗后胆管已回缩，无明显扩张（胆管内径<3 mm），不适合经皮经肝胆管穿刺，应提前更改为腹腔镜或开腹胆总管探查取石术+胆囊切除术。

四、经皮经肝胆道镜取石术联合腹腔镜胆囊切除术的技术要点

经皮经肝胆道镜取石术联合腹腔镜胆囊切除术的核心技术是成功施行超声引导经皮经肝胆管穿刺，这起决定性作用。总的原则包括：①肝内胆管穿刺成功后要求胆道镜必须能进入胆总管取石，甚至能经十二指肠乳头进入十二指肠，避免结石嵌顿于奥迪括约肌；②能探查肝内胆管，避免结石碎片随水流进入肝内胆管造成结石残留；③有安全可穿刺路径。否则应做好转换手术方式的准备。

（一）麻醉方式

首选气管插管全身麻醉方式，该麻醉方式可精准控制呼吸，将呼吸控制在呼气末并短暂停止机械通气（一般1 min以内可完成操作，且可重复进行），避免肝脏随呼吸移动，在静止状态进行穿刺，提高穿刺成功率。

（二）入路选择

肝胆管三维重建后经测量右肝管与胆总管成角约为120°，相对较直，便于硬质胆道镜进入胆总管探查并碎石、取石；而左肝管与胆总管成角约为90°，弯度较大，硬质胆道镜有时很难经左肝内胆管转入胆总管，即使勉强能转入胆总管，也容易造成胆管撕裂出血。所以应用经皮经肝胆道镜取石方法治疗胆总管结石合并胆囊结石首选入路是单通道经右侧肝胆管穿刺，而Ⅷ段胆管和右肝管是主要的靶胆管。如果右侧胆管穿刺困难或受肺脏影响无安全穿刺路径，而左肝管与胆总管中轴成角＞90°，也可考虑选择左肝内胆管，尤其是Ⅲ段、Ⅱ段与Ⅲ段胆管汇合处可作为靶胆管穿刺。不推荐双通道进行取石。

（三）手术技巧

1. 穿刺技巧　麻醉成功后，术区消毒前，常规超声扫查肝脏，确定靶胆管、穿刺入路。准备穿刺时，安装好探头金属穿刺架，在超声机引出穿刺引导线，根据需要设定穿刺线角度（穿刺线与声束角度越小，穿刺针与皮肤的角度越垂直），不同的超声机有不同的角度选择，一般选择20°～30°比较合适。同时需在麻醉师严密观察并配合下暂停呼吸机机械通气1 min，其间观察血氧饱和度变化。超声扫查避开邻近脏器及肝内血管、确定穿刺路线后，操作者固定探头，手术者持18 G穿刺针经超声穿刺架快速经皮经肝穿刺胆管，穿刺成功时有明显突破感，同时超声实时动态图像中可清晰显示穿刺针走行轨迹。拔出针芯，用10 mL注射器回抽见胆汁后，超声引导下置入亲水导丝，恢复机械通气，手术者固定穿刺针，操作者小心撤离探头，记录穿刺针深度作为Ⅰ期瘘道扩张的参考深度。8～16 F筋膜扩张器沿导丝逐步扩张瘘道，其间手术者与助手要默契配合，避免导丝脱落。成功扩张瘘道后经鞘管放入硬质胆道镜取石，较大结石可用气压弹道碎石、液电碎石后再取石，取净后反复探查肝内外胆管避免结石残留，另外在导丝或套石篮的引导下探查十二指肠乳头，避免结石嵌顿于此而难以发现。

2. 小胆管穿刺　解痉治疗后，胆管梗阻有所缓解，扩张的胆管回缩，原本明显扩张的肝内胆管已变为正常直径的胆管（尤其是段级胆管），几乎看不到扩张，也就无从穿刺。这时可以考虑穿刺

右肝管，因为正常的右肝管直径也有2~4 mm，而且胆管向肝面有肝门板保护，穿刺这个位置可以避免胆汁漏到腹腔，导致胆汁性腹膜炎。对于小胆管、接近肝门区胆管的穿刺，有靶目标小、远场偏移的难点，即使在全身麻醉呼吸控制下超声穿刺架引导穿刺也会出现很大偏差，导致穿刺失败。这时可以采用徒手调整方法，方法分两步：第一步先按常规方法应用超声穿刺架引导穿刺距离靶胆管1 cm处，然后拆除穿刺架，操作者左手持针，右手持探头，确定靶胆管与针尖关系，向头侧或脚侧微调针尖，使其与胆管在同一层面显示，慢慢进针，至胆管壁时再次确认是否在同一层面，其间可抖动针体以便超声定位，确认后穿刺胆管。由于胆管细小，易被穿刺针压扁，无法看到管腔，这时凭穿刺落空感即可判断穿刺成功。这种方法基本能奏效，如果穿刺失败，则直接中转腹腔镜或开腹胆总管探查取石术。

3. 导管的留置　取净结石后，将鞘管留置在胆总管，并经鞘管留置相应引流管，暂不拔除鞘管。作用有二：一是防止导管脱落，腹腔镜胆囊切除术需要气腹，气腹时腹壁与肝脏右前区分离，对导管有抽拉作用；气腹压力的变化或术中的操作容易使导管滑动，鞘管+导管可有效防止导管脱出；另外，胆囊切除后，胆道镜可再次经鞘管探查确认导管留置位置。二是鞘管及导管在胆总管可作为腹腔镜胆囊切除的指引，避免损伤胆管。

4. 腹腔镜胆囊切除　经皮经肝胆道镜胆总管探查取石术后，结石经鞘管被取出，对腹腔无污染，术区干净，腹腔镜胆囊切除按常规进行，气腹压在10~12 mmHg即可，其间可观察鞘管位置有无移位。术后胆囊床根据需要决定是否留置引流管。解除气腹后，胆道镜再次经鞘管进入探查胆管情况，确定导管留置位置（胆总管或左肝内胆管）。

五、并发症及处理

（一）胆漏

胆汁漏入并积聚在腹腔可导致胆汁性腹膜炎，但发生率不高，主要原因是穿刺右肝管时误把肝总管当右肝管穿刺。肝总管是肝外胆管，无组织及脏器包裹，直接穿刺可导致胆汁渗漏，如果术中能很好地避免导丝脱落并顺利扩张瘘道，一般不会发生胆漏。如果术中扩张瘘道失败，则直接转腹腔镜胆总管探查。超声引导操作时，应尽可能以肝脏面为界，穿刺时不能超出肝脏，另外可反复扫查了解左、右肝管汇合位置，在汇合位置以上进行穿刺。在腹腔镜胆囊切除时会发现导管的行程是腹壁、肝、肝脏面、肝总管，术后如果导管滑脱，则胆漏风险高。当然选择一级胆管作为靶胆管需要成熟的技术及丰富的经验，缺乏操作经验者一般不推荐开展此技术，选择段级胆管进行穿刺安全性更高。

（二）气胸

右侧肋间穿刺时一定要确定肺下界，超声扫查时可见随呼吸移动的强回声带，暂停机械通气后，在肺下界以下2 cm进行穿刺一般是安全的。手术结束后要注意听诊双侧呼吸音，如呼吸音消失则行床边胸片确认，并请胸外科会诊协助处理，必要时行胸腔闭式引流。笔者所在中心处理的近700例经皮经肝穿刺手术中仅出现过1例少量气胸，且无须特殊处理。

（三）胆汁胸腔漏或右侧胸腔积液

由于右侧经皮经肝穿刺主要在右侧季肋区（内侧在右侧锁骨中线，外侧在右腋中线，头侧在第5~6肋间隙，脚侧在第8~9肋间隙的区域），而肺下界于锁骨中线处达第6间隙，于腋中线处达第8肋间隙。每侧的肋胸膜与膈胸膜于肺下界以下的转折处称为肋膈窦，有2~3个肋间高度，由于其位置最低，当深吸气时也不能完全被扩张的肺所充满。所以，即使穿刺时避开了肺脏，但有时候会穿刺到肋膈窦，损伤壁层胸膜，也就是穿刺针先经过肋胸膜，进入胸膜腔，再贯穿膈胸膜、膈肌进入肝脏，故术后容易出现右侧胸腔积液。如果引流管位于胸膜腔或胆管压力大，胆汁沿引流管外溢至胸腔时就会出现胆汁胸膜漏。所以尽量选择在肺下界以下2 cm进行穿刺，如果预计可能进入肋膈窦，在扩张瘘道时一定要暂停机械通气，避免膈肌活动造成导丝抽拉使其脱落。取石后导管摆放的位置一定要得当，角度不能太大，不能折管。

（四）胆管出血

胆总管结石合并胆囊结石导致的胆管出血可参考本章第一节弥漫性胆管结石、多次胆管手术的处理方法。

（六）结石残留

术后2~3天常规复查腹部螺旋CT平扫，如术前诊断为阴性结石，则术后复查MRI或胆管造影，了解有无结石残留。如无结石残留且胆管通畅，则1个月后于门诊拔除胆管引流管；如仍有结石残留，则再次行经瘘道胆道镜探查取石。

严格把握手术适应证及手术指征，术前做好中转方案与准备，虽然并不是都能成功穿刺，但只要有腹腔镜及开腹胆总管探查的技术基础和保障，可随时中转其他术式，保障患者安全。该手术方式无须切开胆管，保护了胆管平滑肌收缩的协调性；同时无须切开奥迪括约肌，保持了胆管压力完整性，减少肠内容物反流进入胆管。手术时有鞘管的保护隔离作用，结石直接从胆管取出体外，对腹腔无污染，术后炎症反应轻，经回顾性分析比较，PTOBF取石术+LC对肝功能无明显损害，且手术时间短、出血少，值得临床推广。

第三节
单纯胆总管结石

胆总管结石也是肝外胆管结石的一种类型，多为棕色胆红素类原发性结石，且为复发性结石，少数可能来源于肝内胆管结石。这一类型结石患者大多数有胆管手术史或者胃肠改道手术史，ERCP+EST取石、经腹腔镜或开腹难度较大，而且手术时间长。

一、临床表现

单纯胆总管结石一般仅有右上腹疼痛，症状较轻，当胆总管结石较大或嵌顿于奥迪括约肌造成胆管梗阻时，可出现胆绞痛、黄疸或胆源性胰腺炎；如继发胆管感染，可出现典型的查科三联征（腹痛、高热寒战、黄疸），严重者可出现急性梗阻性化脓性胆管炎（AOSC）、急性坏死性胰腺炎，危及生命安全。

二、影像学检查

（一）X线平片

有10%~15%的患者结石钙含量>10%，若在腹部平片中看到右季肋区高密度影，有助于确诊，但由于肠内容物的干扰，往往很难观察到胆总管结石影。腹部X线平片对于鉴别胆管和其他腹内脏器疾病有一定意义，但对胆管疾病的诊断价值有限。

（二）超声检查

单纯胆总管结石首选超声检查，诊断准确率接近100%，且不受结石成分影响。对于胆总管上段结石，可观察到结石声影，并有肝内外胆管弥漫性扩张，如合并胆管感染，可看到胆管积气影。但中下段的结石容易因肥胖或肠气干扰，无法明确看到结石，存在一定的局限性，但应用内镜超声检查可不受上述因素影响，对胆总管结石诊断有重要价值。超声检查还可以通过一些间接的声像作出相应的判断，如胆总管梗阻导致胆管压力升高的同时可了解肝内胆管扩张情况，与肝内血管位置关系，为经皮经肝胆管穿刺入路选择作出初步判断；如合并胆源性胰腺炎，可看到胰腺水肿、胰周渗液等声像。

（三）CT检查

CT检查可以发现胆管结石位置，增强对比后能明确胆管扩张程度，了解胰腺水肿、渗出情况。但由于CT图像中胆管为负影，影响对不含钙结石（阴性结石）的观察，对胆囊和胆总管结石有一定的漏诊率。

（四）MRI+MRCP

MRI检查无辐射，无损伤，成像无重叠，可进行胆管重建，直接观察胆管树扩张程度、梗阻部位，并能观察到胆总管内结石负影，不受结石成分影响，可作为腹部CT检查的补充，也可作为首选检查。

（五）ERCP

ERCP属有创检查，通过造影可清楚显示胆管树，以及结石位置，如并发AOSC，可作为胆管紧急引流减压的重要治疗手段，但需行奥迪括约肌切开，使括约肌功能受损，有诱发胆管炎及急性胰腺炎、肠漏等风险，而且受胃肠道改道手术影响，部分患者手术相对困难，不作为首选检查。

三、专科特点和术前准备

（一）非手术治疗

非手术治疗同时也可作为手术前准备。部分胆总管结石的患者容易出现结石嵌顿、胆管梗阻，有剧烈腹痛、黄疸等表现，甚至合并胆管感染。非手术治疗措施包括应用抗生素（经验治疗可选用在胆汁中浓度高的、针对革兰阴性细菌的抗生素）、解痉、纠正水电解质及酸碱平衡紊乱、禁食、营养支持。争取在胆管感染控制后才行择期手术。

（二）紧急胆管减压引流

实验证明，当胆管因梗阻压力>15 cmH$_2$O时，放射性核素标记的细菌即可在外周血中出现，经胆汁进入肝内的细菌大部分被单核—吞噬细胞系统吞噬，约10%的细菌可逆流入血，造成菌血症，所以只有降低胆管压力，才能阻断病情的恶化。方法应力求简单有效，如合并AOSC，可紧急行ENBD或PTC为胆管引流减压，待感染控制后再进行后续治疗。

（三）术前准备

术前完善凝血功能、肝功能等实验室检查，以及影像学检查，排除禁忌证，制定穿刺入路，一般无须备血。术前1天应再次行超声检查了解肝内外胆管直径、确认靶胆管、确认穿刺路径安全性。部分患者由于应用解痉治疗后胆管已回缩，无明显扩张（胆管内径<3 mm），不适合经皮经肝胆管穿刺，应提前更改手术方式。

四、经皮经肝胆道镜取石术的技术要点

单纯胆总管结石患者大部分有胆管手术史或肝部分切除手术史，故经皮经肝穿刺时应注意避免损伤邻近胃肠道。如合并胆管感染，胆管积气明显，超声与CT图像下的积气胆管截然不同，气体在CT图像下是负影，表现为胆管黑影，而且"黑影"轮廓超出胆管轮廓，给阅片者的感觉是胆管明显扩张，但超声图像气体是强回声带，伴彗尾，有流动性，对胆管遮挡明显，给人感觉胆管只是一条强光带，没有扩张，超声引导经皮经肝穿刺难度很大。总的原则包括：①经肝内胆管穿刺成功后要求胆道镜必须能进入胆总管取石，甚至能经十二指肠乳头进入十二指肠，避免结石嵌顿于奥迪括约肌；②能探查肝内胆管，避免结石碎片随水流进入肝内胆管造成结石残留；③有安全可穿刺路径。否则应做好转换手术方式的准备。

（一）麻醉方式

首选气管插管全身麻醉方式，该麻醉方式可精准控制呼吸，将呼吸控制在呼气末并短暂停止机械通气（一般1 min以内可完成操作，且可重复进行），避免肝脏随呼吸移动，在静止状态进行穿刺，提高穿刺成功率。

（二）入路选择

根据左、右肝管与胆总管成角的差异，以及硬质胆道镜的特点，对于胆总管结石患者，Ⅷ段胆

管和右肝管是主要的靶胆管。如果右侧胆管穿刺困难或受肺脏影响无安全穿刺路径，而左肝管与胆总管中轴成角＞90°，也可考虑选择左肝内胆管，尤其是Ⅲ段、Ⅱ段与Ⅲ段胆管汇合处作为靶胆管穿刺。如果肝内胆管积气，左肝胆管能穿刺但胆道镜无法到达胆总管，而右侧胆管能进入胆总管但穿刺困难，推荐双通道进行取石。

（三）手术技巧

1. 单通道穿刺技巧　麻醉成功后，术区消毒前，常规超声扫查肝脏，确定靶胆管、穿刺入路。准备穿刺时，安装好探头金属穿刺架，在超声机引出穿刺引导线，穿刺线与声束角度选择20°~30°比较合适，同时需在麻醉师严密观察并配合下暂停呼吸机机械通气1 min，其间观察血氧饱和度变化，超声扫查避开邻近脏器及肝内血管、确定穿刺路线后，操作者固定探头，手术者持18 G穿刺针经超声穿刺架快速经皮经肝穿刺胆管，穿刺成功时有明显突破感，同时超声实时动态图像中可清晰显示穿刺针走行轨迹。拔出针芯，用10 mL注射器回抽见胆汁后，超声引导下置入亲水导丝，恢复机械通气，手术者固定穿刺针，操作者小心撤离探头，记录穿刺针深度作为Ⅰ期瘘道扩张的参考深度。8~16 F筋膜扩张器沿导丝逐步扩张瘘道，其间手术者与助手要默契配合，避免导丝脱落。成功扩张瘘道后经鞘管放入硬质胆道镜取石，较大结石可用气压弹道碎石、液电碎石后再取石，取净后反复探查肝内外胆管避免结石残留，另外在导丝或套石篮的引导下探查十二指肠乳头，避免结石嵌顿于此而难以发现。

2. 小胆管穿刺　当胆管梗阻不明显或梗阻有所缓解，胆管（尤其是段级胆管）几乎看不到扩张，也就无从穿刺。这时可以考虑穿刺右肝管，因为正常的右肝管直径也有2~4 mm，而且胆管向肝面有肝门板保护，穿刺这个位置可以避免胆汁漏到腹腔，导致胆汁性腹膜炎。对于小胆管、接近肝门区胆管的穿刺，有靶目标小、远场偏移的难点，即使在全身麻醉呼吸控制下超声穿刺架引导穿刺也会出现很大偏差，导致穿刺失败，再次穿刺成功率低。这时可以采用徒手调整方法，方法分两步：第一步先按常规方法应用超声穿刺架引导穿刺距离靶胆管1 cm处，然后拆除穿刺架，操作者左手持针，右手持探头，确定靶胆管与针尖关系，向头侧或脚侧微调针尖，使其与胆管在同一层面显示，慢慢进针，至胆管壁时再次确认是否在同一层面，其间可抖动针体以便超声定位，确认后穿刺胆管。由于胆管细小，易被穿刺针压扁，无法看到管腔，这时凭穿刺落空感即可判断穿刺成功。这种方法基本能奏效，如果穿刺失败，则直接中转腹腔镜或开腹胆总管探查取石术。

3. 积气胆管穿刺技巧　胆管结石合并胆管炎或奥迪括约肌功能障碍，肠内容物（气体、食糜）反流进胆管，造成胆管大量积气。气体可完全遮挡胆管，而且干扰小血管的观察，超声图像下胆管的无回声管腔结构被气体的强回声带（宽度为2~3 mm）取代，穿刺时只能把气体带当胆管穿刺，指向气体带穿刺并贯穿之，拔出针芯，一边负压回抽一边缓慢退针，一旦见含有气体的胆汁回抽出，即停止退针，置入导丝，超声下动态监视导丝进入胆管后撤离探头，然后扩张瘘道行Ⅰ期取石。

4. 胆道镜辅助联合超声引导双通道穿刺技巧　对于部分患者，右侧胆管通道容易进入胆总管，但通常由于右侧胆管细小或积气而穿刺困难；左侧肝胆管容易穿刺，但胆道镜无法到达胆总管取石。这时可以先穿刺左侧胆管，靶胆管为Ⅲ段、Ⅱ段与Ⅲ段胆管汇合处，安全建立通道后，置入硬质胆道镜进入右侧肝内胆管探查，排走胆管气体，助手通过胆道镜直视下在拟穿刺的右侧胆管内持续灌水，主动扩张胆管，为超声引导穿刺右侧肝内胆管创造有利条件。当穿刺成功时胆道镜可清晰看到针尖、导丝、筋膜扩张器、保护鞘管等进入胆管，同时也能观察瘘道有无活动性出血，安全性更高。当顺利建立右侧通道后主要经该通道进行取石，而左侧通道仅作为辅助，但仍需留置导管，待瘘道成熟后再拔除。

5. 导管的留置　导管留置遵循直线、不打折、深在但不进入肠道、通畅引流的原则。取石结束后，经鞘管留置相应直径的引流管。

6. Ⅱ期取石　如果Ⅰ期取石时患者胆管感染明显，结石较多，手术时间不宜过长，无须勉强追求一次性取净结石，增加手术风险，可在通畅引流后留置导管，待炎症缓解或瘘道成熟（不少于1周）后行Ⅱ期取石，缓解期必须复查CT或胆管造影，了解残石量及位置，争取Ⅱ期取净结石。

五、并发症及处理

PTOBF取石术早期主要用于复发性肝内胆管结石的补充治疗，目前广泛用于复杂肝内外胆管的初发或复发性结石；同时可处理胆管狭窄，改变了既往逆行取石的理念，从末梢胆管向主胆管的顺行取石方法更能提高取石效率，同时可直视下探查并评估奥迪括约肌功能。如果括约肌松弛导致反复发作的反流性胆管炎，可考虑行胆管空肠Roux-en-Y吻合术，避免大量肠内容物进入胆管；另外可保护奥迪括约肌功能，保持胆管压力完整性，更符合生理。

第四节

胆 囊 结 石

胆囊结石是胆管外科的常见病、多发病，胆囊结石主要为胆固醇结石、以胆固醇为主的混合性结石或胆色素结石。目前治疗胆囊结石的标准手术方式为腹腔镜胆囊切除术（laparoscopic cholecystectomy，LC），腹腔镜可分为2D、3D腹腔镜，或单孔、三孔腹腔镜。近年来，基于对胆囊功能的研究，兴起保留有功能胆囊的双镜联合取石术，得到临床的青睐。笔者创新性开展经皮经肝穿刺Ⅰ期造瘘联合胆道镜保胆取石术，积累了一些经验，也有待改进的地方。

一、临床表现

大部分患者体检发现胆囊结石，并无明显不适，或仅有上腹饱胀感，结石嵌顿于胆囊颈时易出现典型右上腹胆绞痛，向腰背部或右肩放射，墨菲征呈阳性。合并感染时可有发热、纳差等不适。

二、影像学检查

胆囊结石的诊断不难，但对于保留胆囊取石手术而言，胆囊功能的评估尤其重要，无功能的胆囊不适合保留。

1. X线平片　　10%~15%的胆囊结石含钙量超过10%，在腹部平片中看到右季肋区高密度影有助于确诊，腹部X线平片对于鉴别其他腹内脏器疾病有一定意义，但对胆管疾病的诊断价值有限。

2. 超声检查　　对于胆囊结石，首选超声检查，诊断准确率接近100%，且不受结石成分影响。超声检查发现胆囊内有强回声团，随体位改变而移动，其后有声影即可确诊；同时可测量胆囊壁厚度判断有无胆囊炎及腺肌症，如合并胆囊炎，可发现胆囊增大，胆囊壁增厚（>4 mm），明显水肿时可见双边征。超声检查的另一重要作用是通过比较空腹时胆囊体积与进食脂餐1 h后胆囊体积，评估胆囊收缩功能，如果收缩率（空腹胆囊体积/进食胆囊体积）>50%，可定义为胆囊功能尚可，基本满足保胆要求。

3. 腹部CT检查　　螺旋CT扫描可以了解胆囊结石位置、数量，同时可确定是否合并胆囊管及胆总管结石，增强对比后能明确胆囊壁有无肿物或腺肌表现。但由于CT图像中胆管为负影，影响不含钙结石（阴性结石）的观察，对胆囊和胆总管结石有一定的漏诊率。基于薄层螺旋CT图像对肝脏及胆囊进行三维重建，可进一步了解胆囊床面积，为经皮经肝胆囊穿刺取石提供量化指标，并可筛选出不适合该术式的系膜型胆囊结石，提前做好手术规划。

4. 腹部MRI+MRCP　　MRI检查无辐射，无损伤，成像无重叠，对胆囊结石诊断有一定帮助，同时可进行胆管重建，不受结石成分影响，可作为腹部CT检查的补充，但一般不作为常规或首选检查。

三、专科特点和术前准备

（一）经皮经肝胆囊穿刺Ⅰ期造瘘胆囊取石术手术适应证

该术式适用于有胆囊床的、有功能胆囊的结石症患者。手术指征包括胆囊壁无病变、无急性炎症表现、有手术意愿、无手术禁忌证。由于该术式要求Ⅰ期取净结石，不留置造瘘管，所以结石直径>1 cm、结石数量>3枚者不适宜应用该术式取石，以免结石残留。

（二）术前准备

术前完善凝血功能、肝功能等实验室检查，以及影像学检查，排除禁忌证，一般无须备血。术前1天应行超声检查并确定穿刺路径。

四、经皮经肝胆囊穿刺Ⅰ期造瘘胆囊取石术的技术要点

由于胆囊腔较大，超声引导经皮经肝胆囊穿刺一般较容易成功，但入路选择很重要。总的原则

是：①取净胆囊结石；②能全面探查胆囊及胆囊管，避免结石碎片残留；③有安全、无血管可穿刺路径。一旦出血，术后胆囊内容易积血，增加结石复发的风险。不具备条件者应做好转换手术方式的准备。

（一）麻醉方式

首选气管插管全身麻醉方式，该麻醉方式可精准控制呼吸，将呼吸控制在呼气末并短暂停止机械通气（一般1 min以内可完成操作，且可重复进行），避免肝脏及胆囊随呼吸移动，在静止状态进行穿刺，提高穿刺成功率；同时有利于避免损伤穿刺路径的肝中静脉末梢分支。

（二）入路选择

术前螺旋CT检查可明确结石大小及数量，为手术中取净结石提供依据。另外，基于薄层螺旋CT的三维重建图像可了解胆囊床的面积，并排除系膜型胆囊，该类型胆囊无胆囊床，穿刺时容易先进入腹腔后再进入胆囊，术后胆漏风险高。通常选择右侧季肋区肋间穿刺，穿刺胆囊前必须先经过至少2 cm的肝脏做瘘道（不能直接穿刺胆囊），并指向胆囊管方向，尽可能靠近胆囊底穿刺，并从胆囊一极向另一极探查取石，避免结石遗漏。由于该类型患者通常无手术史，肝脏质地软，穿刺时不能太靠近肝脏边缘，否则穿刺及瘘道扩张时肝脏容易被推移，造成瘘道扩张困难且不完全，延长手术时间，增加并发症风险（图22-3）。

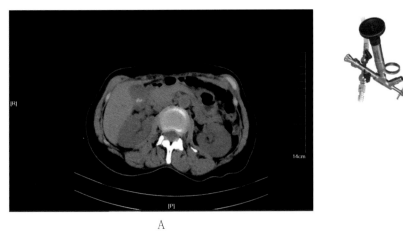
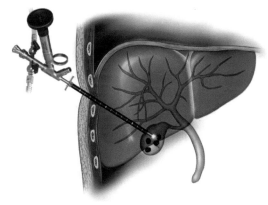

A B

图22-3 经皮经肝胆道镜胆囊穿刺保胆取石术

A：术前CT显示胆囊腔内高密度结石影；B：术中经皮经肝穿刺胆囊取石。

（三）手术技巧

1.穿刺技巧 麻醉成功后，右侧腰背部适当垫高15°，术区常规消毒，准备穿刺时，安装好探头金属穿刺架，在超声机引出穿刺引导线，根据需要设定穿刺线角度（穿刺线与声束角度越小，穿刺针与皮肤的角度越垂直），不同超声机有不同的角度选择，一般选择30°左右比较合适，同时需在麻醉师严密观察并配合下暂停呼吸机机械通气1 min，其间观察血氧饱和度变化，超声扫查避开邻近脏器及肝内血管、确定穿刺路线后，操作者固定探头，手术者持18 G穿刺针经超声穿刺架快速经皮经肝穿刺胆囊，穿刺成功时有明显突破感，同时超声实时动态图像中可清晰显示穿刺针走行轨迹。拔出针芯，用10 mL注射器回抽见胆汁后，超声引导下置入亲水导丝，恢复机械通气，手术者固定穿刺针，操作者小心撤离探头，记录穿刺针深度作为Ⅰ期瘘道扩张的参考深度。8～14 F筋膜扩张器沿导丝逐步扩张瘘道，其间手术者与助手要默契配合，避免导丝脱落。由于肝脏质地软，瘘道扩张时肝脏容易被推移，如按照穿刺的深度进行扩张，往往很难完全扩张瘘道，所以扩张瘘道时尽可能在超声引导下进行，每一次扩张都能进入胆囊，成功扩张瘘道至14 F后经鞘管放入硬质胆道镜探查取石，较大结石可用气压弹道碎石、液电碎石后再取石，取净后反复探查胆囊，并在导丝或套石篮的引导下探查胆囊管有无结石残留。同时术中超声检查非常必要，可了解有无结石残留，并可引导胆道镜取石。

2. 瘘道的处理　不建议瘘道及胆囊内留置导管，除非瘘道明确有渗血或胆囊结石未取净，可留置导管压迫止血或Ⅱ期取石。冲洗并吸净胆囊胆汁后，留置导丝，胆道镜直视下退鞘管至肝表面（腹腔内），边退边观察，如穿刺口无渗血、胆漏，则拔除导丝，经鞘管置入引流管至腹腔。

3. 术后处理　结石常规行电镜及红外光谱成分分析。术后观察1～2天无出血及胆漏，超声复查胆囊及腹水情况，了解有无残留结石及腹水，如无则拔除引流管。必要时根据结石成分服用熊去氧胆酸改善胆汁性状，预防结石复发。

五、并发症及处理

（一）胆漏

胆汁漏入并积聚在腹腔可导致胆汁性腹膜炎，但发生率不高，因为胆囊管无结石嵌顿，引流通畅，Ⅰ期取石后直接拔除鞘管，瘘道内胆囊壁肌肉及肝组织自然收缩，基本可避免胆漏；同时建议在腹腔留置腹腔管，可起到观察作用，若发生胆漏还可用于引流，如无胆漏则短期内可以拔除。相反，如果在瘘道内留置引流管，短期内再拔除，由于瘘道收缩不良，反而胆漏明显。

（二）气胸

经皮经肝胆囊穿刺位置较低，一般不会穿刺进入胸腔或肺脏，穿刺时注意观察肺下界就能避免。

（三）腹腔出血

腹腔出血主要是肝瘘道的出血，可分为两种情况：第一，肝窦渗血，为正常肝组织的出血，瘘道收缩后很快可自行止血，无须特殊处理。第二，肝静脉损伤出血，出血量稍大，但往往在瘘道扩张初期已被发现，停止该瘘道的扩张，重新穿刺即可；如在取石结束退鞘时发现，则在胆囊壁外、瘘道内留置引流管压迫止血，术后逐步退管。

（四）结石残留

术后1～2天常规复查腹部超声，了解有无结石残留，若看到胆囊内有絮状物或血块残留，无须处理，可在1个月、3个月后复查了解胆囊情况。由于术中应用超声监视，术后基本无结石残留，如有少许泥沙样结石，可尝试服用熊去氧胆酸半年至1年，并定期复查。

开展该类型手术应严格把握手术适应证及手术指征，术前向患者及其家属充分沟通手术事宜及术后注意事项，做好中转方案与准备。该手术创伤小，并发症少，可保留有功能胆囊，且无须切开胆囊壁层平滑肌，保持胆囊收缩的协调性，更有利于胆囊功能的恢复。

胆管空肠吻合术后吻合口结石合并狭窄

胆管空肠Roux-en-Y吻合术是治疗胆管狭窄、先天性胆总管囊肿、胰腺癌、胆管癌经常采用的手术方法。该术式改变正常的胆管生理及解剖结构，术后常发生吻合口狭窄合并胆管结石。结石形成将导致患者二次手术，且手术创伤大、并发症多，术后仍有结石复发的可能。MRCP可显示吻合口明显狭窄及吻合口近端胆管扩张，胆管内有低信号充盈缺损结石表现（图22-4A）。

PTOBF可选择狭窄上方扩张胆管穿刺，取净石结石后，使用胆管球囊扩张器对狭窄部位扩张，放支撑管支撑9个月，每3个月换管1次（图22-4B）。

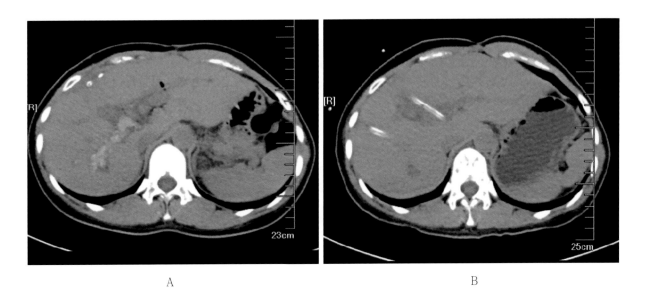

A   B

图22-4 胆肠吻合术后吻合口近端胆管结石
A：术前CT见吻合口近端右肝胆管内多发结石影；B：术后CT显示胆管结石取出。

胆管损伤合并复发性胆管炎

胆管损伤行胆肠吻合术后常发生胆管感染、胆管狭窄伴不全梗阻或胆瘘形成，以及继发性肝脏和全身的损害。CT检查表现为肝内胆管扩张不明显，常合并胆管狭窄，肝内可见胆管少量结石（图22-5）。

若肝内胆管内径扩张至2~3 mm，可先行PTCD，5天后直接扩张瘘道至14 F进行取石手术；若胆管狭窄处可在C臂X线引导下进行胆管球囊扩张，放置胆管内支架后留置胆管引流管引流（图22-6）。

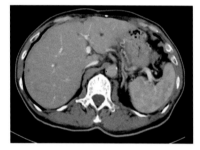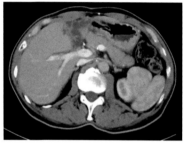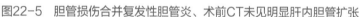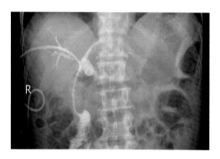

图22-5　胆管损伤合并复发性胆管炎、术前CT未见明显肝内胆管扩张　　图22-6　PTOBF治疗术后胆管造影

门静脉海绵样变合并肝内胆管结石

门静脉海绵样变合并肝内胆管结石临床上不常见（图22-7），其治疗也比较棘手，处理不当可能引起严重的并发症，常规的手术稍有不慎即可引起无法控制的大出血。CT检查可见明确结石及肝门区多发蚯蚓状迂曲血管，门静脉呈海绵样变。

PTOBF能精确定位结石所在胆管并进行穿刺，从胆管远端进入胆管进行取石，缩短穿刺距离，最大限度地避开肝门部病变门静脉，尽可能地减少穿刺带来的损伤。术中取石操作应轻柔，避免套石篮划破胆管黏膜，减少术中大出血的风险（图22-8）。

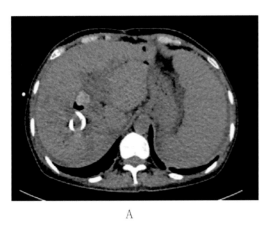 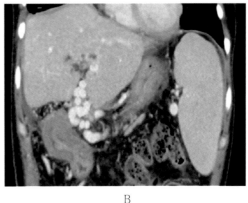

A   B

图22-7 门静脉海绵样变

A：术前CT显示肝内高密度结石影；B：术前CT显示肝门区多发蚯蚓状迂曲血管。

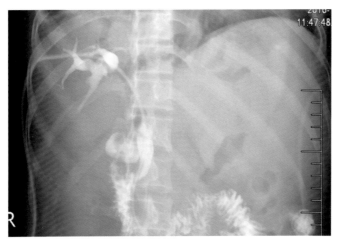

图22-8 PTOBF治疗后胆管造影未见结石

第八节

先天性肝内胆管扩张症

先天性肝内胆管扩张症（Caroli病）是一种罕见的常染色体隐性遗传病，由位于染色体 6 p12 的 *PKHD1* 基因变异所致，可合并先天性肝纤维化，常伴有常染色体隐性遗传多囊肾病（autosomal recessive polycystic kidney disease，ARPKD），可能与ARPKD是同一致病基因导致的疾病。ARPKD的主要致病基因 *PKHD1* 基因位于6号染色体上，编码FPC蛋白（fibrocystin/ polyductin）。FPC蛋白表达于再生细胞的初级纤毛，主要分布于肾集合管和袢升粗段及胆管上皮细胞，缺乏FPC蛋白可导致肾集合管异常囊性扩张和胆管板畸形。此外，细胞动力学失调（包括胆管上皮细胞凋亡）可能与胆管板畸形显著相关；ARPKD的肝内胆管基底膜上层粘连蛋白和Ⅳ型胶原减少，也与胆管扩张有关。1958年，该病由法国学者Caroli等首次描述，指肝内末梢胆管的葡萄串样囊状扩张。

1977年，Todani等将Caroli病纳入Todani分型中的Ⅴ型。1991年Guntz等将先天性肝内胆管扩张进行Guntz放射学分型：Ⅰ型，葡萄串样囊状扩张的末梢肝内胆管与正常胆管交替出现；Ⅱ型，梭状扩张的肝内胆管；Ⅲ型，囊状扩张的肝内胆管。

随着研究的深入，Caroli病又被分为两种亚型：Ⅰ型（Caroli disease，CD）和Ⅱ型（Caroli syndrome，CS）。Ⅱ型是指在Ⅰ型的基础上合并先天性肝纤维化（可导致门静脉高压而无肝功能异常）和（或）不同程度的肾脏疾病（最常见于多囊肾）。临床上Ⅱ型更为常见，但也有部分学者认为这两种类型是同一疾病的不同阶段。目前，对Caroli病的定义为肝内胆管非梗阻性节段性的囊状或梭状扩张，不伴有胰胆管合流异常。Caroli病是较少见的先天性胆管疾病，以往报道其发病率极低（1/1 000 000），随着影像学技术的进步，其检出率及发病率有所提高，新生儿发病率为1/40 000~1/6 000，男女发病率大致相等，80%的患者在30岁前发病。Caroli病由于扩张的囊壁常受炎症、胆汁潴留的刺激，其并发症发生率为20%~60%，常见并发症包括胆管结石、胆管感染和胆管癌变；其他并发症还包括复发性胆管炎、门静脉高压症、自发性囊肿破裂等。基于分型的手术方式主要是受累肝段、肝叶切除术，以及胆管空肠吻合术等，而对于全肝弥漫性周围胆管扩张合并肝硬化，可考虑施行肝移植手术。胆管结石是Caroli病最常见的并发症，发病率为37.5%~74%，其中胆色素结石占58.3%，胆固醇结石占16.7%，混合性结石占25.0%。先天性肝内胆管囊状扩张典型的超声表现为肝内出现散在或串珠样分布的囊性回声，其内可见点状或带状门静脉、肝动脉的高回声，即中心点征；有时仅表现为肝内格林森鞘增厚、回声增强。临床病理表现为切面肝内胆管囊柱状扩张，局灶性或弥漫性分布，扩张的胆管呈圆形或月牙形，可见明显的囊腔形成，囊腔直径在0.2~5.5 cm，囊腔内可见心脏乳头肌样间隔，部分囊内含黄绿色半透明黏液样物，约20%可见胆囊结石，约80%合并胆总管扩张，直径为1.2~1.4 cm。光镜检查可见慢性炎细胞浸润，胆管腔内见纤维组织及血管构成的息肉样突起及条索状结构，约60%可见肝小叶结构破坏，不规则的假小叶形成，界面炎不明显或很轻；约80%可见汇管区纤维化及增生、畸形、扩张的胆管，胆管腔内胆汁淤积。

Caroli病的超声及CT表现如下：①超声与CT检查可见肝内胆管均呈节段性扩张，表现为囊状或柱状影，囊状或柱状扩张多沿肝胆管走行呈簇状分布在外围，而左、右肝管和胆总管不扩张或仅轻度扩张。囊状影与轻度扩张的柱状或树枝状小胆管影及囊状影之间相连，呈囊尾征或蝌蚪征，具有确诊价值，超声与CT检查均能部分显示此征象；肝内囊状影呈液性暗区或水样低密度区，增强CT扫描无强化；伴发的结石超声检查呈强回声且伴声影，CT检查呈钙化样高密度影且位于扩张的胆管内。②扩张的胆管呈球状并将门静脉小分支包绕，增强CT扫描呈囊区中央点状强化为中心点征，呈条索状强化并与囊肿壁接触即为条索征，两者均为该病特征性征象，在高分辨超声与CT平扫上亦能部分显示。③胆管造影延迟CT扫描发现囊内及胆管内同时有造影剂，可确诊此病。④MRCP、ERCP和PTC均能直观地显示扩张胆管的部位、大小、形态、范围、扩张程度及其伴发的胆管结石和胆管炎，易与其他疾病鉴别，均可借此而确诊。MRCP显示Caroli病的悬挂征更加清晰，还可通过旋转任意方位、任意角度全面观察囊肿群的分布、与胆管分支的关系及胆管有无狭窄，无须增强扫描，且创伤小、并发症少。此外，结合原始资料或常规MRI检查还可了解有无合并肝硬化、门静脉高压及肾脏发育异常，有利于该病的分型与发现肾脏合并症。

弥漫性肝内胆管扩张的Caroli病合并肝内胆管结石应行手术治疗。当肝内胆管结石合并胆管狭窄、胆管梗阻、胆管炎等症状时，可行PTOBF。术前准备同胆管结石PTOBF常规准备。

一、穿刺技巧

Caroli病的结石可发生于正常胆管树的任何位置，也可发生于囊状扩张的胆管内，两者是相通的。但由于囊状胆管腔内见纤维组织及血管构成的息肉样突起及条索状结构（即中心点征），彩色多普勒超声检查可见血流信号，穿刺或取石时容易损伤出血，所以靶胆管一般选择在正常胆管支，也就是选择常规的Ⅲ段、Ⅷ段胆管进行穿刺，如果囊内充填结石可指向结石穿刺，但要注意避免损伤囊内条索样血管。

二、术中胆道镜取石技巧

Caroli病的肝内胆管呈葡萄串样扩张，虽与正常胆管树相通，但胆道镜进入后容易迷路，找不到正常胆管走向或囊状胆管开口、出口，只能结束手术，故术中超声引导极其重要。囊肿较小时，超声可见满天星征，囊肿呈高回声声像，伴彗尾，要与结石或积气鉴别。

三、狭窄或纤维条索带的处理

若肝内胆管主要分支开口有纤维条索带阻挡，往往胆汁引流不畅，易导致结石复发，取石时容易损伤出血，可用电凝棒电凝后剪断，恢复胆管正常开口，较粗的纤维条索带处理时要慎重，避免损伤后出现大出血。如为环形狭窄或膜性狭窄，可在导丝引导下用筋膜扩张器扩张狭窄，并置入相应引流管支撑引流；或行胆道镜下狭窄电切术，注意避开紧邻血管面。

四、结石残留

因胆道镜在葡萄串样扩张的囊性胆管内走行很容易迷路，而且角度较大，结石无法取净，即使多通道也很难避免，有时可以联合纤维胆道镜取石。经皮经肝取石主要目的是取净主干道结石，并处理狭窄，通畅引流，缓解症状，提高生活质量（图22-9、图22-10），后期合并肝硬化、门静脉高压，肝移植是唯一有效的治疗方法。

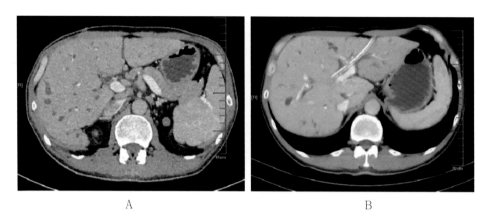

图22-9 Caroli病CT影像

A：术前CT见肝内胆管囊状扩张；B：术后CT见肝内胆管扩张较术前改善。

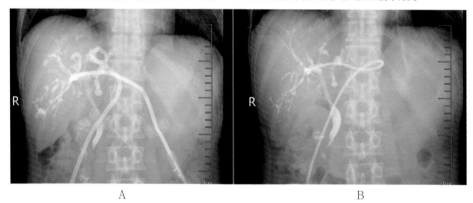

图22-10 Caroli病胆管造影

A：术中X线造影见肝内胆管囊状扩张；B：术后4个月X线造影见肝内胆管扩张较术前明显改善。

第九节

终末期胆病

终末期胆病是指胆管良性疾病后期引起的肝脏不可逆性改变，其基本特点是一处或多处的胆管梗阻引起引流肝段的胆管扩张、肝实质萎缩和纤维化，临床上出现黄疸及胆汁性肝硬化。若不进行有效处理，患者将死于肝功能衰竭。大部分患者有多次胆管手术史，且手术方式不规范，导致结石残留、胆管狭窄、胆汁反流等慢性肝功能损害的因素长期存在。终末期胆病是渐进性的，早期大部分患者均存在不同程度的胆管梗阻及慢性炎症，适当的手术干预，可解除胆管梗阻、减轻胆管炎症。但手术时机及手术方式的把握很关键，即使行胆囊切除术或胆总管探查取石术+T形管引流术，并发症的发生率仍接近50%，死亡率也很高；晚期由于肝功能衰竭，肝移植成为唯一的治疗手段，由于肝源紧缺，有的患者在等待期就死亡。所以手术干预应在早期，且以简单、安全、有效的方式进行。PTOBF联合硬质胆道镜创伤小，可取出胆管结石、解除梗阻、通畅引流，并延缓疾病的进程。

一、临床表现

患者一般仅有上腹隐痛不适，伴有腹水时有腹胀感，皮肤、巩膜黄染明显，肝病面容，纳差，肝掌、蜘蛛痣，偶有感染、发热等症状。合并门静脉高压时，可出现食管下段、胃底曲张静脉破裂出血，表现为呕血、黑便等；脾功能亢进时，脾脏肿大，三系降低，尤其是血小板降低明显。

二、影像学检查

（一）超声检查

超声检查可见胆管结石声像，有时由于感染或肠内容物反流至胆管可看到胆管积气声像；早期可见到结石梗阻近端胆管扩张；晚期由于肝功能衰竭，虽然患者有重度黄疸，但无明显胆管梗阻声像。如合并胆汁性肝硬化、门静脉高压，可出现肝裂增宽、各叶比例失调、腹水、脾脏增大等症状。

（二）腹部CT检查

腹部CT检查可以清楚看到胆管结石的全局分布、有无合并胆管狭窄、胆管梗阻、肝叶萎缩等情况，增强CT扫描后门静脉期可看到门静脉有无血栓、侧支循环开放情况、有无门静脉海绵样变等门静脉高压表现，尤其注意肝圆韧带脐血管的开放，如果在左侧肝叶穿刺注意避免损伤。合并胆汁性肝硬化时，脾脏增大，肝叶比例失调，部分病例尾状叶代偿增生肥大，其余肝叶萎缩，结石分布定位要考虑到肝脏转位的影响，否则可影响穿刺入路的设计。如虽有胆管结石，但无明显梗阻扩张表现，同时黄疸明显者，要注意与肝细胞性黄疸、肝功能衰竭鉴别。

（三）腹部MRI+MRCP

MRI检查无辐射，无损伤，成像无重叠，可进行胆管重建，直接观察胆管树扩张程度、狭窄梗阻部位，并能观察到胆总管内结石负影，不受结石成分影响，可作为腹部CT检查的补充。

三、专科特点和术前准备

终末期胆病患者大部分存在腹水、黄疸，肝功能Child-Pugh分级一般为B级或C级，肝功能储备差，早期肝功能尚有一定的代偿能力，结石导致的黄疸、胆管感染是PTOBF取石术的手术适应证，取出结石、解除梗阻、通畅引流可缓解感染及黄疸，改善肝功能。终末期胆病晚期时肝功能衰竭，无储备及代偿能力，肝脏合成蛋白、凝血因子、胆红素的能力及解毒作用已明显下降。重度黄疸（图22-11）、全身抵抗力下降是肝细胞损害的典型表现，即使有结石，也无梗阻表现，肝内胆管无扩张，或胆管树走行僵硬。此类患者已不适合任何针对胆管结石的手术，唯一有效的治疗方法是肝移植。

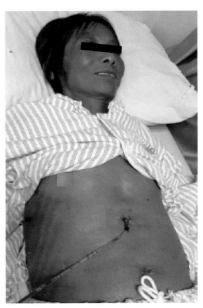

图22-11　重度黄疸患者PTOBF术后

术前应充分评估肝、肾功能，以及水电解质平衡、酸碱平衡情况。Child-Pugh分级C级，吲哚菁绿15 min滞留率>40%，不适合手术。如无急性感染，可适当调整全身状态，包括补充白蛋白、维生素K，使用利尿剂等；如合并感染可先行PTCD或ENBD引流。

术前多学科会诊，调整营养状态、抗感染方案，根据患者情况合理选择麻醉方式及麻醉药。

四、经皮经肝胆道镜取石术的技术要点

手术应尽可能简单、有效，首选单通道，解除梗阻、通畅引流是主要目的，取石是其次，必要时行Ⅱ期取石。

（一）麻醉方式

由于终末期胆病患者均有门静脉高压表现，凝血功能差，肝窦压力高，即使没有损伤肝内血管，也容易出血，所以应首选气管插管全身麻醉，精准控制呼吸，将呼吸控制在呼气末并短暂停止机械通气，避免肝脏随呼吸移动，在静止状态进行穿刺，提高穿刺成功率。减少多次穿刺对肝功能的损伤，并降低出血的风险。

（二）入路选择

根据结石的分布，首选单通道；由于肝脏转位、变形明显，常规Ⅲ段、Ⅷ段入路不一定合适，应根据具体情况决定入路，原则是既能解除梗阻又能安全置管。

（三）手术技巧

1. 穿刺技巧　靶胆管尽可能选择安全性、穿刺成功率高的胆管，首选扩张的、表浅的胆管，避免指向小结石穿刺，麻醉控制呼吸，尽可能一次穿刺成功，超声确定导丝进入胆管后才撤离。瘘道扩张时要轻柔且迅速，注意观察瘘道有无活动性出血。有时出血的压力与门静脉出血相似，鉴别较困难，所以穿刺时一定要避开血管，选择安全的胆管，不能确定时可以先压迫1 min后再观察，如能止血，则应尽快完成操作；如仍有出血，可能穿刺时贯穿门静脉小分支，应立即停止瘘道扩张，拔除导丝，加压压迫5～10 min后再根据术中情况决定是否继续穿刺。

2. 硬质胆道镜取石　成功建立瘘道后，用硬质胆道镜取石时动作要轻柔，因胆管长期受结石刺激，呈慢性炎症改变，充血、水肿明显，黏膜容易出血，出血又影响手术视野，甚至影响导管的留置。取出部分结石，通畅引流，有足够空间放置引流管即可结束手术，待炎症减轻、肝功能改善后再行Ⅱ期手术。

3. 导管的留置　手术结束后，根据胆管空间决定放置普通硅胶引流管或COOK14/16 F猪尾巴管。COOK导管较硬，末端较尖，放置时务必轻柔，注意避免损伤胆管造成大出血。

4. 术后的处理　术后根据经验应用抗生素预防胆管感染，并常规行胆汁培养，根据患者情况及药敏反应及时调整用药。由于容易出血形成血肿堵管，注意保持引流管通畅，必要时行胆管冲洗，加强支持治疗，补充白蛋白，输注新鲜冰冻血浆，维持水电解质平衡及酸碱平衡。

五、并发症及处理

（一）胆管感染或感染性休克

终末期胆病患者肝功能差，合成胆汁及免疫球蛋白功能低，抵抗力差，胆汁的流动冲刷作用弱，加上反复胆管炎需长期应用不同的抗生素，胆汁内常可培养出多重耐药菌，如大肠埃希菌、屎肠球菌、真菌等，故术后应常规行胆汁培养，根据药敏试验调整用药，同时保障胆汁引流通畅。部分患者出现肠道菌群失调、真菌感染，表现为腹泻，细菌涂片见真菌丝及孢子，需加强补液、对症处理，给予氟康唑抗真菌治疗。

（二）肝功能衰竭

大部分患者经皮经肝取石后会有一过性肝功能损害，凝血功能差，一般2~3天恢复；部分患者由于感染难以控制，肝储备功能差，术后出现肝功能衰竭、肝肾综合征，甚至肝性脑病。术前应充分评估肝功能，有条件者可尽量调整至Child-Pugh分级B级再行手术治疗，如情况紧急，则可先行PTCD引流。

气胸、胆汁胸腔漏或右侧胸腔积液、胆管出血大致同前所述。

终末期胆病虽是良性胆管疾病的晚期表现，但治疗手段有限，很多时候仅限于引流、取石；同时这类患者有多次胆管手术史，存在开腹粘连重、门静脉高压出血多、凝血功能差等高风险因素，虽然肝移植是这类疾病的一种确定性疗法且可能实现治愈，但手术死亡率高。所以对于终末期胆病重在预防，及早、规范地诊治胆管疾病很关键，一旦进入晚期，手术干预越简单越好，避免大动干戈。

（朱灿华）

▶ **参考文献** ◀

[1]邢雪,李洪,胡义利,等.伴有终末期胆病的复杂性肝内外胆管结石治疗方式的选择[J].中华肝胆外科杂志,2008,14(11):784-785.

[2]张宝善,山川达郎,三芳端.经皮经肝胆道镜的临床应用[J].中华外科杂志,1985,23(6):353-355.

[3]刘衍民,曾可伟,王纯忠,等.改良的经皮经肝胆道镜术治疗肝内胆管结石(附15例报告)[J].外科理论与实践,2004,9(6):485-486.

[4]王和鑫,梁志鹏,邓国荣,等.硬质胆镜经皮经肝一期治疗肝内外胆管结石的探讨[J].中国内镜杂志,2013,19(6):642-644.

[5]王平,陈小伍.经皮肝穿刺一期硬镜碎石术在治疗肝胆管结石的应用[J].中国普通外科杂志,2014,23(8):1063-1066.

[6]方驰华,刘文瑛,范应方,等.三维可视化技术指导经硬镜靶向碎石治疗肝胆管结石[J].中华外科杂志,2014,52(2):117-121.

[7]李昊,刘衍民,文辉清,等.硬质胆道镜经皮肝胆总管取石术的应用价值[J].中国内镜杂志,2014,20(1):101-103.

[8]彭观景,李称才,陈博艺,等.硬质胆道镜经瘘道治疗胆管结石[J].中华肝胆外科杂志,2017,23(2):100-103.

[9]蒋小峰,张大伟,卢海武,等.经皮经肝胆道镜硬镜碎石术治疗肝内胆管结石194例临床疗效分析[J].中国实用外科杂志,2017,37(8):896-899.

[10]HUARD P, HOP D X. La ponction transhepatique des canaux biliaires[J]. Bull Soc Med Chir Indochine,1937,15:1090-1100.

[11]TAKADA T, SUZUKI S, NAKAMURA M, et al. Percutaneous transhepatic cholangioscopy as a new approach to the diagnosis of the biliary diseases[J]. Gastroenterol Endosc,1974,16(1):106-111.

[12]NIMURA Y. Percutaneous transhepatic cholangioscopy(PTCS)[J]. Stomach and Intestine,1981,16(4):681-689.

[13]JOSHI M R. Use of ureterorenoscope as choledochoscope[J]. J Nepal Health Res Counc,2010,8(2):69-74.

[14]WANG P, SUN B, HUANG B, et al. Comparison between percutaneous transhepatic rigid cholangioscopic lithotripsy and conventional percutaneous transhepatic cholangioscopic surgery for hepatolithiasis treatment[J]. Surg Laparosc Endosc Percutan Tech,2016,26(1):54-59.

[15]王炳煌.门静脉海绵状血管瘤样变的诊断和治疗[J].外科理论与实践,2002,7(3):231-232.

[16]YONEM O, BAYRAKTAR Y. Clinical characteristics of Caroli's syndrome[J]. World J Gastroenterol,2007,13(13): 1934-1937.

[17]MAVLIKEEV M, TITOVA A, SAITBURKHANOVA R, et al. Caroli syndrome: a clinical case with detailed histopathological analysis[J]. Clin J Gastroenterol,2019,12(2): 106-111.

[18]HWANG M J, KIN T N. Diffuse-type caroli disease with characteristic central dot sign complicated by multiple intrahepatic and common bile duct stones[J]. Clin Endosc,2017,50(4):400-403.

[19]GUPTA A K, GUPTA A, BHARDWAJ V K, et al. Caroli's disease[J]. Indian J Pediatr,2006,73(3):233-235.

[20]杨玉龙,谭文翔,冯众一,等.胆肠吻合术后肝内胆管结石、狭窄的防治[J].中华外科杂志,2006,44(23):1604-1606.

第二十三章

经皮经肝硬质胆道镜取石术的术中护理与配合

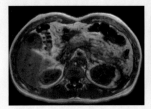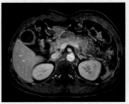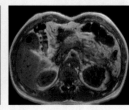

经皮经肝硬质胆道镜取石术具有创伤小、不易误伤其他脏器、并发症少及术后恢复快的特点，在肝胆外科胆管结石治疗中日趋普遍。该手术与传统开放性手术又有所区别，具有特殊护理特点，做好相应的护理，包括术前准备、手术室护理、术后护理等三方面，有利于促进患者康复。

第一节

术 前 准 备

术前护理的重点是全面评估患者身体状况，包括出凝血时间、肝肾功能、心电图等相关术前检查，纠正患者存在或潜在的生理和心理问题，加强术前宣教和健康指导，降低患者对手术的应激反应，使手术风险降至最低，促进患者术后康复。

一、评估患者身体情况

1. 全面了解患者的基本情况和既往病史　重点了解与结石形成或复发相关的流行病学因素，既往结石手术史，有无植入物等。

2. 了解患者的基础疾病　由于胆管感染常伴高热，同时手术所致的疼痛和外溢胆汁对器官组织的刺激，使心脑血管系统承受一定的负担，因此术前应评估患者心脑功能方面的问题及其他基础疾病，尤其注意高血压的控制。

3. 了解凝血功能，纠正出血倾向　梗阻性黄疸往往伴有肝功能异常和凝血功能障碍，术前应了解患者用药情况（包括近期有无使用抗凝药物、血常规检查指标、凝血指标等），了解女性患者月经史等相关资料，以及其他特殊异常。

二、术前准备

按外科手术患者常规准备，包括呼吸功能锻炼、胃肠道准备、排便练习等，术前预防性使用抗生素，做好皮肤准备。

三、心理护理

患者术前会出现紧张、焦虑、恐惧等心理问题，因此，术前对患者进行心理护理，对减轻患者心理压力、积极配合手术治疗有着重要的意义。重点解决患者以下疑虑：①肝穿刺对肝功能的影响，是否造成严重出血；②什么情况下需分期手术；③如何处理术后残留结石；④为什么需要放置引流管；⑤术后恢复时间等。

第二节
手术室护理

随着设备的更新和经验的积累，经皮经肝硬质胆道镜取石术操作不断完善和规范，逐步形成一套独立和完整的手术护理配合体系。

一、术前访视

（一）患者准备

手术室护士要熟悉和掌握手术流程，术前访视要重点了解患者的基本情况，高度关注患者的心理特点，做好心理护理。

1. 阅读病历，熟悉患者情况　了解患者既往史、手术史、过敏史及实验室检查结果等信息，评估患者血管情况，结石位置、数量及性质，清楚手术治疗方案。

2. 向患者介绍入手术室的要求　去掉首饰、活动义齿等，勿将手机、手表等贵重物品带入手术室；指导患者做好术前皮肤准备，进行淋浴，更换患者服，勿穿内衣、内裤；告知患者术中补液位置及麻醉后予留置胃管和尿管，简单讲解手术室环境、手术过程。

3. 术前评估与宣教　建立良好的医患关系，进行术前指导和心理护理，了解患者心理活动和心理障碍，缓解紧张或恐惧的情绪，使患者在良好的身心状态下进行手术。

（1）评估。通过了解患者一般情况、既往健康状况、药物应用情况和过敏史、手术史、家族史、遗传病史和女性患者月经史等初步判断其手术耐受性。

（2）术前宣教。根据患者年龄和文化程度等，结合病情，利用宣传手册、肢体语言等形象生动地进行术前宣教，让患者了解术前、术中及术后主动配合的重要性。同时解释术前禁食、禁饮的原因和并发症，取得患者的理解和配合。一般年龄＜3岁患儿禁食6h，禁水3h，禁奶和果汁2h；年龄＞3岁患儿禁食时间与成人一致为8h，禁饮3h，避免麻醉后反流和误吸而致窒息。

（二）手术巡回护士准备

1. 手术前一日

（1）了解并熟悉手术医生操作习惯及手术用物是否齐全并在有效期内。

（2）检查手术间术中使用设备是否完好、处于备用状态，包括摄像系统、超声机、碎石设备、腔内灌注泵（图23-1）等。

（3）手术中的无菌器械准备齐全，包括硬质胆道镜、超声定位支架、取石钳、小扩仪

（图23-2）、碎石杆、导丝、穿刺针、扩张器（全套）、套石篮、冲水管及单极电凝线等。

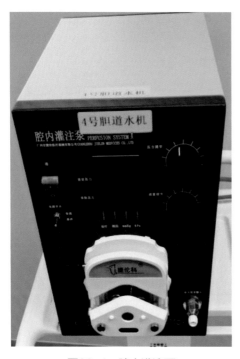

图23-1　腔内灌注泵

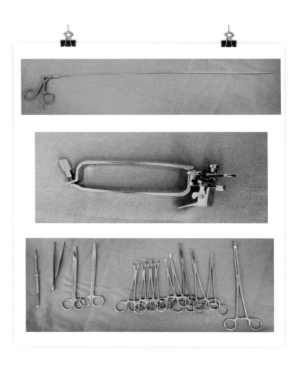

图23-2　取石钳、超声定位支架、小扩仪

2. 手术当天

（1）巡回护士亲自迎接患者，面对面与病房护士进行交接，核对患者病历资料，确认手术患者身份、手术方式及部位，向患者做自我介绍，与患者建立良好的关系，缓解患者紧张情绪。

（2）核对手腕带、手术标识及手术信息，包括科室、床号、姓名、性别、年龄、住院号、手术名称以及部位，对意识清醒患者，可由患者回答上述问题，对虚弱、重病、智力障碍或意识不清患者，由家属或陪伴者回答问题，巡回护士确认资料是否相符及准确性。

（3）确认医嘱信息，包括药敏试验、术前抗生素、备皮、禁食和禁饮情况，以及月经、生命体征，在手术交接单上确认并签名。

（4）协助患者安全过床，给予保暖措施后推入手术间。

（5）患者进入手术间后，巡回护士与麻醉医生共同核对患者信息资料，确保患者手术各项信息准确无误。术中输血、输液操作严格按照规范制度执行，确保用血用药安全。调整手术间的温度，给予盖被、暖风机等保暖措施，防止患者体温过低影响术后康复。

3. 物品准备　术前物品准备齐全、仪器设备性能完好是手术顺利进行的关键，手术开始前再次检查仪器设备性能是否处于备用状态，调整摄像系统视野、碎石机和腔内灌注泵参数。检查手术间环境安全和温湿度，温度要求为21～25℃，湿度要求为40%～60%，对体弱或婴幼儿患者室温可适当调高至26～28℃。

（1）超声机穿刺引导设备。

（2）扩张器械：各型号扩张鞘管、亲水导丝等。

（3）取石器械，如硬质胆道镜、取石钳、碎石杆及套石篮。

（4）碎石设备，如气压弹道碎石机等。

（5）腔内灌注泵。

（6）影像系统，包括显示器、摄像头、冷光源等。

（7）灌注液和药物，包括灭菌袋装生理盐水（3 000 mL）若干、去甲肾上腺素等。

（8）其他器械物品还包括：①常规器械，如小刀柄、有齿镊子、弯薄剪刀、直剪刀、小弯钳、中弯钳、皮钳、持针器等；②一次性用物，如11#刀片、4#丝线、8×24角针、防水皮肤贴膜、X线机套、20×300光纤保护套、冲水管、液状石蜡、20 mL注射器、各型号引流管等。

二、手术配合

（一）麻醉配合护理

气管插管全身麻醉前应建立静脉通道，做好急救准备，检查虹吸瓶负压功能是否良好，连接是否正确。

（二）体位护理

患者取仰卧位，右侧肝区垫高（图23-3）。双手肘部微曲收至身体两侧，中单固定，约束带固定于患者膝关节上5 cm处，松紧以置入一指为宜。头侧气管插管处放置麻醉架，便于麻醉师术中观察。

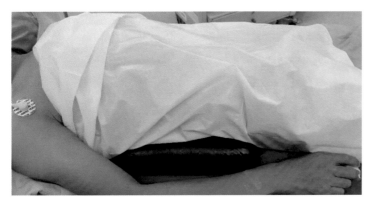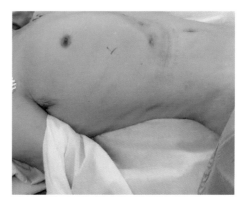

图23-3 仰卧位，右侧肝区垫高

（三）执行医嘱

实施麻醉后，遵医嘱执行留置胃管和尿管，术前30 min静脉滴注抗生素。

（四）手术步骤与配合

1. 常规皮肤消毒铺巾 常规腹部手术消毒铺巾，贴上塑料防水薄膜。医生建议穿一次性手术衣。患者腹部应贴上双层塑料防水薄膜，即在患者会阴至大腿处紧贴第一张塑料防水薄膜后再贴上一张，起双重防水作用，或可使用专用一次性防水铺巾（图23-4）。

2. 摆放设备　摄像系统置于患者头侧，碎石机和腔内灌注泵置于患者右侧，超声机置于左侧。连接各设备电源，摄像系统和超声机套上无菌保护套，将冲洗管安装在腔内灌注机卡槽内，一头接在硬质胆道镜上，另一头插入袋装3 000 mL生理盐水内。根据监视器图像情况调整对比度及光源强度，使视野清晰；调节灌注泵水压，取石灌注流量一般为300～400 mL/min，压力上限为200～250 mmHg，同时在手术顺利前提下尽量减少流量，减少进入患者体内的液体量。

3. 穿刺与扩张　确定穿刺点后，使用穿刺针进行穿刺，穿刺成功后置入亲水导丝，用扩张鞘管由8 F扩张至14～16 F。扩张鞘管在置入前可使用无菌液状石蜡进行润滑，防止鞘管摩擦过大造成组织损伤。

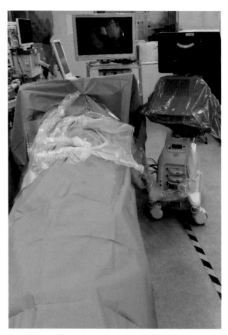

图23-4　一次性防水铺巾

4. 取石　监视器图像光源强度调至40～50，置入硬质胆道镜，用套石篮或取石钳夹取结石，及时更换冲洗生理盐水，收集水桶满了及时更换。由于术中使用大量生理盐水，若结石过大或过硬则使用气压弹道碎石机，巡回护士需提早准备，及时连接设备，保证手术顺利，避免长时间等待手术器械或设备而导致手术时间延长。术者如因角度问题取石困难，可根据术者要求使用纤维胆道镜，此时如需碎石需使用液电碎石，不能使用气压弹道碎石。同时硬质胆道镜处于备用状态，随时更换纤维胆道镜。如视野模糊可尝试调节显示器、冷光源或提示手术者重新对硬镜调焦等。结石取出后根据出血的情况使用去甲肾上腺素，配制浓度为0.02 mg/mL，用于腔内注射。去甲肾上腺素有升压的作用，在注射前提醒麻醉医生关注血压的变化。术中保持患者干燥，如术中塑料防水薄膜粘贴不紧，可出现灌注液顺皮肤与塑料防水薄膜之间的空隙流到患者周围的情况，导致患者衣物浸湿，甚至流到地面，因此在贴膜时应指引台上医生使用正确的贴膜方法，注意薄膜必须在术野四周紧密贴合，防止液体在手术过程中外漏。术中若发现贴膜不紧应及时使用干燥的吸水布吸干净，手术结束时要及时给予患者更换衣物。手术床下禁止放置电插板等与电源相关装置，以免漏电影响手术进行。

5. 放置胆管引流管并固定　手术完毕后在胆总管放置引流管，并用8×24角针、4#丝线固定，接上引流袋。与台上医生共同清点手术物品及器械。

6. 手术结束　撤走并关闭摄像系统、腔内灌注机、胆管碎石机和超声机。与麻醉师、手术医生共同将患者抬至转运床上，整理好患者服装，盖上被子，注意保暖。把病历等相关资料随同患者一并送出手术间。病情特殊需做好患者一般情况及管道交接工作。

（五）护理要点

1. 手术设备的摆放　手术中各设备的摆放位置很重要，直接影响到医生操作和手术顺利进行。操作医生常规站立在患者右侧，为使术野清晰，超声机放置在对侧，摄像系统摆在患者头侧，灌注泵机和胆管碎石机可放在操作医生后方，避免影响操作。

2. 患者生命体征观察　术中穿刺定位时和冲洗取石过程中需密切关注患者生命体征，由于经肝穿刺，容易误伤肝内血管；同时由于大量灌入冲洗生理盐水，做好术中出入量的统计，以免灌入过多液体而导致患者水中毒。一旦发生异常，应积极采取紧急措施。

3. 输液观察及管道护理　胆管取石患者大部分有多次手术史，静脉留置穿刺有一定难度，可选择肘正中静脉进行穿刺，手术开始前将双上肢收起尽量将手臂伸直，使用大棉垫保护皮肤，以免管道压伤皮肤。根据病情随时调节补液速度，保证有效循环血量。

4. 体温护理　由于大量冲水，加上患者营养状态较差，容易导致低体温并发症发生。可进行术前预保温，在手术开始消毒铺巾前给予暖风机保暖，肩部盖上小围脖，减少暴露，维持环境温度≥21℃；体内灌注液温度调至38～40℃，减少术中体温丢失。实时监测患者术中体温，提供各种保暖措施并随时进行调整，将患者体温维持在正常范围内。

5. 术中各种管道护理　注意保持各管道通畅，尿管引流袋不得高于手术床面，妥善固定引流袋，防止扭曲、受压、折叠及脱落。确定胃管在胃内后妥善固定，连接引流袋，保持胃管通畅。术中注意观察引流液的性质和颜色。

6. 加强心理护理　在麻醉开始前，巡回护士加强与患者的有效沟通，可通过语言、肢体语言交流，给予患者心理支持，减轻其紧张和焦虑情绪。

三、手术结束

（一）患者安全过床

手术结束后，转运床移至手术床旁固定车轮，与麻醉师、手术医生共同协助将患者抬至转运床上，转运过程中防止各管道脱落，整理好患者服装，盖上被子，连同病历一起送出手术间。

（二）手术间整理

术后手术间整理是下一台手术顺利进行的保证。补齐手术间所有技术物品，设备归还至固定位置，以免开台前因寻找设备物品而影响手术进度。

（三）手术器械管理

重视内镜器械清洗，良好的清洗是保证内镜器械消毒灭菌效果重要的一环。完善的腔镜管理流程是手术顺利、安全的保证。连台手术时，注意手术间的衔接，术毕快速整理器械，对于内镜器械上的小螺丝仔细清点，检查手术用镜、取石钳及术中仪器的使用情况，放置时注意镜头、光纤的保护，严禁受压；导线类应盘旋，严禁成角，光纤及各种导线环绕时直径以10～15cm为宜，防止折断光纤。联系供应室同事及时迅速做好腔镜器械的清洗消毒，保证下一台手术开台时的使用。

腔镜器械细小但昂贵，经皮经肝硬质胆道镜取石术无须像开放手术那样清点器械，但每次使用前及使用后都要检查器械的完整性，目视检查镜头，确认腔镜镜头无刮痕、完整，这样才能减少手术器械的耗损，延长使用期。

第三节

手术后护理

术后护理重点包括生命体征和并发症观察、引流管护理及出院指导。

一、常规护理

术毕返回病房护士需注意转运过程中妥善固定好胃管、尿管和胆管引流管，防止脱落，并向手术医生了解患者术中情况，以明确术后护理要点。

全身麻醉未清醒患者取去枕、头偏向一侧的仰卧位。一般患者术后需卧床休息，可适当进行四肢活动；老年患者可按摩双下肢，防止下肢静脉血栓形成。离床活动视引流液的量和颜色而定。卧床期间应加强患者营养护理和排便护理。老年人营养状态较差，应加强皮肤护理。

二、生命体征和重要症状观察

按常规医嘱要求监测生命体征并做好记录，特别注意患者的血压、呼吸及血氧饱和度情况，床边心电监护4~6 h，一旦发现异常及时通知医生处理。

（一）低体温处理

低体温与低温环境、术前消毒、术中大量灌注液及麻醉药物有关。保持体温恒定是保证机体新陈代谢和正常生命活动的必要条件，而体温异常可引起代谢功能紊乱甚至危及生命。正常人核心体温为36.5~37.5℃，体表温度为33℃左右。核心体温是机体深部重要脏器的温度，与体表温度相对应，二者之间温度梯度为2~4℃。围术期由于各种原因导致机体核心体温低于36℃的现象称为围术期低体温，又称围术期意外低体温（perioperative inadvertent hypothermia）。若不及时处理低体温，容易引起术中生命体征的变化、术后伤口感染及住院时间延长等一系列不良结局。处理原则是保暖，特别是冬季术后返回病房前使用热水袋预暖床铺，因麻醉药作用，患者温热感短暂性迟钝，过床前及时撤回热水袋，防止烫伤。

（二）寒战高热

寒战高热与大量灌洗液冲洗术野导致致热源或细菌毒素进入血液循环相关。处理原则是在使用抗生素前提下，联合激素（如地塞米松）治疗。患者体温下降时会大量出汗，应及时更换衣裤与床被单，增加患者舒适感。

（三）休克

术后可能发生低血容量性休克或感染性休克。处理原则是加快输液速度，扩充血容量，必要时输血，并行抗感染治疗。密切观察生命体征变化，若出现寒战高热或者生命体征发生改变应立刻通知医生进行积极抢救处理。必要时予气管插管，保持呼吸道通畅，及时吸痰。做好机械通气的护理，定时检测血气变化，随时调整呼吸机参数，患者休克纠正后，床头可适当抬高30°。

（四）出血

如果穿刺时穿刺针伤及肝门处或肝内血管，或多次穿刺肝被膜，均有可能导致腹腔或引流管内出血。引流管内少量出血，生命体征和血常规无异常，可先暂时关闭引流管，一般2～3天自行消退。但若出现严重出血征象，尤其是腹腔内或胸腔内出血，应告知主管医生积极做相应处理。

（五）PTCD管脱落

放置好的引流管可随呼吸时膈肌的运动而移位，增加引流管脱落的风险，同时引流管体内段在腹腔与肝脏之间盘曲，不易发现。术后可适当将引流管体外部分固定于腹壁，远端保留足够的长度，减少患者在翻身或移动时对导管的牵拉。同时向患者及其陪护人员说明导管的重要性及注意事项，以引起重视。若引流管已脱落，常见临床表现为管内引流液明显减少、引流管周围疼痛及皮肤发红等，必要时行X线或PTCD造影以明确。术后应密切观察，定时记录引流液量，观察周围皮肤有无红肿及有无疼痛感。

三、特殊患者护理

老年人由于麻醉和手术创伤刺激容易引起重要器官功能性或器质性改变，且病情变化快，术后需密切观察生命体征和病情变化。对于心肺功能差的患者应控制补液速度、总量及冲洗灌注液的量，以免输液过快、过量加重心肺负荷，引起肺水肿、心脏衰竭等严重并发症。

四、引流管的观察与护理

（一）胆管引流管的观察与护理

为了观察患者术后有无出血及胆管恢复情况，术毕一般放置胆管引流管，因此引流管的护理是PTOBF术后的主要工作。护理的重点是保持引流管通畅，避免弯折；引流管固定妥善，不发生意外脱管和移位；观察引流胆汁的颜色和量是否正常，引流量是否突然增多，引流部位是否发生感染等。正常胆汁色泽呈淡黄而透明，浑浊和有漂浮物则提示感染。引流量过少提示引流管不畅，应加强观察及时发现。每日记录体温，引流管堵塞会再次出现胆管炎，引起发热，甚至引起肝脏多发脓肿。一旦发现感染和引流管堵塞现象，应立即报告医生并及时更换新的引流管。

（二）留置尿管的观察与护理

患者术中留置尿管的目的是观察术中出入量的平衡，患者麻醉后常规遵医嘱执行，为避免术后尿路感染，建议术后第1天拔除尿管。注意观察拔除尿管后患者是否发生尿潴留，也可进行夹闭尿管训练后再予拔除尿管。

（三）留置胃管的观察与护理

术前常规留置胃管，由于此手术特点是胆管内大量冲洗生理盐水，若冲洗的入量和出量不平衡，甚至出量远远少于入量，会引起患者水中毒，因此胃管是术中观察患者出入量平衡指标的关键；同时术后患者会有腹胀、恶心及呕吐等不适感，胃管的留置可减轻患者腹压并减少术后误吸的风险，也可根据患者胃管引出量来进行实时病情观察。

（高飞　王莉）

▶ **参考文献** ◀

[1]郑启昌,吴志勇,桑新亭.肝胆外科手术要点难点及对策[M].北京:科学出版社.2018.

[2]孙育红,手术室护理操作指南[M].2版.北京:科学出版社.2019.

[3]刘京山,张宝善.胆道微创外科学[M].北京:北京大学医学出版社.2014.

[4]SESSLER D I. Mild periopaerative hypothermia[J]. N Engl J Med.1997.336(24):1730-1737.

[5]FRANK S M, BEATTIE C, CHRISTOPHERSON R, et al. Unintentional hypothermia is associated with postoperative myocardial ischemia. The perioperative ischemia randomized anesthesia trial study group[J]. Anesthesiology.1993.78(3):468-476.

[6]FRANK S M, FLEISHER L A, BRESLOW M J, et al. Perioperative maintenance of normothermia reduces the incidence of morbid cardiac events. A randomized clinical trial[J]. JAMA.1997.277(14):1127-1134.

[7]KURZ A, SESSLER D I, LENHARDT R. Perioperative normothermia to reduce the incidence of surgical-wound infection and shorten hospitalization. Study of world infection and temperature group[J]. N Engl J Med.1996.334(19):1209-1215.

[8]翟凤平.胆系引流管的观察和护理[J].齐齐哈尔医学院学报.2003,24(11):1286-1287.

[9]吴春媚,蒋小娟,程晓.早期不同拔除导尿管方法在胆外科术后中的应用[J].世界华人消化杂志.2015.23(10):1653-1655.

第二十四章

经皮经肝硬质胆道镜取石术的
术前、术后护理

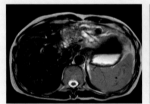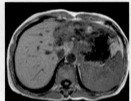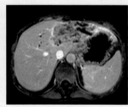

胆管结石是肝胆外科常见疾病，依据结石所在部位可分为肝内胆管结石与肝外胆管结石。单纯肝外胆管结石多位于胆总管下端，将结石取净较容易。肝内胆管结石是指原发于左、右肝管汇合部以上的胆管内结石，平时无症状或仅有上腹部不适，当结石阻塞胆管并继发感染时，可表现为典型的查科三联征（腹痛、高热寒战、黄疸），甚至休克等。传统主要采用胆管切开取石术治疗，但并发症多，术后结石复发率高。随着微创科技发展，经皮经肝硬质胆道镜取石术在临床应用中日渐推广，其优点是创伤较小，采用由外周到中央的途径，进入远端胆管碎石、取石，解决了大切口、分离粘连及出血多等手术难题，安全、高效、适用范围广、创伤和应激小，术后患者恢复快、并发症发生率低。做好术前及术后护理，在临床中意义重大。

第一节

经皮经肝硬质胆道镜取石术的术前护理

经皮经肝硬质胆道镜取石术属于微创手术，术前护理是指全面评估患者生理、心理状态，提供健康宣教等整体护理，增加患者对手术的耐受性，以最佳状态顺利度过手术期，预防或减少术后并发症，促进早日康复，重返家庭和社会。

一、休息与活动

急性发作期应卧床休息，病情允许者，适当增加白天活动时间。

二、饮食护理

按医嘱行高碳水化合物、富含维生素、低脂肪饮食。急性发作期应禁食。麻醉前8 h禁止食用肉、油腻或油炸食品，麻醉前6 h禁食固态食物，麻醉前2 h成人可饮用不超过200 mL的未加糖的清流质（包括水、不含果肉的果汁、清茶、黑咖啡），必要时行静脉补液及对症治疗。

三、协助检查

正确评估患者，完善相关检查，确保患者安全。除了配合完成胸片、心电图、血尿常规、凝血功能、肝功能等各项检查外，经皮经肝硬质胆道镜取石术前还应进行特殊检查项目。

1. 肝胆胰脾超声检查　目前已作为常规检查，可揭示胆管梗阻、胆管系统结石、胆管内气体或肝脓肿等病变，方法简便，无禁忌证，检查前禁食8 h。

2. 肝胆胰脾CT检查　可提供关于结石的位置和组成的信息，也能显示更多的解剖细节。检查前禁食6 h。

3. 肝储备检查 肝功能评估是术前准备的重点，通过各种生化试验的方法检测与肝脏代谢功能有关的各种指标，可以反映肝脏的基本状况。行经皮经肝硬质胆道镜取石术的部分患者需要进行肝储备检查，吲哚菁绿15 min滞留率（ICG15）试验一种检测肝脏排泄能力的特异度和敏感度都较高的试验方法，在临床上逐步被广泛应用。吲哚菁绿（indocyanine green，ICG）是一种小分子造影剂，通过静脉给药后快速与血浆蛋白结合，经正常肝细胞代谢后，以非结合形式分泌到胆汁中，经肠道排出体外，代谢产物不经过肝肠循环与生化转化，不被肝脏以外的脏器组织吸收，也不经肾脏等其他形式代谢，可用于对肝功能的评估与肿瘤的可视化，是一种安全无毒、水溶性的人工合成检测剂。操作时，先单次静脉注射ICG（约0.5 mg/kg），15 min后检测血ICG浓度，计算相对ICG的代谢率，此方法可作为传统肝功能储备检查的有力补充。

四、病情观察和护理

1. 观察腹部症状及体征 有腹痛者，注意观察腹痛的部位、性质及伴随症状。遵医嘱行止痛抗炎等对症治疗。可以用面部疼痛评估量表或数字疼痛评估量表对患者的疼痛进行评估（图24-1、图24-2）。

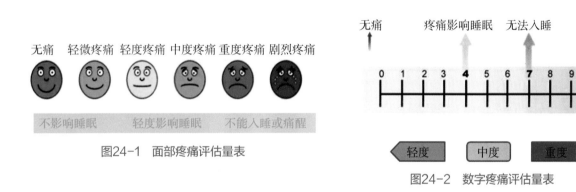

图24-1 面部疼痛评估量表

图24-2 数字疼痛评估量表

2. 观察有无出现查科三联征 当患者出现腹痛、高热寒战、黄疸时，应警惕胆总管结石导致的胆管炎，当患者出现神志淡漠、烦躁、体温持续升高达39℃以上、脉搏细速、血压下降时，提示并发急性重症胆管炎，病情危重，需立即配合抗休克治疗并做好手术的准备。

3. 观察患者体温情况 体温为37～37.5℃时，每天测体温2次；体温为37.5～39℃时，每天测体温4次；体温≥39℃时，每4 h测体温1次，应用降温措施后30～60 min复测体温。冰袋降温时注意避免冻伤皮肤，出汗者及时擦干汗液，必要时更换内衣和床单被服，防止受凉。

4. 观察黄疸变化情况 观察血清胆红素指标及全身皮肤、巩膜、大小便颜色，有无浓茶样小便、灰白色或陶土色大便。

五、皮肤护理

患者出现黄疸性皮肤瘙痒时，应协助患者修剪指甲，防止抓损皮肤导致感染；每天温水洗浴，选用温和的沐浴液；穿柔软吸水性强的棉布衣裤。瘙痒明显者可用2%~3%碳酸氢钠外涂，根据医嘱给予口服抗组织胺类止痒药或用强的松等免疫抑制药物治疗，以减轻瘙痒。术前备皮，指导和协助患者进行手术野皮肤的清洁。

六、用药护理

根据医嘱给予抗炎等药物治疗，注意观察药物的反应及效果，并做好记录和交班。

七、呼吸训练

肺功能减退患者，术前做好呼吸功能锻炼指导。呼吸功能锻炼的主要目的是增加腹式呼吸，减少胸式呼吸，从而减少局部疼痛，减少肺不张等。建议患者使用呼吸训练器进行呼吸功能训练。术前有吸烟习惯者要劝其戒烟。

八、健康宣教

告知患者术后用药、停留的各种管道，以及停留管道、术前及术后禁食的意义，并告知术后可能出现的不适反应、处理办法及术后遵医嘱用药、运动及复查的重要性。

术后停留的管道有以下几种：

1. 胃管 胃管的作用是防止术中或术后发生反流，减少腹胀的发生。术后患者麻醉清醒后即可拔除。

2. 尿管 由于术中麻醉的副作用，患者无法排尿，需要停留尿管引流尿液。术后患者麻醉清醒后即可拔除。

3. 胆管引流管 胆管引流管的作用是解除胆管梗阻、引流残余的泥沙样结石或小结石、支撑胆管、作为再次取石的路径、形成瘘道防止拔管后胆漏的形成。停留6周后根据患者不同情况，决定拔管时间。术中根据患者结石的部位及数量，决定放置胆管引流管的数量（图24-3、图24-4）。

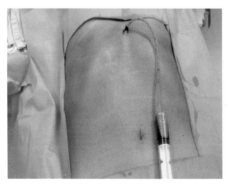 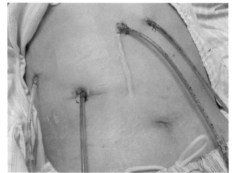

图24-3 术后停留单条胆管引流管　　图24-4 术后停留多条胆管引流管

九、心理护理

部分患者存在不同程度的心理负担，如担心术中疼痛、担心手术成功与否、对手术治疗效果的担忧等。因此心理护理要有针对性，术前根据患者的实际情况（年龄、性别、教育程度等）及接受能力，用通俗易懂的语言向患者仔细讲解经皮经肝硬质胆道镜取石术的可靠性及临床开展情况，讲解手术步骤及术后停留管道情况，必要时让已做完同类手术的患者与其沟通，消除患者的焦虑及不必要的担心，使之处于良好的术前心理状态，能够主动积极地配合医护人员完成各项术前准备。实施心理护理，舒缓患者不良情绪，减轻心理、生理应激反应，帮助患者树立治疗信心，以良好心态迎接手术。

十、患者自身准备

进入手术室前，指导患者排尽尿液，拭去指甲油、口红等化妆品，取下活动性义齿、眼镜、隐形眼镜、发卡、手表、饰物和其他贵重物品等。

十一、做好手术标识

根据手术的入路，在患者送手术前，由医生在患者的腹部皮肤进行标识并解释手术标识的意义。

第二节
经皮经肝硬质胆道镜取石术的术后护理

一、术后常规护理

（一）体位

术后卧床休息，未清醒者，取去枕平卧位，头偏向一侧，以利于呼吸，防止麻醉后呕吐引起窒息。清醒者可垫枕头，以增加患者的舒适度。血压平稳后可摇高床头15°～30°，以利于呼吸及引流。指导患者在床上定时翻身，至少每隔2 h改变一次体位，活动四肢及行踝泵运动，以促进肠蠕动，防止肠粘连，预防褥疮及深静脉血栓形成。病情稳定后鼓励并协助患者早期离床活动，促进康复。

（二）病情观察及护理

（1）术后注意监测患者生命体征并记录，必要时予低流量吸氧。

（2）麻醉药可导致患者出现不同程度的消化道症状，注意观察患者有无恶心及呕吐，症状严重者予止吐对症治疗。告知患者发生恶心及呕吐的原因，消除患者顾虑。

（3）观察腹部体征、伤口敷料及引流情况，注意伤口有无渗液及渗血情况，如有敷料渗湿，应及时通知医生更换。

（4）术前有黄疸者，术后要注意观察患者皮肤、巩膜、尿液及大便颜色，了解患者黄疸消退进程，并注意监测血液胆红素变化。

（5）观察患者疼痛的部位、性质、程度、持续时间及伴随症状，使用面部疼痛评估量表或数字疼痛评估量表评分，根据医嘱合理使用止痛药，并观察药物的使用效果。

（6）观察患者有无出现神志淡漠、黄疸加深、每小时尿量减少或无尿、肾功能异常、血氧分压降低、代谢性酸中毒及凝血酶原时间延长等情况，如有则提示多器官功能衰竭，应及时报告医生，并协助处理。

（7）监测水电解质平衡、酸碱平衡状况，注意有无低钠血症、低钾血症等表现。

（三）营养支持

患者术后由复苏室回病房，麻醉清醒后可拔除胃管，术后6 h无恶心、呕吐者，可饮用少量温开水及进食清流质；第2天根据肠道功能恢复情况，进半流质饮食，并过渡到低脂肪、低胆固醇饮食。可对患者进行营养风险筛查，根据患者评分情况给予相应的营养处方，必要时按医嘱静脉补充水、维生素、电解质和氨基酸等，以维持患者良好的营养状态，促进机体康复。

（四）术后胆管引流管的护理方法及注意事项

1. 妥善固定　胆管引流管在引出腹壁时，做皮肤缝扎固定，伤口用Y形纱布覆盖。在距离引流口6~10 cm处用高举平台法外加蝶形弹力胶布（图24-5）。

进一步把胆管引流管固定于腹部，防止翻身或活动时牵拉造成管道脱出。对全身麻醉未完全清醒的患者，应有专人守护或适当约束上肢，防止患者因躁动将胆管拔出。告诫患者翻身或者下床活动时保护好胆管引流管，严防管道脱落，如出现脱落就会导致患者体内胆汁流入腹腔，引起胆汁性腹膜炎，对患者危害极大且有生命危险。指导患者及家属防止脱管的注意事项，宣教停留管道引流的意义。

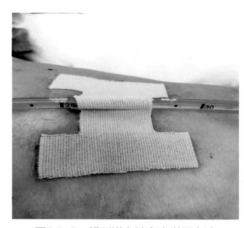

图24-5　蝶形弹力胶布高举平台法

2. 保持通畅　随时检查胆管引流管是否通畅，避免受压、扭曲、折叠，应经常挤捏引流管，防止胆汁淤积或碎石堆积造成堵管。如有胆汁引流不畅，疑有阻塞时，通知医生处理，可用无菌生理盐水缓缓冲洗。指导患者及家属保持有效引流的方法，每天定时向离心方向挤压引流管，防止胆管引流管堵塞。

3. 预防感染　保持胆管引流通畅，每天倾倒引流袋，并检查引流袋有无破损。注意无菌操作。引流管长短要适中，一般引流袋距床缘40 cm，床上长度40~60 cm比较适合。管道过长者，可以用打圈方式用胶布加以固定，避免管道折叠。引流袋不可高于引流口的平面，以防止胆汁逆流造成感染，引流口予无菌敷料覆盖，保持局部清洁干燥，有渗液及渗血时，及时更换敷料，防止渗液对局部皮肤造成刺激，引起炎症反应。

4. 观察引流情况　观察及记录胆管引流液的颜色、量及性质。正常胆汁颜色清亮，呈黄色、黄绿色或墨绿色，无沉渣且有一定黏性（图24-6）；如胆汁浑浊或有沉渣（图24-7），说明胆管感染或结石未完全控制；寄生虫导致的胆管结石，胆管引流管会引出虫体（图24-8）。经皮经肝硬质胆道镜Ⅰ期取石术后，胆汁引流量一般为100~700 mL/d，胆汁的颜色会从深绿色逐渐转变为清亮的黄褐色，以后逐渐减少，若量多，提示有胆管下端梗阻或胆管引流管置入过深到达肠道，混合部分肠液。引流液<50 mL/d或没有胆汁引出，要及时告知医生，必要时行CT检查，观察管道的位置是否适合。如果引流出异常液体（如血性液等）（图24-9）应及时通知医生处理。

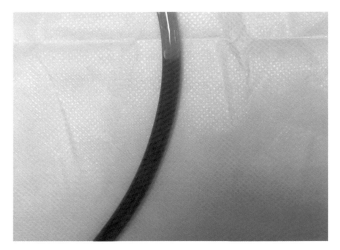

图24-6　正常胆汁为黄色

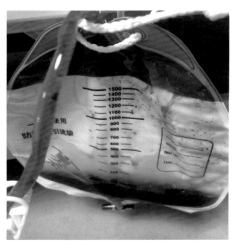

图24-7　胆汁浑浊

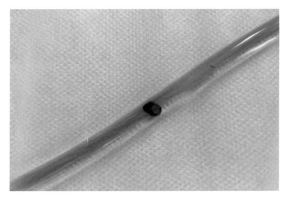

图24-8　异常胆汁，引出寄生虫

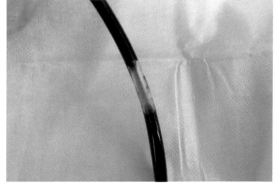

图24-9　异常胆汁，胆管出血

5. *心理护理*　告知患者手术完毕已回到病房，给予安慰、鼓励，以增强恢复健康的信心，留家属陪护，减少患者焦虑紧张的情绪。

6. *观察黄疸消除情况*　若黄疸加重，应怀疑胆汁引流不畅导致胆汁回流至肝或吸收入血液，引起胆红素上升。如伴有严重腹痛，可能是胆汁性腹膜炎导致，注意观察腹腔引流液的颜色，及时通知医生进行处理。

二、术后并发症的护理

经皮经肝硬质胆道镜取石术是微创手术，有部分患者会出现不同的并发症，严重者可能危害患者生命，必须引起重视。

（一）胆管系统内出血

胆管系统内出血（图24-10）是胆管手术的严重并发症之一，也是临床上常见的并发症，对患者术后康复造成严重影响，常危及患者生命，术后需密切关注。

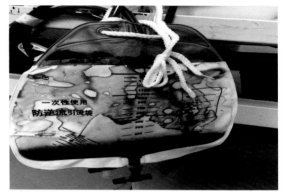

图24-10　胆管系统内出血

1. 诱因

（1）术中因素。术中硬质胆道镜的撬动、胆管拐角过大、肝脏柔软度不足，导致拐角的胆管撕裂出血；胆管手术因位置深、术野小、暴露困难，术后极易发生胆管出血；手术操作时动作粗暴及反复取较大结石。

（2）患者因素。患者伴有门静脉高压症，脾功能亢进，导致血小板减少，凝血功能差，容易引起胆管大出血。

2. 临床表现　正常胆管引流管引出的胆汁呈黄色或黄绿色，有少量胆管出血混合胆管冲洗液及胆汁会呈淡红色，随着出血的停止，淡红色会逐渐消失。术后如果发现胆管引流颜色呈鲜红色或深红色，提示胆管出血。大量活动性出血时，触摸引流管，可触及温暖感。部分患者合并出现黑便、腹胀、腹痛、发热、黄疸等症状。

3. 护理　术后应严密观察引流液的性质及量，观察伤口敷料有无渗液、渗血，术后胆管引流出淡红色液体，可继续观察管道引流及患者生命体征情况。如果引流管引流出大量鲜红色血性液体，应及时报告医生并采取止血措施。对于出血量较少者，临床常规给止血药物对症处理。当出血量＞100 mL/h，应及时通知医生处理。可暂时夹闭胆管引流，通过增加胆管自身压力，达到压迫止血的目的，出血停止后，及时开放引流。遵医嘱使用止血药物，如酚磺乙胺、氨甲苯酸、凝血酶等，并采取补充维生素K、使用胆管抗生素等措施，必要时可使用奥曲肽、生长抑素降低门静脉压力，减少胃肠消化液分泌。若患者出现心率快、血压下降、面色苍白、脉搏细速等休克症状，要及时配合医生抢救，及时开放静脉通道，进行补液抗容治疗，交叉配血，做好输血的准备。采用以上止血方法无效时，考虑出血为肝动脉损伤，首选肝动脉介入栓塞；如继续出血，可通过胆管引流管行胆管造影，通过造影提示出血点位于肝实质或肝血管内，则送入引流管使其侧孔完全位于胆管内即可止血，或经此管注入药物止血。

（二）胆汁腹腔漏

胆汁腹腔漏是胆管疾病术后较常见的并发症，是指胆汁通过不正常的腔道流入腹腔。

1. 诱因

（1）同一部位反复穿刺导致胆管穿刺孔增多。

（2）扩张管粗于内置引流管。

（3）引流管放置不当，部分侧孔位于肝实质或肝外，或者引流管下段不通畅，胆管压力增高导致胆汁漏出或术后的引流管脱落。

2. 临床表现

（1）部分患者出现全身寒战，怕冷。

（2）患者会出现不同程度的消化道症状，常见纳差、恶心、呕吐等。

（3）患者出现不同程度的腹胀及上腹部疼痛，疼痛可放射到右肩背部，部分患者有逐渐加重趋势，腹膜刺激征明显。

（4）部分患者会出现不同程度的发热，遵医嘱给予物理降温或药物对症治疗。

（5）当胆汁过多流入腹腔，被机体大量吸收入血液，可导致血液中胆红素增高而出现黄疸，实验室检查总胆红素升高。

3. 护理

（1）术后患者取斜坡位（图24-11），摇高床头15°以上，使胆汁聚集在下腹腔，有利于引流。

（2）用蝶形弹力胶布以高举平台法固定管道，保持患者引流管的畅通，避免患者翻身幅度过大造成引流管折叠、扭曲或阻塞。

（3）少量胆汁漏入腹腔，一般不需要特殊处理，可密切观察患者生命体征及腹部体征。按医嘱应用抑制胰腺分泌的药物。对于大量胆汁漏入腹腔，腹膜炎症状较为明显者，应积极寻找并处理病因，如有大量腹水，可以在超声引导下放置腹腔引流管以充分引流，同时遵医嘱使用抗生素。

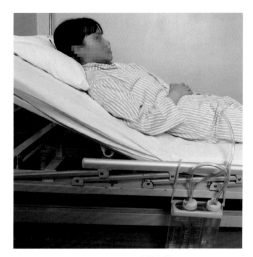

图24-11　斜坡位

（4）保持伤口敷料干燥，避免胆汁腐蚀皮肤，伤口周围如有胆汁渗出，应及时更换敷料，伤口周围外涂氧化锌油保护皮肤。

（5）根据营养风险筛查表对患者进行营养评估，指导患者进行富含优质蛋白质的饮食，如鱼肉、瘦肉，或口服蛋白粉等营养支持治疗。进食量较少的患者，必要时遵医嘱使用肠外营养进行营养补充，并注意观察患者肝功能情况。

（6）对症处理。疼痛影响患者活动和睡眠，使用疼痛评估量表对患者进行评估，使用多模式镇痛方案，遵医嘱予镇静、止痛对症治疗。寒战明显者，注意保暖，遵医嘱使用地塞米松等药物对症治疗。

（7）可通过观察皮肤、巩膜及尿液颜色来判断黄疸消退情况，观察血液胆红素下降情况。

（8）积极对抗休克。弥漫性胆汁性腹膜炎患者，除有腹痛外，常伴有全身中毒症状，如感染性休克等，需及时通知医生处理，使用镇痛药物，静脉补充血容量及使用血管活性物质，遵医嘱行抗炎等对症治疗，予心电监护及吸氧，观察并定时记录生命体征。

（三）胆汁胸腔漏

胆汁胸腔漏是指胆汁通过不正常的途径，漏入胸腔。

1. 诱因　经皮经肝穿刺的入路为右侧时，穿刺针划破胸、腹膜，造成胆管、腹腔、胸腔相交通；术后引流不畅，胆囊内胆汁淤积，内压增高，胆汁从引流管壁渗出，顺扩张通道，经破裂的胸膜，漏到负压的胸腔内及皮下。

2. 临床表现

（1）胸痛。胆汁进入胸膜腔及纵隔，造成胸膜腔及纵隔化学性炎症。患者深呼吸时，会出现胸膜疼痛，严重者会听到胸膜摩擦音，触摸有胸膜摩擦感。

（2）发热。感染及炎症可导致患者不同程度的发热，患者会出现低热，胸壁局部出现皮肤发红、皮温增高，部分患者会出现局部皮肤瘀斑等（图24-12）。

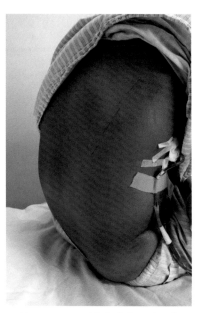

图24-12　胆汁胸腔漏导致局部皮肤发红、皮温增高

（3）呼吸困难。胆汁为化学性炎症物质，炎症可导致大量胸腔渗液，液气胸导致气管向健侧偏移，严重者可出现发绀、休克甚至窒息。

（4）皮下气肿。当穿刺伤及肺泡时，气体进入压力相对较小的皮下或纵隔，形成气肿。皮肤可有握雪感及捻发感；胸部X线检查，可发现有胸腔积液或积气。

3. 护理

（1）术后指导患者取半卧位或斜坡位，有利于胸腔的引流，有利于呼吸及炎症的局限。

（2）胆汁胸腔漏一般伴有气胸及液胸，患者的肺会有不同程度的压缩，导致患者有效的肺通气下降，出现呼吸困难。吸氧能提高患者的血氧饱和度，缓解呼吸困难症状。

（3）由于胆汁是化学性物质，漏入胸腔导致化学性炎症，疼痛会随着胸廓的呼吸运动而产生。疼痛使患者不敢用力呼吸或呼吸幅度下降，导致机体缺氧，不利于机体全身组织的代谢及伤口的愈合。因此，根据医嘱使用有效止痛药，显得尤为重要。对于局部皮温增高者，可予局部皮肤冰袋冰敷，起到降温、局部消肿、限制炎症扩散、减轻疼痛、增加患者舒适度的作用。每天局部冰敷3次，每次10~20 min。冰敷期间，如患者局部皮肤苍白、青紫或有麻木感，应立刻停止。注意观察患者局部皮肤发红及皮温增高的范围有无缩小，做好记录及交班。

（4）胸腔穿刺引流护理。当患者出现肺压缩或液胸，超声显示胸腔积液并伴有呼吸困难、血氧饱和度下降者，需要在超声引导下进行胸腔穿刺，接密闭水封瓶以引流气体（图24-13）。液胸者，可以接一次性防逆流引流袋引流积液（图24-14），以促进肺的康复。停留管道期间，要做好管道的固定，注意观察伤口周围有无皮下气肿。观察皮下气肿的范围、程度。要注意保持胸腔引流的密闭性，在倾倒或更换引流瓶时，要注意夹闭引流管的有效性，在无菌操作下，倾倒或更换引流装置。

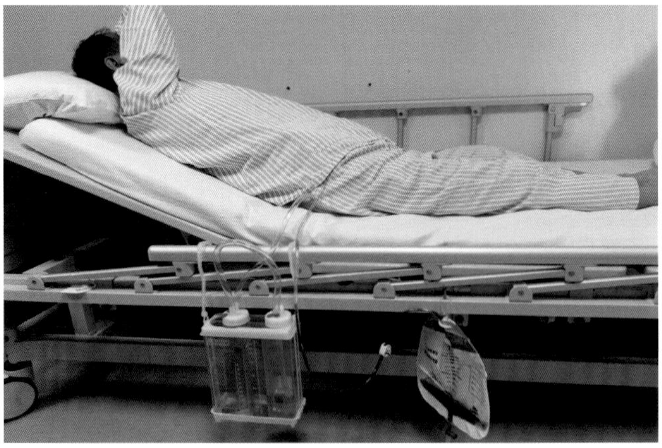

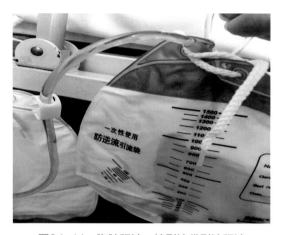

图24-13 胸腔积气，接水封瓶引流气体

图24-14 胸腔积液，接引流袋引流积液

（5）胆管结石的患者，多数伴有胆管感染，胆汁中会存在细菌，胆汁进入无菌的胸腔，会引起炎症反应导致患者发热、胸腔渗液等，必须遵医嘱使用消炎药物，以促进炎症的消退。

（6）指导患者规范使用呼吸训练器进行肺部锻炼（图24-15），以促进肺的复张。指导患者先呼气，再深吸气并持续3 s后缓慢呼气，每天3次，每次5～10 min，在使用过程中，注意观察患者的耐受程度，根据患者自身情况进行训练方案的调整。

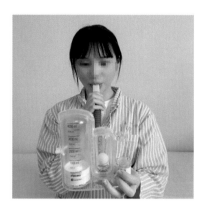

图24-15 使用呼吸训练器进行肺部锻炼

（7）炎症的反应，使患者消耗大量的能量，加强营养可以促进机体的恢复。

（8）患者因为进食较少，会出现不同程度的水电解质紊乱，可根据患者的血液生化检查结果，进行静脉补充，以纠正水电解质紊乱。

（四）胆管感染

1. 诱因

（1）术前因素包括胆管本身感染、感染性结石、术前放置胆管引流管、胆管狭窄及梗阻、免疫力低下、肝功能不全、胆管肿瘤等。

（2）术中因素包括肝脏肿胀或手术时间长等。此外，硬质胆道镜手术中使用灌注液导致胆管内压力增加，结石的碎裂使细菌释放，通过胆管逆行入血，引起感染血行传播，导致脓毒症。

（3）术后因素包括胆管引流管不通畅、结石堵塞或坏死絮状物堵塞、胆管引流管打折、引流管内部脱落或引流管侧孔脱出。胆管结石及胆管梗阻常伴有胆管细菌感染，尤其结石内滋生细菌，常见致病菌是革兰阴性杆菌及肠球菌，部分患者还伴有真菌感染。健康人体的胆汁处于无菌状态，当胆管壁因胆汁受阻而不能顺畅排出造成淤积，对其产生刺激作用时则会引发感染。

2. 临床表现

（1）全身症状包括寒战高热（体温>39℃）、呼吸急促、白细胞计数升高，严重的患者可出现血小板减少、急性肾功能衰竭、精神异常，甚至出现感染性休克，进而出现多器官功能衰竭，危及生命。

（2）引流液颜色改变，甚至呈脓性。

3. 护理　术后严密观察胆管引流管的引流情况，定时向离心方向挤压引流管，如发现胆管引流管引流不畅、堵塞，及时通知医生处理。术后应常规行胆汁细菌培养，遵医嘱使用抗生素并对症行降温处理。

（五）导管堵塞和脱位

导管堵塞和脱位是造成引流失败和继发胆管感染的重要原因。

1. 诱因

（1）长期引流致胆汁盐沉积或胆管出血致血凝块阻塞引流管。

（2）肠内食物反流阻塞引流管。

（3）引流管体内位置未固定或外力致引流管外移。

2. 临床表现　经皮经肝硬质胆道镜取石术后，每天胆汁引流量为100～700 mL。胆管引流管无胆汁引出的原因包括：①胆管非常通畅，胆汁流入正常的胆管系统；②胆管引流出现梗阻，患者会出现腹胀、腹痛、发热及黄疸加重等症状；③肝功能衰竭，肝脏无法产生胆汁。

3. 护理　术后留置胆管引流管时，应顺着胆管引流的方向，对管道进一步固定；在进行外固定时，可使用蝶形贴膜加以固定。烦躁或未清醒患者，可以用波板手套约束患者，对家属或陪护人员做好宣教，防止拔管。怀疑胆管堵塞者，要及时通知医生进行处理。

（六）腹胀、腹痛

1. 诱因　腹胀、腹痛多由胆道镜取石术中使用过多冲洗液，大量液体进入肠道而引起。

2. 临床表现　患者诉腹部胀痛感，体查可触及腹部紧绷感，腹稍胀，有压痛。

3. 护理　术后应注意患者腹部体征变化，轻微腹痛一般在1天内消失；腹痛较重者，使用止痛药对症处理后均可缓解。

（七）恶心及呕吐

1. 诱因　胆管周围的迷走神经分布丰富，胆道镜的反复插入和冲洗液的刺激可使迷走神经张力增高，部分患者出现恶心、呕吐。由于精神紧张、麻醉、手术操作等因素影响，恶心、呕吐常发生在术后12 h内。

2. 护理　术后当天患者可适当卧床休息，出现频繁呕吐者应予心理疏导缓解紧张情绪，呕吐时将患者的头偏向一侧，以防呕吐物误吸入气道，呕吐后应及时清理呕吐物，嘱患者及时漱口以清洁口腔，减少患者的不适感。并遵医嘱予多巴胺受体阻断剂（胃复安针）等药物对症治疗后，一般恶心、呕吐症状均可缓解。对出现恶心、呕吐者指导其暂停饮食。

（八）腹泻

腹泻是由于术中使用过多冲洗液，大量液体进入肠道而引起的。术后向患者解释出现腹泻的原因，无须特殊处理，一般2天内即可缓解。

（九）休克

梗阻性黄疸患者在行硬质胆道镜碎石，穿刺引流后胆管高压立即解除，可诱发休克。术后患者如果出现低血压，要注意监测生命体征及中心静脉压。注意胆心反射（即迷走神经反射，是指胆管手术时，由于牵拉胆囊，或探查胆管时所引起的心率减慢、血压下降，严重者，可因反射性冠状动脉痉挛导致心肌缺血、心律失常甚至心搏骤停等现象）导致心率下降，要注意及时补充血容量，并保持引流管通畅。

（十）焦虑

焦虑与需要接受多次手术有关，应对患者做好心理疏导，并指导家属给予支持及鼓励。

第三节
经皮经肝硬质胆道镜取石术患者出院健康宣教

为预防胆漏和为残余结石预留术后取石通道，需留置胆管引流管，为减少患者在医院等待的时间，减少患者住院费用，经皮经肝硬质胆道镜取石术的患者需要带管出院。术后6周至2个月等待瘘道成熟后，再次回院复查或进行第2次手术。所以做好患者出院的健康宣教显得尤为重要。

一、出院患者留置管道的健康宣教

1. *留置肝胆引流管的注意事项（引流管开放并接引流袋）* 引流管与引流袋连接口应连接好，不可扭曲、折叠、受压，保持引流管通畅，需将引流袋固定好，避免翻身、活动或上厕所时牵拉引流管，造成脱管。

2. *夹闭引流管*

（1）根据医生指示进行适度活动，原则上一般日常活动不受限制，活动时应稳妥固定引流管。

（2）洗澡时宜擦浴，避免泡澡，保持伤口干燥、清洁。

（3）按照医生指示到附近医院更换伤口敷料。若伤口纱块潮湿或渗血、渗液，应及时到附近医院更换纱块，保持伤口敷料干燥、清洁。观察引流管口缝线是否脱落，并确认引流管是否在正确位置。

（4）按照医生指示回院复诊或拔除引流管。

（5）若出现寒战高热、引流液黄染加重、腹痛、伤口周围有大量分泌物或其他不适，应及时就医。

3. *引流管脱出* 发生引流管脱出时不能自行把管道回纳，应以纱块覆盖伤口，立即到医院就诊。

二、用药指导

患者出院所带药品中常包括抗生素及保护肝功能的药物，指导患者按时服药。心功能无异常者，建议多喝水，每天保证1 500~2 000 mL，以促进肠道排毒。

三、饮食指导

出院至术后3个月内，为促进手术恢复，同时有效避免不当饮食引起不适或导致结石复发，应坚持遵循少量多餐、低脂饮食的原则。饮食上最好做到每日6餐，每餐不宜过饱，同时注意限制脂肪摄入量，特别注意不能一次性摄入太多动物脂肪。在这段适应期里，应仍以低脂半流质、软饭类食物为主，如粥、面食、豆腐、蛋清等。多食低纤维果蔬，如去皮瓜类、胡萝卜、番茄、角瓜等，做法宜清蒸、凉拌。奶类宜选择脱脂奶。肉类宜选择低脂肉类，如鱼肉、鸡胸肉或其他瘦肉类，做法以炖煮为佳，使食材软糯烂熟，可促进消化和吸收。该阶段患者禁食肥肉、蛋黄、动物内脏等高脂肪类与油炸食品，少食炒菜，忌辛辣刺激与烟酒，以减少对胆管的不良刺激。进食肉类应循序渐进，进食后出现腹部不适者应不吃或少吃，经一段时间适应后再尝试脂肪摄入，不可过于急躁。

术后3个月的饮食过渡与适应，患者已基本可以恢复正常饮食。低脂肪、低胆固醇、高蛋白是胆结石患者术后需要长期坚持的膳食原则，这不仅对预防胆结石复发十分重要，对患者身体健康也大有裨益。此外，患者仍需注意以下几点饮食事项：①肥胖是胆结石的重要基础，超重与肥胖患者术后应该减重，一般患者也要合理控制饮食总量，每餐7~8分饱感即可，以减少热量摄入，维持理想体重；②饮食讲求荤素合理搭配，注意减少脂肪与胆固醇的摄入，日常提倡使用植物油，少食浓肉汤、肥肉等，限食动物内脏、脑、鸡皮、蹄髈、蛋黄、蟹黄、鱿鱼、鱼卵等，避免摄入过多动物油与胆固醇，同时可多食用大豆制品、菌菇类、低脂牛奶等，以弥补蛋白质摄入不足；③少进食花生、瓜子及松子、核桃等坚果类食物，减少脂肪摄入；④蔬菜水果含有丰富的维生素、矿物质与膳食纤维，推荐患者每日摄入蔬菜量300 g，水果至少2 种，可改善脂肪吸收，减少胆固醇形成，对改善机体代谢紊乱十分有益；⑤烟酒会增加机体肝脏负担，建议患者尽量避免吸烟及喝酒。

四、拔管的时间、指征及护理

1. **拔管时间** 术后6周至2个月行胆管造影检查，如无结石残留、胆管狭窄，可考虑拔胆管。而作为胆管狭窄的支持管，则根据具体情况，于术后6~9个月，甚至1年再拔除。术后3个月内，定期（每月1次）复查超声或CT及血常规、肝功能等。如术后3个月后再发现肝胆管结石则可以认为结石复发。如果胆汁逐渐较少，颜色转为澄清，可酌情钳夹引流管，时间可逐渐增加，先于进食前后夹管2 h，逐渐增至白天夹管，夜间开放。如患者无不适，可转为全天夹管（3~5 d），如患者仍无不适、发热，多提示胆管通畅。

2. **拔管指征** 当患者黄疸消失，无腹痛、发热，大小便正常，胆汁每日引流量逐渐减少，呈黄色或深绿色，无沉渣及絮状物，回院后复查，行胆管造影或CT检查，证实肝内外胆管通畅，即提示可拔管。

3. 拔管后护理　拔除胆管引流管后，应观察患者的食欲，有无恶心、呕吐、腹痛、发热、黄疸出现，局部伤口有无渗液，有无腹膜刺激征。伤口敷料如有渗液、渗湿，需要及时更换，如腹膜刺激征明显，应及时通知医生处理。

五、复诊宣教

告知患者返院复诊及拔管的时间，以及主管医生和护士站的联系电话，以方便咨询。术后3个月内定期（每月1次）复查超声及血常规、肝功能等；如术后3个月后再发现肝胆管结石则可认为结石复发，半年后每3~6个月门诊随诊；1年后每半年门诊复查。

（刘婉明　蔡银燕）

▶ **参考文献** ◀

[1]黄洁夫.肝胆胰外科学[M].4版.北京:人民卫生出版社,2010.

[2]王正成,张书民,叶春艳,等.临床常见肝胆疾病治疗学[M].长春:吉林科学技术出版社,2017.

[3]石景森.肝胆外科手术并发症预防与处理[M].北京:人民军医出版社,2009.

[4]陈利芬,成守珍.专科护理常规[M].广州:广东科技出版社,2013.

[5]成守珍,张振路.临床专科护理技术操作规程[M].广州:广东科技出版社,2008.

[6]郭卫星,程树群,李楠,等.经皮肝穿刺胆道引流术后并发症及处理[J].腹部外科,2009,22(3):167-168.

[7]金道芝.经皮经肝穿刺胆道引流术后引流管的护理研究[J].大家健康(学术版),2014,12(24):276-277.

[8]胡小叶,王晓红,林孝坤.腹腔镜联合胆道镜保胆取石术的围手术期护理[J].浙江中西医结合杂志,2011,21(6):447-448.

[9]龚义伟,区军杰,彭承东,等.经皮肝穿刺胆道镜取石术治疗肝内外胆道结石的疗效及安全性观察[J].河北医学,2018,24(5):826-830.

[10]杨仕梅.胆结石术后的饮食注意[J].饮食保健,2019,6(39):263.

[11]杨爱梅,刘卫平.胆道手术后带T管患者的护理体会[J].中国实用医药,2013,8(6):226-227.

[12]李称才,李荣,王和鑫,等.腹腔镜联合硬质胆道镜治疗胆总管结石38例分析[J].中外医学研究,2014,12(16):114-115.

[13]方兆山,黄海,王平,等.经皮肝穿刺硬质胆道镜治疗复发性肝胆管结石的疗效[J].实用医学杂志,2016,32(18):3034-3037.

[14]周爱玲.经皮经肝穿刺胆道引流术后引流管的护理研究[J].国际医药卫生导报,2015,21(14):2070-2073.

第二十五章

经皮经肝穿刺胆管手术并发症的防治

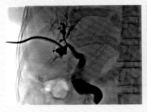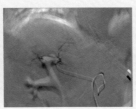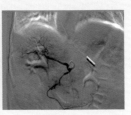

经皮经肝胆管穿刺扩张胆道镜手术曾经被认为是一种风险较高的手术。1974年日本学者Takada T首先报道了经皮经肝胆管引流术（percutaneous transhepatic cholangial drainage，PTCD），并将原有经皮经肝瘘道进行分期扩张（1周左右扩张1次），使用纤维软质胆道镜经扩张后瘘道进入肝内胆管进行检查。1977年，日本学者Nimura Y开始利用经皮经肝胆道镜检查（percutaneous transhepatic cholangioscopy，PTCS）治疗胆管良恶性疾病及胆管结石。在PTCD的基础上2周后扩张到15 F的通道实施手术，并发症发病率为6%，死亡率为0.3%。1985年，张宝善教授在国内率先引进开展并推广该术式。2002年，我国广州医科大学附属第一医院刘衍民和美国西北大学的Robert B Nadler等先后借鉴经皮经肾造瘘取石方法并对传统经皮经肝胆道镜技术做了进一步改进，提出经皮经肝胆管穿刺造瘘术（percutaneous hepatolithotomy，PHL）的概念，其特点是在经皮经肝胆管穿刺造瘘术后利用硬质胆道镜碎石、取石，取得了较好疗效。硬质胆道镜取代纤维软质胆道镜成为PTCS的重要手术工具，并逐渐成熟、程序化，成为一种安全有效的治疗胆管结石疾病的方法之一。作为一种有创的新型手术方式，手术本身存在的较高并发症发病率是制约手术开展的最重要因素，经皮经肝硬质胆道镜取石术经过二十多年的探索发展，目前手术操作已经标准化、程序化，围术期并发症的发病率下降到常规软质胆道镜的水平。手术者的经验缺乏和手术技巧不足与并发症呈正相关。对于有严重肝硬化、门静脉高压、梗阻性黄疸、凝血功能较差、脾功能亢进、血小板低的患者，此类手术仍具有相当的手术风险，需要严格把控手术并发症的发生。该术式主要的并发症包括肝脏出血、肝胆管系统损伤、毗邻器官损伤、胆管感染、胆漏、脓毒症、引流管脱落、急性胰腺炎等，甚至死亡。对常见并发症的认识，有助于预防经皮经肝胆管穿刺扩张硬质胆道镜取石术中的并发症，并及早发现和处理并发症，有助于减少围术期死亡率。

第一节

出 血

目前经皮经肝硬质胆道镜取石术的操作已经成熟，并已标准化、程序化，常规的手术出血较少。对于有严重肝硬化、门静脉高压、凝血功能较差、脾功能亢进、血小板低的患者该术式还是有相当的出血风险，需要严格把控。在新建立经皮经肝胆管穿刺瘘道时，容易损伤肝脏动静脉及门静脉系统导致出血，但致命性的大出血往往发生于硬质胆道镜手术过程中对胆管的撕裂伤，这种出血往往伴有动脉胆管漏，无法像肝实质出血在局部压力下形成有效血栓进行止血。手术中少量的出血通常在暂停手术5 min后停止，并不明显影响手术操作，平均每台PTCS血红蛋白下降1.2 g/dL，接受PTCS围术期输血率为3%～5%。

经皮经肝硬质胆道镜手术出血包括肝动脉出血、肝静脉出血、肝门静脉出血、胆管内出血等四大类，以肝门静脉出血、胆管内出血较为常见，肝静脉出血较罕见。出血可以发生在肝脏穿刺或通道扩张过程中，也可发生在硬质胆道镜在胆管内操作中；放置引流管或拔除引流管过程中也可发生出血，但拔出引流管后一段时间再出血极罕见。

一、肝脏穿刺及通道扩张出血

经皮经肝硬质胆道镜手术穿刺及扩张出血大多数为门静脉系统出血，其主要原因是肝脏胆管、肝脏门静脉及肝动脉都包裹在Glisson纤维鞘内，在穿刺胆管过程中若超声定位不准确，容易穿刺到胆管附近伴行的门静脉，造成出血。肝动脉明显比门静脉细，弹性较好，因此损伤较少见。出血表现为穿刺过程中，穿刺针中空管有血液流出或注射器吸出血液，也可以表现为通道扩张过程中顺导丝有血液溢出或者扩张过程中随筋膜扩张器扩张后通道口有暗红色血液流出。如果是穿刺损伤到肝动脉或门静脉高压严重的患者，出血可以表现为穿刺扩张通道口喷射样出血；肝动脉出血通常呈鲜红色，门静脉出血往往呈暗红色。但要注意和胆管内血液区别，反复穿刺胆管可能导致胆管内淤血，成功穿刺胆管后回抽可能有血液，但往往混有胆汁，是穿刺成功的标志，不要轻易放弃这一通道。

当经皮经肝穿刺时或扩张通道时发现穿刺通道有血液流出，首先排除皮下及肝组织正常的少许出血，可先在穿刺口局部压迫，正常应该在压迫1 min左右停止，如果不出血，可继续手术操作或进行通道扩张，肝组织行程中较小的血管出血可以在通道扩张后放置保护性鞘管压迫或放置引流管后停止。如果局部压迫未能控制出血，考虑有穿刺损伤较大血管可能时，应果断拔出导丝放弃出血通道；如已经完成通道扩张，可在保护性鞘管内放置引流管后撤除鞘管，重新选择新的穿刺点。在拔出导丝及鞘管后，肝脏出血通常可自行停止。如果在扩张放置鞘管后发现扩张通道时损伤较大血管而发生大出血，应立即中止手术，放置相应大小的胆管引流管，并夹闭管道，逐步退管，等血栓形成，不出血时才拔出引流管。若鲜血直接从引流管流出，不含冲洗液及胆汁，应高度怀疑穿刺扩张鞘管直接放置到了血管腔内，若胆道镜直视判断为血管内壁，也应中止手术，放置相应大小的胆管引流管到血管边缘，夹管，待血管愈合1~2周后拔出。条件允许者，可在术中或术后X线引导下行引流管造影（图25-1），如造影剂表现为1~2 s快速消失，且显示血管树，即可证实为血管，引流管逐步外退到造影剂不进入血管显影后固定位置夹管，1周后逐步退出引流管，均可以自行愈合。

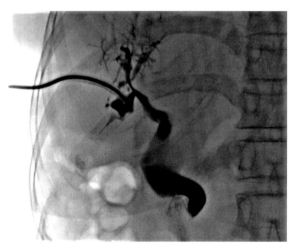

图25-1 胆管引流管造影显示血管显影

二、硬质胆道镜手术操作导致胆管内出血

胆管内出血是危险性较高的出血（图25-2、图25-3），若处理不当极易造成死亡。经皮经肝胆管穿刺置管成功后置入硬质胆道镜的操作过程中，胆管损伤或撕裂可导致伴行Glisson纤维鞘内动脉、门静脉，甚至肝静脉血管出血。通常由于伴行动脉弹性较好，出血较少见，但动脉出血不太容易止住，病情较凶险（图25-4至图25-7）；因为肝静脉不与胆管伴行，胆管损伤往往不会波及肝静脉，出血极罕见，所以胆管内损伤出血基本上以门静脉系统出血为主。

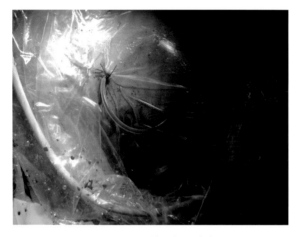

图25-2　胆管内损伤出血

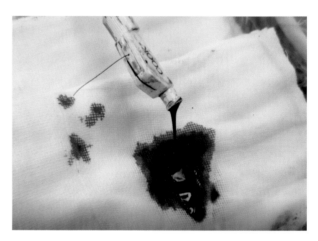

图25-3　Glisson纤维鞘内动脉损伤出血

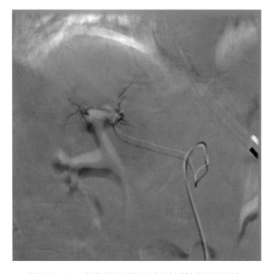

图25-4　动脉造影显示造影剂外溢到胆管

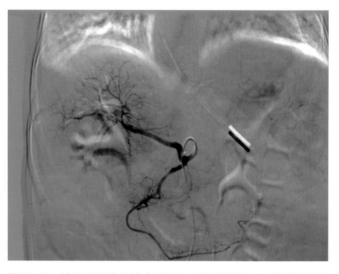

图25-5　给予明胶海绵栓塞后再次动脉造影显示无造影剂外溢

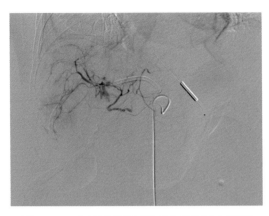

图25-6 血管造影显示造影剂外溢进入胆管

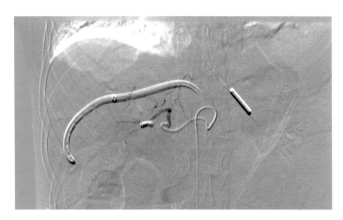

图25-7 使用弹簧圈封堵血管后无造影剂外溢

手术中胆管损伤包括：①硬质胆道镜或鞘管通过比其小的胆管导致胆管撕裂出血；②硬质胆道镜或鞘管通过胆管拐角导致胆管撕裂出血；③胆管球囊扩张狭窄胆管出血；④碎石过程中液电、激光、弹道碎石杆等损伤胆管出血；⑤置管过程中引流管尖端损伤胆管出血；⑥活检胆管壁组织损伤出血。

手术中胆管损伤高发因素包括：①较严重肝硬化导致肝脏及胆管缺乏柔软性，硬质胆道镜通过胆管（尤其是拐角处）时撕裂胆管出血；②严重门静脉高压，易导致出血且不易止住；③肝硬化、脾功能亢进导致凝血因子缺乏、血小板降低、凝血功能障碍，若术前未予以纠正，术中较易出血；④门静脉海绵样变患者，通常也合并门静脉高压。

通常手术过程中即可发现胆管出血，此时表现为胆管内充满红色血液，硬质胆道镜视野不清，严重影响操作。因胆道镜视野被血液遮挡，即使术中不停灌洗也较难发现出血点。门静脉出血通常可以在一定胆管压力下停止，如果出血不多，可先放置胆管引流管，夹闭管道，使得胆管压力升高，导致血栓形成即止血，等待10～20 min后继续手术。个别患者胆道镜明确看到胆管壁少量出血，可使用电凝或激光止血，扩张球囊局部压迫也能起到一定止血作用，但要放置到位。如果出血较多，患者本身存在凝血功能障碍、血小板低、合并肝硬化、门静脉高压等问题，应立即中止手术，放置胆管引流管并夹闭，待止血后再择期手术，通常1个月后再进行二次手术。夹闭的胆管通常在2～3天后可以尝试打开，观察有无继续出血，其间可以使用止血药（酚磺乙胺、氨甲苯酸、凝血酶等），补充维生素K，并使用胆管抗生素，必要时可使用奥曲肽、生长抑素降低门静脉压力，减少胃肠消化液分泌。个别明确的动脉出血保守治疗效果不佳，可以考虑肝动脉介入栓塞治疗。开放手术干预为最后的办法，笔者在开展此类手术早期遇到一位患者，左肝穿刺置管取石术后考虑有反复动脉胆管出血，每天出血约100 mL，持续2周，保守治疗无效，给予开放手术，左肝动脉结扎后行左外叶切除，痊愈出院。这是唯一一例需要手术干预的患者，当时如果首选介入栓塞估计也能成功，所以手术干预前应先进行肝介入治疗，无效后再考虑手术干预。

硬质胆道镜手术毗邻器官损伤

一、胸膜、肺叶损伤

胸膜是一层薄而光滑的浆膜，具有分泌和吸收等功能，可分为互相移行的内、外两层，内层被覆于肺的表面，叫作脏胸膜（visceral pleura）或肺胸膜（pulmonary pleura）；外层衬于胸腔壁内面覆盖肋骨、膈肌、纵隔，叫作壁胸膜（parietal pleura）。两层胸膜之间的潜在间隙为胸膜腔。正常情况下，两层胸膜贴附在一起，胸膜腔内仅含少量液体。

硬质胆道镜手术时，肺叶损伤少见，因为超声监控可见肺叶上下运动，穿刺过程中停止呼吸，肺叶回缩，通常可以避开肺叶；胸膜损伤的发生率较高，分为纵隔胸膜损伤和壁胸膜损伤。通常左肝穿刺点为剑突下，穿刺点较高时可能损伤纵隔胸膜，但较少见。笔者曾遇剑突下穿刺左肝外叶损伤纵隔胸膜1例，扩张过程中，灌洗的生理盐水进入纵隔，导致纵隔水肿。右肝穿刺通常为第6～9肋间隙，右锁骨中线到右腋中线范围，在此范围穿刺有60%～70%的可能损伤壁胸膜，穿刺通道经过胸膜腔，几乎很难避免。但通过壁胸膜经过胸膜腔及膈肌进入肝脏胆管，由于有鞘管的隔绝，手术操作通过鞘管进行，术后放置胆管引流，通常不会引起较大不适。

胸膜损伤症状包括胸腔积液、血胸、气胸、胸腔胆漏、胸腔积脓、混合型损伤（液气胸、血气胸）、胸腔胆管内瘘等。胸膜损伤可以在手术中发现，如术中硬质胆道镜直接进入胸腔见到肺叶或膈肌，也可以是术后影像学检查发现，通常表现为右侧胸痛及呼吸困难。

胸腔积液（图25-8）是最常见的损伤类型，指穿刺通道经过胸膜腔引起积液。胸腔积液可以是反应性积液（通常为淡黄色清亮渗出液），也可以是术中硬质胆道镜灌洗液，或者胆管引流管引流不通畅，胆汁外溢到胸腔，极少数为拔出胆管引流管后瘘道破损引起迟发性胸腔积液、积脓。X线胸片表现为：①少量积液时，液体先积于肋膈角，立位片右侧肋膈角变钝；②中量积液时，液体较多，通常＞500 mL，立位片表现为肋膈角小、膈面不清、下肺肺叶密度增大、均匀；③大量积液时，患者大部分肺野呈均匀高密度改变，纵隔可以向健侧移位。超声检查对胸腔积液敏感，常规作为胸腔穿刺引流前定位。CT检查能明确胸腔积液有无分隔，引流管放置位置，积液量的多少，肺压缩程度等详细信息，常规术后2～3天检查。通常＞300 mL积液可以给予超声引导下穿刺置管引流，有利于胸膜腔闭合瘘道形成。

气胸（图25-9）通常为拔出引流管时瘘道完整性被破坏，气体经瘘道进入胸膜腔所致，也可以是穿刺过程中直接损伤肺叶所致。由于超声定位肺界明确，直接损伤肺叶导致气胸少见。X线胸片为气胸的重要诊断依据，可显示为胸腔透亮度增大、未见肺纹理；通过X线胸片还可了解肺组织压缩程度、有无肺部病变、胸腔积液及纵隔移位等情况。

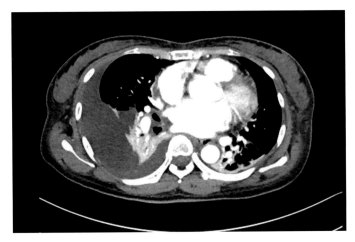

图25-8　穿刺后胆漏伴胸腔积液

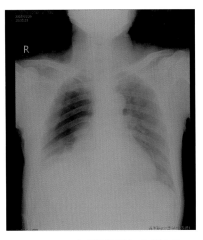

图25-9　肺叶损伤引起右侧气胸

血胸的常见原因是肝脏穿刺通道出血及胆管血管出血，血凝块或结石堵塞引流管，导致血液流入胸膜腔，通常有自限性；也可以因引流管放置位置过浅，侧孔在胸膜腔内，胆管内血液经侧孔流入胸膜腔；肋间血管出血所致血胸较罕见。

胆管胸膜腔瘘是由于瘘道经过胸膜腔、瘘道完整性被破坏或者合并胆管下端梗阻等原因，导致胆管内胆汁流入胸膜腔，形成内瘘；也可以因引流管放置位置过浅，侧孔在胸膜腔内，导致胆汁渗漏。严重胆管胸膜腔瘘可合并肺压缩、肺不张、脓胸，严重时可导致肺脓肿。

胸膜、肺叶损伤应及早明确诊断，通常术后第1天行X线胸部摄片，若积液＞300 mL或合并肺压缩、肺不张，应及时超声引导穿刺引流，这是治疗的关键。同时早期CT复查上腹部及胸部交接引流管位置，注意引流管是否放置到位，引流是否通畅，若引流管放置不到位、打折，应及时调整管道位置，给予胆管冲洗保持引流通畅。

胸膜、肺叶损伤的预防很重要，实际上经右侧肋间隙穿刺右肝胆管（尤其是Ⅶ段、Ⅷ段胆管）建立的通道经过肋膈角胸膜腔反折的概率很大（约70%），所以手术的关键是杜绝损伤肺叶，保持胸膜腔的密闭性。术中可借助超声定位肺界和肝脏，穿刺时停止机械通气，稳定肝脏，确保避开肺叶。建立及逐步扩张通道时要一次经皮直接到达肝脏内胆管，避免在建立通道的中途进入胸膜腔。手术后放置引流管要大小合适，14 F鞘管对应14 F引流管，18 F对应18 F，并在术后保证引流管通畅，避免因为管道堵塞导致胆汁溢出到胸膜腔。如果小结石堵塞胆管引流管，要及时冲洗，保证通畅，必要时在造影下更换新胆管引流管，使得完整瘘道形成前胆汁不会外溢到周围组织间隙。

二、胃肠道损伤

经皮经肝穿刺硬质胆道镜手术胃肠道损伤的发生率＜1%，分为穿刺损伤、胆道镜操作损伤、其他损伤。穿刺损伤的发生率较低，可能与超声定位肝脏边界比较明确有关。穿刺损伤主要发生在肝部分切除术后，或肝叶明显萎缩导致肝体积减小，胃肠管占据了肝原有的位置，导致穿刺过程损伤胃肠管；胆肠吻合术后穿刺点靠近肝门，也可发生胆肠吻合后空肠盲襻或附近横结肠损伤；超声穿刺架的穿刺点与超声中心有一定距离，穿刺时若未能有效观察到肠管也可导致误伤，通常为小肠或横结肠损伤，胃损伤罕见。损伤往往为贯通损伤，即经过肠管前后壁贯穿建立通道抵达肝内胆管。极个别患者胆肠吻合后空肠盲襻内形成结石被误认为胆管结石，以致直接穿刺空肠，经皮建立空肠通道，导致肠管损伤。胆道镜操作损伤往往出现在硬质胆道镜通过胆总管下端十二指肠乳头开口时未能找到正确路径，硬质胆道镜刺穿胆管壁进而损伤十二指肠，可形成胆管十二指肠内瘘。其他损伤包括放置J形硬质引流管经乳头进入十二指肠或经吻合口放置到空肠，拉导丝形成倒钩固定时导丝或引流管尖端损伤肠管，导致肠漏。

胃肠道损伤可在手术过程中被发现，也可在术后影像学检查时才被发现，甚至可能由于没有临床症状，根本没有被发现而自行痊愈。为避免胃肠道损伤，手术前应详细观看影像学资料，了解各器官位置，有条件者可行术前胆管系统三维规划或术中超声引导，可有效减少胃肠道损伤风险。贯通损伤肠管通常问题不大，可以原地放置引流管保持引流，待瘘道形成后再拔出，通常需要4周时间。高位小肠损伤可在放置引流管的同时给予胃肠减压，禁食，给予肠外营养，稳定后再逐步过渡至流质、半流质饮食。胆道镜所致十二指肠损伤形成胆管十二指肠内瘘者往往需要长期留置胆管引流管及经鼻放置十二指肠引流管，同时给予空肠造瘘肠内营养，待其愈合后再拔出引流管。

第三节

胆管感染、胆漏及脓毒症

硬质胆道镜手术感染发生率比较高，通常为30%～45%，所以有条件者，术前术后应常规行胆汁细菌培养、降钙素原检查。术前放置胆管引流管的患者，胆汁培养阳性率＞90%，硬质胆道镜术后胆汁培养阳性率＞95%。围术期使用胆管速溶型抗生素，同时保持胆管引流通畅，可明显减少感染扩散及脓毒症发生的风险。

1.胆管感染、胆漏及脓毒症的危险因素

（1）术前因素包括胆管本身感染、感染性结石、术前放置胆管引流管、胆管狭窄及梗阻、免疫力低下、肝功能不全、胆管肿瘤、高龄等。

（2）术中因素包括肝脓肿、手术时间长、结石多、灌洗液量大、灌注压高。

（3）术后因素包括胆管引流管不通畅、结石或坏死絮状物堵塞、胆管引流管折叠、引流管内部脱落或引流管侧孔脱出。

胆管结石及胆管梗阻往往伴有胆管细菌感染，尤其结石内滋生细菌，致病菌往往是革兰阴性杆菌及肠球菌，部分患者还伴有真菌感染。硬质胆道镜手术中使用灌注液的压力可导致胆管内压力增加，结石碎裂释放的细菌，通过胆管逆行入血，引起感染血行传播，可导致脓毒症。脓毒症的发生率不高，通常在3%~4%，往往伴有寒战高热（体温>39°）、呼吸急促（呼吸频率>20次/min）、白细胞计数升高等症状；严重者可出现血小板减少、急性肾功能衰竭、精神异常，甚至发生感染性休克，进而出现多器官功能衰竭，危及生命。

2. 控制感染　发生脓毒症时，应首先采取一系列合理的控制感染措施，包括胆管通畅引流胆汁、使用广谱胆管溶解型抗生素、保证循环稳定、重症监护、使用血管活性药物、持续监测生命体征、严密监控尿量及相关的实验室检查指标（包括血乳酸、肝肾功能、血气分析和凝血功能等）、预防感染性休克等。

3. 预防措施

（1）术前预防性使用抗生素。研究表明术前预防性使用抗生素有助于减少脓毒症及感染性休克发生率。

（2）术前有胆管感染的患者应给予细菌培养，积极抗炎，控制临床症状，等感染控制后再行手术。合并胆管梗阻感染患者往往要给予前期胆管引流，如PTCD、ERCP等。有条件者早期行血液细菌或胆汁培养，选择敏感抗生素。极个别胆管梗阻高热的患者，常规胆管细管引流不畅时，可考虑尽早经皮经肝扩张放置较粗的（14~16 F）引流管，以利于胆汁引流。

（3）抗生素应首选对细菌培养结果敏感的抗生素，其次应选用胆管溶解度高（如哌拉西林他唑巴坦、头孢哌酮舒巴坦等）或碳青霉烯类抗生素；抗革兰阴性杆菌抗生素效果欠佳时应考虑肠球菌等革兰阳性球菌感染可能，必要时加用替考拉宁、万古霉素等抗生素。抗生素使用时间要足够长，通常临床症状改善或体温控制3天以上才可考虑停止使用。

（4）手术后要注意胆管压力的变化，尤其避免胆管压力增高导致细菌通过胆管进入循环系统。胆管出血的患者可出现血凝块堵塞胆管引流管，或需要临时夹闭胆管引流管止血，这样往往导致胆管压力增加，增加感染的风险。故有血凝块或结石堵塞管道时，应尽早冲洗通畅管道（图25-10）。出血患者可间断开闭胆管引流管，胆管出血止住后及早开放胆管。

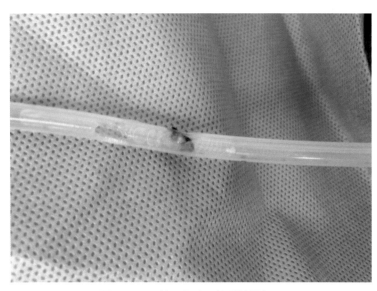

图25-10　结石导致胆管引流管梗阻

第四节
其他并发症

一、体液超负荷

1. 体液超负荷的危险因素

经皮经肝硬质胆道镜手术过程中需要使用灌洗液充盈胆管,手术方能顺利进行,但容易导致灌洗液的出入不平衡。通常灌洗压力过高会导致灌洗液通过胆管逆行进入循环系统,或通过胆管进入胃肠道而导致吸收过多,进而引起体液容量负荷过重,导致肺水肿或心功能不全(图25-11、图25-12)。所以手术中要注意灌洗液的出入情况,巡回护士应计算患者的灌洗液摄入量,注意尿量,可根据术中患者情况使用利尿剂等药物增加排出量,减少体液容量负荷过重的风险,同时要注意患者有无术中腹泻、胃反流、呕吐等情况。灌洗液可能通过胆管大量进入胃肠道,导致灌洗液在胃肠道潴留,为防止反流误吸,手术中需要停留胃管引流胃液。灌洗液进入肠道可导致患者术中出现腹泻水样便,这时需要注意灌洗液过多进入肠道导致吸收而引起体液容量负荷过重。

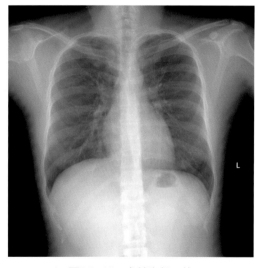
图25-11 术前胸部正位

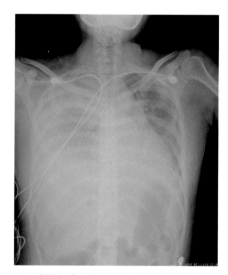
图25-12 体液超负荷肺水肿,心包积液,心功能不全

2. 预防措施

(1)保持术野清晰情况下尽可能减小灌注压力及灌注流量。

(2)应使用生理盐水作为灌洗液,在需要胆管电凝时应改为5%甘露醇。因为蒸馏水或葡萄糖为低渗液,用作灌洗液时会导致液体吸收过多而加重容量负荷,在泌尿外科有引起死亡的个案。

(3)注意不要误把大量的灌洗液灌注到错误的间隙(如胸腔、腹腔等)。灌注生理盐水一般≤10 000 mL，手术时间控制在1~2 h，老年人、儿童或肝功能较差的患者适当缩短手术时间。

二、体温过低

体温过低与硬质胆道镜手术麻醉后全身血管扩张、手术时间长、室温过低、患者躯体被灌洗液外溢浸泡及灌洗液温度低相关。体温过低可影响凝血功能及循环系统，增加心律失常及心肌缺血风险，严重者可导致心肌梗死。使用室温的灌洗液（特别是在冬季），肝脏血流丰富，大量低温的灌洗液会带走深部器官的热量，导致患者体温过低。所以灌洗液通常需要恒温保存，温度控制在40℃左右，如果灌洗液在室温下放置时间较长，应重新加热使用。

三、肝损害加重及肝功能衰竭

1. 危险因素　肝功能的损害比较常见，也较难避免，防治的主要目的是减轻损害的程度。硬质胆道镜的手术由于需要使用灌洗液加压冲洗，往往会导致胆管压力比正常值高，长时间灌洗容易导致胆管组织及肝组织水肿，影响肝功能。正常的肝脏可以耐受这类手术，通常没有明显改变，即使有肝功能损伤往往只是一过性的，表现为短暂转氨酶升高、轻度黄疸，很快恢复正常。但如果有明显肝硬化，以及梗阻引起黄疸的患者，手术损害往往很明显，术后黄疸较术前明显加重，伴有低蛋白血症，黄疸较难消退，甚至出现胆酶分离。个别患者黄疸的加重是不可逆的，逐步进展至肝功能衰竭，甚至死亡。

2. 预防措施

（1）保持术野清晰情况下尽可能减小灌注压力及灌注流量。

（2）减少手术时间，分次手术，手术时注意充分引流灌洗液，可使用较大直径的鞘管或多通道鞘管以利于胆管灌洗液流出。

（3）术前明显梗阻伴有肝硬化、门静脉高压的患者，可于胆管引流，黄疸减退后，再行硬质胆道镜手术。

四、胆管引流管脱落、打折

1. 危险因素　胆管引流管脱落包括外部脱落和内部脱落。外部脱落指整个引流管从患者身体脱离，往往是由缝线松动、固定不牢或患者不小心扯掉所致，通常不会引起临床症状，瘘道往往在1天左右自行闭合。个别患者由于早期脱离，瘘道未能成熟，可引起组织间隙胆漏。内部脱落是指引流管在皮肤处固定良好，但引流管人体内部分离开正常放置位置，从肝脏内移位到其他位置（如腹腔、胸腔等），通常出现在瘘道未能成熟时。如果患者有腹水、胸腔积液，扩张后腹水或胸腔积液影响瘘道形成，也可引起胆管引流管内部脱落，可同时合并腹腔或胸腔胆漏（图25-13）。此外引流管放置位置过浅，由于呼吸运动，引流管与肝脏错位后也可发生内部脱落。内部脱落往往需要重新穿刺建立手术通道，拔出原引流管。引流管折叠较为常见，常见原因是放置管道时长度不适合，置管过长，容易造成胆漏。故放置引流管时，不宜过长或过短，置管时保持管道不打折，置管后立即使用注射器抽吸以了解引流管是否通畅，通畅后才能固定管道。术后应及时复查CT、腹平片或T形管造影以了解管道位置，必要时进行调整。

2. 预防措施

（1）引流管固定要良好，不松不紧，保证胆汁能通畅引流，包装也不脱落。

（2）引流管放置位置要合适，长度要足够，通常至少15 cm，但应避免折叠。

（3）可使用带J形头的引流管，这样可以预防引流管脱落。

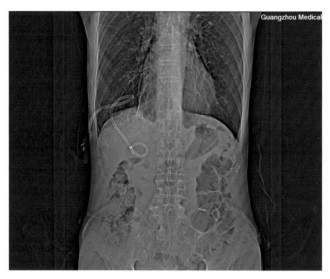

图25-13　引流管胸腔脱落折叠成角

五、急性胰腺炎

急性胰腺炎也是术后常见并发症之一，通常为胆总管下段十二指肠乳头开口处有结石嵌顿，或胆管引流管放置过深，通过十二指肠乳头放置进入十二指肠（图25-14），影响胰管胰液流出，导致胰腺炎发生。通常需要调整胆管引流管放置的深度，可以在胆管造影下回退引流管到胆管内，之后按常规急性胰腺炎处理即可。

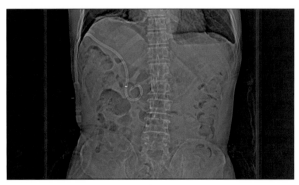
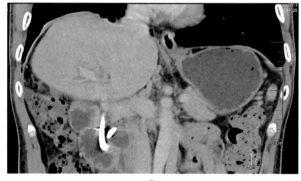

图25-14　胆管引流管位置过深，通过十二指肠乳头进入肠腔
A：X线腹部平片；B：CT扫描。

六、死亡

据报道，经皮经肝硬质胆道镜手术死亡率为0.1%～0.3%。常见死亡原因包括：①肝脏或胆管出血，往往在手术过程中发生门静脉损伤，导致大出血，未能及时发现并合理处置；②胆管感染，围术期出现比较严重的胆管感染合并脓毒症，出现感染性休克，通常发生在胆管手术后，患者通常

术前已合并感染，术后胆管引流不通畅，抗菌不力，导致感染性休克合并其他器官并发症而死亡；③肝功能衰竭，患者术前肝功能欠佳，往往有严重肝硬化伴黄疸、终末期胆病，手术后黄疸继续加重，凝血功能障碍，最终死于肝功能衰竭。

（孙北望　叶欣）

▶ **参考文献** ◀

[1]TAKADA T, KOBAYASHI S, YAMADA A, et al. A new technique for the diagnosis and therapy of cholangitic hepatic abscesses:percutaneous transhepatic cholangial drainage(auther's transl)[J]. Nihon Shokakibyo Gakkai Zasshi,1974,71(7):657-665.

[2]NIMURA Y, SHIONOYA S, HAYAKAWA N, et al. Value of percutaneous transhepatic cholangioscopy(PTCS)[J]. Surg Endosc,1988,2(4):213-219.

[3]NADLER R B, RUBENSTEIN J N,KIM S C. Percutaneous hepatolithotomy:the Northwestern University experience [J]. J Endourol,2002 ,16(5):293-297.

[4]CATHCART S, BIRK J W, TADROS M, et al. Hemobilia:An uncommon but notable cause of upper gastrointestinal bleeding[J]. J Clin Gastroenterol,2017,51(9):796-804.

[5]FENG W, YUE D, ZAIMING L, et al. Iatrogenic hemobilia:imaging features and management with transcatheter arterial embolization in 30 patients[J]. Diagn Interv Radiol,2016,22(4):371-377.

[6]张小红,廖春秀,何剪太.胆道镜取石术的不良反应和并发症的防治[J].中国普通外科杂志,2008,17(8):752-754.

[7]RANKIN R N, VELLET D A. Portobiliary fistula:occurrence and treatment[J]. Can Assoc Radiol J,1991,42(1):55-59.

[8]皮儒先,袁涛,陈俊英,等.胆道镜下电凝止血法在术中胆道出血中的临床应用[J].重庆医学,2016,45(10):1395-1397.

[9]GOMI H, SOLOMKIN J S, SCHLOSSBERG D, et al. Tokyo guidelines 2018:antimicrobial therapy for acute cholangitis and cholecystitis[J]. J Hepatobiliary Pancreat Sci,2018,25(1):3-16.

[10]刘天锡,方登华,关斌颖,等.胆道出血的原因诊断与治疗[J].肝胆外科杂志,2014,22(4):286-289.

[11]孙凯,窦科峰,高志清,等.创伤性胆道出血的诊断与治疗[J].中国现代医学杂志,2003,13(4):94-95.

[12]李宁,秦鸣放.医源性胆道出血诊治进展[J].中国中西医结合外科杂志,2004,10(3):222-224.

[13]PULAPPADI V P, SRIVASTAVA D N, MADHUSUDHAN K S. Diagnosis and management of hemorrhagic complications of percutaneous transhepatic biliary drainage:a primer for residents[J]. Br J Radiol,2021,94(1120):20200879.

[14]柴文晓,车明,郑宁刚,等.经皮肝穿刺胆管引流术的常见并发症及防治[J].中国介入影像与治疗

学,2011,8(1):26-29.

[15]张英剑,张静,恒冰琳,等.胆管胸膜瘘三例[J].中华消化杂志,2020,40(1):63-65.

[16]LOK K H, AU H D, LI K K. Tension hemothorax:a dreaded complication of percutaneous liver biopsy[J]. Clin Gastroenterol Hepatol,2010,8(7):A36.

[17]CHAHAL P S, READY J. Hemothorax after percutaneous liver biopsy:an unusual complication[J]. Am J Gastroenterol,2002,97(4):1068-1069.

[18]沈文胜,赵平.胆总管十二指肠瘘(附4例报告)[J].中国实用外科杂志,1996,16(8):486-487.

[19]MA C L, WANG L P, QIAO S, et al. Risk factors for death of elderly patients with acute obstructive suppurative cholangitis[J]. West Indian Med J,2015,65(2):316-319.

[20]谢兴武,唐先志,吴鹏,等.经皮肝穿刺胆道引流术后胆道感染的主要病原菌类型及药敏试验分析[J].中华介入放射学电子杂志,2018,6(4):306-310.

[21]董金良,梁金荣,张玉惠.内镜下乳头切开加球囊扩张术后胆道感染危险因素与预防措施[J].中华医院感染学杂志,2015,25(9):2083-2085.

[22]SHIRK G J, KAIGH J. The use of low-viscosity fluids for hysteroscopy[J]. J Am Assoc Gynecol Laparosc,1994,2(1):11-21.

[23]YANG B J, FENG L M. Symptomatic hyponatremia and hyperglycemia complicating hysteroscopic resection of intrauterine adhesion:a case report[J]. Chin Med J(Engl),2012,125(8):1508-1510.

[24]CAMPBELL G, ALDERSON P, SMITH A F, et al. Warming of intravenous and irrigation fluids for preventing inadvertent perioperative hypothermia[J]. Cochrane Database Syst Rev,2015,2015(4):CD009891.

[25]YU P. Analysis of causes of death following surgery for gallstones[J]. Chinese Medical Sciences Journal,1990,12(2):146-149.

[26]张永杰.医源性胆道损伤的再手术治疗[J].中国实用外科杂志,2006,26(3):173-176.

[27]别平.肝胆管结石合并门静脉高压症的外科治疗要点[J].肝胆外科杂志,2014,22(3):163-165.

[28]杨小娟,李涛,许何丽.经皮肝穿胆道引流及胆道支架植入术后引流管的护理[J].实用医技杂志,2006,13(12):2120-2121.

[29]刘红,苏惠芳,刘婷,等.胆管镜取石术后胆管引流管脱出12例分析[J].山东医药,2006,46(32):69.

[30]VERNAVA A, ANDRUS C, HERRMANN V M, et al. Pancreatitis after biliary tract surgery[J]. Arch Surg,1987,122(5):575-580.

第二十六章

经皮经肝硬质胆道镜取石术术后结石的复发及预防

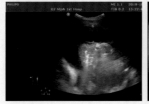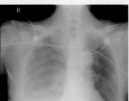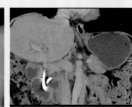

胆管结石是常见的胆管良性疾病，多见于我国西南、华南、沿海、长江流域等地。目前，主流的治疗手段为手术取石或内镜下取石，但术后结石残留及复发问题一直未得到很好的解决。结石复发可导致患者行多次手术，给患者带来生理、心理及经济上的多重负担。目前认为，胆管结石复发与胆管感染、胆管狭窄、胆管扩张、胆汁淤积、奥迪括约肌功能障碍、胆汁成分异常、手术方式等因素有关。研究表明，针对结石复发的危险因素做相应的个体化防治，可能会降低结石复发率，对预防胆总管结石复发起到积极作用。

胆管结石残余与复发的区分目前尚无统一的意见。一般认为，手术6个月以后出现结石症状的为结石复发，术后6个月之内为结石残留。及时识别导致结石复发的危险因素，密切随访，尽早干预，给予合理的干预措施，可能减少复发风险。本章总结胆管结石复发的危险因素，以期对临床工作有参考价值。

一、胆汁成分异常

胆汁成分复杂，其中与胆管结石相关的主要成分为胆汁酸（胆盐）、胆固醇、胆色素、磷脂酰胆碱等。胆固醇结石的形成一般认为是由于胆汁中的胆固醇、卵磷脂和胆盐的比例失常，使胆汁中胆固醇呈过饱和状态而沉淀析出结晶。Admirand等提出了"胆固醇过饱和理论"，被包裹在胆盐和磷脂微胶颗粒中的胆固醇在胆盐与磷脂的比例为（2~3）：1时的溶解度最大，当超过此范围，胆固醇就会从"混合微胶粒"中析出形成胆固醇单水结晶，从而为胆固醇结石的形成创造条件。胆汁中的蛋白质可分为促成核蛋白和抗成核蛋白，正常胆汁中二者处于平衡状态，一旦这种平衡被打破，也将为胆固醇结石的形成创造条件。胆汁中的非伴刀豆球蛋白A结合蛋白（胆囊黏蛋白）和伴刀豆球蛋白A结合蛋白（免疫球蛋白、α酸性糖蛋白、低密度颗粒、氨肽酶N、α抗糜蛋白酶、抗胰蛋白酶、泡蛋白等）组成了促成核蛋白体系。过量的胆固醇还可通过限制回肠胆盐的重吸收，影响胆盐的肠肝循环，最终导致胆盐池减小，促进结石形成。泥沙样胆汁主要由胆固醇水合物结晶、胆红素钙盐颗粒或其他钙盐、蛋白质脂质混合物和胆汁混合在一起，这些成分通过理化因素的相互作用，在异常的胆管黏膜环境中形成胆泥，而胆泥因为某种原因发生聚合可形成结石，一般认为泥沙样胆汁是结石形成的前兆。有研究发现延长的肝脏胆汁分泌时间和结石复发相关。李磊等研究发现，熊去氧胆酸可明显增加各种胆汁淤积性肝病的胆汁排泌量，促进肝功能改善。因此有学者认为熊去氧胆酸具有改善肝脏胆汁分泌的疗效，可能对预防结石复发有效。

二、胆管感染

胆管感染与胆管结石密切相关，但是术后胆管感染却常常被忽视。胆管结石取出后，胆管感染并不会消失，在相当长时间内，胆管上皮的炎性病理改变可以持续存在。胆管感染可由胃肠道细菌逆行迁移造成，常见原因包括胆管解剖异常、十二指肠解剖改变、胆汁分泌异常、生物化学等因素作用。有研究表明，胆管取石术中对胆管壁的器械损伤、术后T形管短臂对胆总管的压迫及刺激作用，都可对胆管黏膜的正常结构造成破坏，从而使得许多炎性胆栓附着于胆总管壁上，当合并胆汁感染时，胆泥容易沉着，进而形成新的色素样结石。上述情况目前临床上尚无法避免，成为术后胆管结石复发促进因素。随着内镜技术的发展，内镜下十二指肠乳头切开取石术（EST）成为治疗胆总管结石、术后残石和复发结石的重要手段，但因此带来的负面影响是十二指肠乳头切开时对奥迪括约肌功能的破坏。奥迪括约肌功能受损后，胆总管压力随之下降，胆总管与十二指肠间的压力差为零。胆管失去了抗肠胆反流的天然屏障，十二指肠内容物逆流进入胆管概率增大，术后导致的胃肠道细菌逆行迁移，可导致胆管感染。相关数据表明，超过94.6%的色素性结石患者的胆汁样本细菌培养呈阳性。某些细菌感染（特别是大肠杆菌）可产生β葡萄糖醛酸酶，胆汁中高水平的β葡萄糖醛酸酶分解胆红素二葡糖醛酸酯，使结合胆红素转变为非结合胆红素，后者可结合钙离子，形成胆色素钙结石。此外，胆汁中的细胞毒素成分及胆管黏膜的慢性炎症因子也可能促进结石的复发。因此，防止结石复发需考虑保护奥迪括约肌功能，术后运用药物增加胆汁排出。

三、幽门螺杆菌感染

孟翔凌等将试验对象分为肝内外胆管结石组和正常对照组，采用聚合酶链反应的方法对其胆汁和胆管黏膜行幽门螺杆菌（HP）DNA检测，发现胆管结石患者胆管中均存在HP感染因素，且检出率较高，与正常对照组比较具有显著的统计学意义。HP可能存在自我保护机制，可逃避胆汁碱性环境的影响，可进入并定植于胆管系统，成为胆管感染的原发性基础致病菌，导致胆管慢性炎症，从而导致胆管组织损伤、胆管上皮增生、胆管狭窄、胆汁滞留，为结石复发创造条件。有研究认为，HP感染与胆石症存在联系，行HP根除治疗可能对预防或减少胆石症的发生有益。

四、寄生虫感染

寄生虫感染可导致胆管结石复发，我国以华支睾吸虫和蛔虫较为常见。华支睾吸虫可直接破坏胆管上皮细胞，致其坏死、脱落、增生，引起胆管壁狭窄、增厚。大量虫体可堵塞胆管，导致胆管梗阻、胆汁淤积，继发胆管细菌感染；死虫、虫卵，以及脱落的胆管上皮组织等也可作为胆石的核心，导致结石复发。蛔虫除可造成胆管梗阻外，也可将肠道内细菌带入胆管，从而导致胆管感染，诱发胆管结石。

五、病毒感染

过去认为，乙型肝炎病毒（HBV）是专一性嗜肝病毒，病毒的复制及其所引起的细胞损害主要位于肝脏。但最新的研究表明，HBV可以在肝外组织（尤其是胆管系统）存在，引起免疫损伤，造成胆管炎症。有学者认为，HBV可在肝外组织进行复制或以免疫复合物形式在肝外组织沉积，引起抗原抗体反应从而导致免疫损伤，胆管系统的免疫损伤可引起病毒性胆管炎。胆囊炎症状态下胆囊黏膜分泌黏液，糖蛋白明显增加，而肝病时肝细胞器受损，合成蛋白及胆酸障碍，胆汁成分改变，这些均影响胆固醇囊泡的稳定性；同时HBV的免疫损伤造成的胆管系统感染，破坏了局部的黏膜屏障，使其局部防御能力下降，为细菌继发感染创造了条件，从而影响了离子钙与非离子钙的平衡及结合胆红素的水解。这些因素共同导致了HBV感染后胆泥形成增多，尤其在慢性乙型肝炎时，上述肝胆损害因素持续存在，加速了胆泥的形成。胆管黏膜糖蛋白分泌增多，同时因肝病导致肝细胞损伤，肝脏合成蛋白及胆酸障碍，胆汁成分改变，病毒导致的免疫损伤也可破坏胆管内局部黏膜屏障，使其防御能力下降，为继发细菌感染创造条件。慢性乙型肝炎患者中，上述因素持续存在，共同导致胆泥形成增多，形成结石的风险增高。

六、胆管解剖异常

1. 胆管梗阻　胆管梗阻导致的胆汁淤积是胆管复发性结石形成的一个重要因素。胆汁淤积时，胆汁浓缩，非结合胆红素、胆汁酸、糖蛋白增加，钙离子浓度升高，自由基活性增强，导致胆管黏膜炎性改变，细菌更易入侵感染。白细胞、纤维蛋白、脱落的上皮细胞、凝集的细菌成分等共同形成色素性结石的核心，从而为结石复发创造了基础条件。

2. 胆总管直径　有研究发现，第1次取石前胆总管直径＞1.5 cm的患者，术后结石复发率明显高于胆总管直径＜1.5 cm的患者，因此认为结石的复发与胆总管结石首次治疗前胆总管直径有关。有研究表明，胆总管直径≥1.5 cm是内镜取石术后胆管结石复发的危险因素。这可能与长期的胆管扩张，胆管平滑肌纤维回缩性能随之降低，管壁弹性丧失，进而导致胆管运动功能下降，即使取出了结石，胆管扩张仍持续存在有关。胆管扩张可促进胆汁淤积和细菌感染，这些都是导致结石复发的潜在危险因素。胆管狭窄可直接导致胆汁淤积，易于形成结石。有学者发现，胆管狭窄的存在和结石复发的风险增加有显著关联。

3. 胆总管远端生理狭窄段长度与奥迪括约肌蠕动方向异常　胡兵等研究发现，胆总管远端生理狭窄段长度≥1.0 cm的患者胆管结石发生率明显高于对照组，表明胆石症术后复发与胆总管远端生理狭窄段长度有关。胆总管远端生理狭窄段过长导致胆管的蠕动持续时间较长，在其蠕动波尚未完成时，胆管又开始收缩，造成两者同步收缩，甚至蠕动方向相反；另外，胆总管远端生理狭窄段过长是奥迪括约肌蠕动异常的解剖学基础，可干扰胆汁排出，延长胆汁排空时间，易引起胆汁淤积和胆管感染，是促进结石复发的关键因素。此外，胆汁淤积所致的胆汁浓缩，胆汁中胆固醇过饱和，也可促进结石形成。

4. 胆管角度　正常情况下肝外胆管略弯曲近于直线状走行，胆管手术史等因素可引导胆管走行弯曲甚至成角。有学者对以T形管放置部位为中心的近端和远端胆总管进行角度测量，发现胆管放置T形管引流前后有60°～158°的角度改变，其确切机制尚未明确，可能与T形管置入后导致局部粘连而影响胆总管角度有关。贾红杰等认为胆管角度是EST术后结石复发的关键因素。胆汁流动速度与胆管角度成反比。胆总管成角可造成胆汁淤积和胆管扩张，角度越小，胆汁流动越缓慢，胆汁排空时间延长，导致胆汁浓缩，进而升高胆汁中胆固醇饱和度，引起胆汁促-抗成核蛋白体系失衡、胆管收缩功能减退、无法排出过饱和胆汁等一系列反应，易致结石复发。Kim等研究发现，胆总管近端和远端成角≤145°是内镜下十二指肠乳头球囊扩张术后结石复发的独立危险因素。

七、前次结石大小、数目及应用碎石术

Mu等研究显示，结石大小及多发结石与内镜取石术后结石复发显著相关。Cheon等认为结石大小与结石复发在多因素分析有统计学意义。体积较大的结石难以取出，往往需要行碎石术，可能增加术后结石复发的风险，这也是大结石EST术后结石复发的危险因素；且结石越大，胆管扩张越明显，容易造成胆汁淤积和细菌感染。结石数目与结石复发相关，其原因可能是结石数量较多的患者胆囊胆汁中的胆固醇更容易析出结晶和成核，导致术后结石复发率较高。有报道显示，碎石术史是胆总管结石复发的危险因素，因为碎石术不但延长了手术时间，还可能损伤胆管上皮，且容易遗留微小碎石，残留的小碎石可成为新结石的核心，所以党彤等认为，尽量将结石完整取出，不做碎石，可降低胆管结石术后复发率。

八、壶腹周围憩室

壶腹周围憩室是指距肝胰壶腹2~3 cm的十二指肠壁向腔外凸出所形成的袋状突起，占经内镜逆行胰胆管造影术（ERCP）检查患者的10%~20%，其发病率随年龄的增长而升高，在<40岁的人群中很少见。根据憩室与主乳头的位置关系可分为：1型，主乳头位于憩室之内；2型，主乳头位于憩室边缘；3型，主乳头位于憩室之外。壶腹周围憩室，尤其是1型和2型憩室，可因机械压迫和奥迪括约肌运动混乱，造成胆汁淤积，最终可导致奥迪括约肌功能障碍，其紧张力、收缩力、节律明显减弱，胆管内压力也相应改变，其天然屏障作用减退，引起胃肠液反流进入胆管，导致继发细菌感染，进而导致结石复发。壶腹周围憩室与胆总管大结石、严重胆管炎有关，憩室大小与胆总管扩张程度相关。食糜残留于憩室内，其中的细菌过度繁殖，波及胆管系统，可导致胆管细菌感染。有研究证实，憩室内细菌和胆管内细菌属同一来源，原发性胆总管结石合并壶腹周围憩室是无结石者的2.6倍。Sun等研究发现，壶腹周围憩室是ERCP取石术后胆总管结石复发的危险因素，且1型憩室使结石复发间隔时间更短。

九、奥迪括约肌功能障碍

奥迪括约肌功能障碍是指十二指肠乳头狭窄和括约肌运动障碍，其发生机制尚未明确，壶腹周围憩室、EST等都可能是危险因素。奥迪括约肌的生理功能是控制胆汁和胰液的流出。奥迪括约肌功能障碍，可出现胆汁、胰液流出受阻，甚至发生胆汁回流，屏障功能受损可引起胃肠内容物反流入胆管系统，导致反复发作的胆管感染，最终引起结石复发。十二指肠乳头狭窄可能与EST术中过度的电凝和不恰当的切开相关，EST可损伤奥迪括约肌，致其功能不可逆性受损。奥迪括约肌切开导致的奥迪括约肌功能障碍，胆总管内压下降，增加了十二指肠液及细菌逆行反流进入胆管导致感染的风

险。研究表明，EST术后胆汁培养细菌阳性率≥60%。Mu等研究发现，EST远期结石复发率显著高于奥迪括约肌小切开+内镜下乳头球囊扩张术，奥迪括约肌小切口（3~5 mm）在一定程度上可以预防结石复发。内镜下乳头球囊扩张术或加大球囊扩张术，对奥迪括约肌有不同程度的保护作用，内镜下乳头球囊扩张术被认为在预防结石术后结石复发方面具有优势。

十、手术史

1. 胆囊切除术　胆囊切除术后的胆总管结石可能与多种因素有关，正常胆囊收缩可协助排出胆总管早期的沉淀物，从而防止新的结石形成。腹腔镜胆囊切除术中闭合切断胆囊管时，如胆囊管残留过长，术后其基本失去正常的蠕动功能，残留在胆囊管死腔内的胆汁不易流动，易继发感染，并在感染基础上形成结石。胆囊切除可能导致一些继发性改变，如奥迪括约肌功能障碍、胆总管扩张、残余胆囊管过长、胆管角度改变等，这些都是引起结石复发的重要因素。胆囊切除后，由于胆囊收缩协同作用的缺失可使胆汁淤积的风险增加。吴以龙等研究发现，胆囊切除术后，奥迪括约肌基础压明显降低，同时其收缩时间缩短，天然的抗肠胆反流的屏障功能减退，易致胆管逆行感染。Sun等研究表明，胆囊切除病史是行治疗性ERCP取石术后胆总管结石复发的危险因素，胆囊切除和壶腹周围憩室可产生协同作用，共同影响胆汁排泄。

研究发现，EST取石治疗后胆总管结石复发率为1%~24%。Ando将胆总管结石的患者分为"无胆囊结石组"和"先期胆囊切除组"行EST，经过随访对照研究认为，EST术后胆管结石的复发率与胆囊的功能呈负相关。

2. 胃部手术　胃毕Ⅱ式术后胆管感染及结石的发病率为16%~42%，胃部手术后并发胆管结石的原因可能是：①术中切断了迷走神经，缺乏神经调控的胆囊出现收缩障碍，手术还可使奥迪括约肌功能受损。②手术改变了正常的胃肠道解剖结构，十二指肠缺乏食物的刺激，引起胰液和胆汁分泌减少，当近端空肠襻食物瘀滞时，易导致细菌繁殖，继而导致胆管感染及结石的产生；同时缺乏食物刺激，胆囊收缩素（CCK）等激素分泌减少，为胆管结石发生的潜在危险因素。③手术本身造成十二指肠残端和周围组织广泛粘连、奥迪括约肌慢性炎症、瘢痕狭窄等因素均可能引起胆汁淤积，继而诱发结石。

十一、促甲状腺激素水平升高

促甲状腺激素水平升高可引起甲状腺功能减退，导致机体的甲状腺激素不足，甲状腺激素不足会导致肝脏减少胆固醇的代谢和胆汁的分泌，减少了胆汁对胆管的冲刷作用，从而引起胆管结石。有临床研究表明，甲状腺激素具有直接松弛奥迪括约肌、减弱其运动功能的作用，会导致胆汁容易在胆总管内淤积，为胆管结石的形成提供条件，最终可导致胆总管结石的发生。同时，胆固醇的过饱和亦为胆管结石的重要原因。当肝脏分泌胆固醇过多或胆汁酸减少时，都会使胆汁中的胆固醇成为过饱和状态，从而导致结石的发生。

十二、饮食因素

有证据表明，饮食是影响胆固醇结石发生、发展的危险因素，大量的脂肪和精致碳水化合物的摄入，造成了机体能量过剩，影响胆固醇代谢，导致胆固醇过饱和而析出形成胆固醇结石。精制淀粉、少纤维食品有明显抑制肝脏分泌胆盐的作用，使胆盐的排出减少，致使胆汁中胆盐、卵磷脂、胆固醇三者比例失调，胆固醇相对过饱和而形成胆固醇结石。纤维素丰富的饮食可增加胆汁中鹅去氧胆酸（CDCA）的含量，降低胆固醇饱和度，增强胆汁溶解胆固醇的能力。富含多不饱和脂肪、单不饱和脂肪、纤维及咖啡因的食物，可以防止胆管结石的进展。

十三、免疫学因素

临床与实验室研究发现，胆管结石的形成与胆管系统局部的免疫反应密切相关。胆汁中的免疫球蛋白在色素性结石的形成过程中发挥重要作用，并与胆汁中的糖蛋白、葡萄糖醛酸酶活性、酸性黏多糖的含量及pH（4.6）呈正相关，其水平在胆红素结石患者胆汁中明显升高。

十四、遗传因素

Carey等对印第安部落及社区进行流行病学统计发现，印第安人具有"致石基因"，在同一种族中又有家族聚集现象，且在同卵双胞胎中往往同时患有此病。全基因组关联研究确立了肝小管胆固醇运载体*ABCG5 / ABCG8*等位基因和结石形成有关，其变异基因*ABCG8-D19H*是结石复发具有统计学意义的危险因素，*AB-CG8D-19H*与术后结石复发的关联，表明固醇转运蛋白在胆结石发病机制中的核心作用。

十五、其他疾病

原发性硬化性胆管炎、获得性免疫缺陷综合征、寄生虫感染等引起的慢性炎症可导致结石形成。镰刀形细胞贫血和其他溶血性疾病为胆总管结石复发的危险因素。约有29.5%的肝硬化患者合并胆囊结石，此类患者形成结石机制可能为：肝脏合成和转运胆盐的减少、非结合胆红素增加、高雌激素水平、餐后胆囊收缩功能受损等。硬化性胆管炎、先天性胆管囊状扩张等可致胆管梗阻、胆汁引流不畅，使结石复发风险增加。糖尿病患者胆囊排空功能减弱，Zhang等研究发现，在胆石症合并糖尿病患者中，CCK受体和三磷酸肌醇受体的表达降低，胆囊排空功能减弱，导致结石形成，胆石症患病率高于正常人，胆总管结石复发的风险也相对升高。

十六、年龄、性别、生活习惯

Keizman等认为老年患者胆总管结石术后更容易复发结石，可能与年龄大，合并如胆总管扩张、胆总管成角、壶腹周围憩室等引起结石复发的危险因素有关。建议随着老年人预期寿命的增加，此类患者需要特别加强术后随访，来有效防止结石复发。一般认为女性胆石症发病率比男性高，但也有学者研究表明性别与胆总管结石复发无显著关联。Mu等研究表明，EST术后BMI大于正常范围和高血清胆固醇水平是胆总管结石复发的危险因素，控制体重和减少胆固醇的摄入有助于预防结石复发。而Jakobs等研究显示，内镜下行激光碎石、取石术后BMI<25 kg/m²相对于BMI>25 kg/m²的患者胆总管结石复发的风险更大，其原因尚未明确。Fan等通过动物实验表明高胆固醇喂食的豚鼠小肠中的间质卡哈尔细胞减少，末端回肠*C-kit*和*scf*基因的mRNA表达减少。在胆固醇结石形成的过程中*C-kit/scf*通路的抑制导致的间质卡哈尔细胞数目减少和功能降低，其原因与小肠转运功能下降有关，而小肠转运功能下降又可影响胆盐在回肠末端的重吸收。因此，在胆固醇结石的预防中，间质卡哈尔细胞可能会是一个治疗的突破。

在临床实际工作中，胆管结石术后结石复发的问题一直未能得到很好的解决，导致结石复发的病因多种多样，包括：胆汁成分异常，胆管感染，胆管解剖异常，前次结石大小、数目及应用碎石术，壶腹周围憩室，奥迪括约肌功能障碍，手术史，促甲状腺激素水平升高，饮食因素，免疫学因素，遗传因素，年龄，性别，生活习惯等。因此积极干预引起结石复发的危险因素对解决结石复发问题具有重要意义。针对以上病因，临床工作中应做到：①术中尽量将结石完整取出、避免碎石，尽量取净结石、解除狭窄，注意保护胆管黏膜及奥迪括约肌；②行胃大部切除时，注意保护迷走神经；③壶腹周围憩室若反复发作胆管炎、胆管结石，可考虑行外科手术干预；④术后口服熊去氧胆酸可显著增加胆汁中胆汁酸的浓度，溶解游离胆红素及胆固醇，同时与胆汁中钙离子结合形成可溶性钙盐，降低胆红素钙的溶度积，从而减少不溶性胆红素钙的形成，有效预防肝胆管结石的形成；⑤存在胆管扩张、胆总管成角、有家族性胆石症史的患者，应密切随访；⑥积极治疗寄生虫感染、乙型肝炎、HP感染、血液病等原发性疾病；⑦日常饮食注意避免过量摄入胆固醇；⑧在临床工作中积极处理胆管感染、解决胆管梗阻、改善胆管动力，根据患者的不同情况，选择合理的诊疗方案，去除结石复发危险因素，可有效减少胆管结石的复发。

（孙北望　罗燕君　焉磊）

▶ 参考文献 ◀

[1]SCHONFELS W, BUCH S, WOLK M, et al. Recurrence of gallstones after cholecystectomy is associated with ABCG5 / 8 genotype[J]. J Gastroenterology,2013,48(3):391-396.

[2]KEIZMAN D, ISH-SHALOM M, KONIKOFF F M. The clinical significance of bile duct sludge:is it different from bile duct stones?[J]. Surg Endosc,2007,21(5):769-773.

[3]ADMINRAND W H, SMALL D M. The physiochemical basi of cholesterol gaustone aormation in mall [J]. J Clin Invest,1968,47(4):1043-1052.

[4]WANG H H, PORTINCASA P, WANG D O. Molecular pathophysiology and physical chemistry of

cholesterol gallstones [J]. Front Biosci,2008,13(2):401-423.

[5]YAMAMOTO R, TAZUMA S, KANNO K, et al. Ursodeoxy-cholic acid after bile duct stone removal and risk factors for recurrence:a randomized trial [J]. J Hepatobiliary Pancreat Sci,2016,23(2):132-136.

[6]李磊,李冰,丁惠国.熊去氧胆酸对不同原因胆汁淤积性肝病患者鼻胆管引流术后胆汁排泌的影响[J].临床肝胆病杂志,2016,32(3):522-525.

[7]王子健.预防胆道复发结石降低胆道再手术率[J].肝胆外科杂志,2000,8(4):248-249.

[8]钱东,秦鸣放.胆总管复发结石的病因研究进展[J].中国中西医结合外科杂志,2005,11(2):170-171.

[9]GEENEN J E, TOOULI J, HOGAN W J, et al. Endoscopic sphincterotomy:follow-up evaluation of effects on the sphincter of Oddi [J]. Gastroenterology,1984,87(4):754-758.

[10]LI X, ZHU K X, ZHANG L, et al. Periampullary dive rticulum may be an important factor for the occurrence and recurrence of bile duct stones [J]. World J Surg,2012,36(11):2666-2669.

[11]孟翔凌,汪正广,韩文秀,等.幽门螺杆菌感染与肝内外胆管结石术后胆管炎及结石复发关系的研究[J].肝胆外科杂志,2009,17(1):50-53.

[12]TAKAHASHI Y, YAMAMICHI N, SHIMAMOTO T, et al. Hellcobacter pylori infection is positively associated with gallstones:a large-scale cross-sectional study in Japan [J]. J Gastroenterology,2014,49(5): 882-889.

[13]杨六成,黄宝裕,薛桂芳,等.华支睾吸虫感染与肝胆胰外科疾病的关系(附600例临床分析)[J].中华肝胆外科杂志,2004,10(3):165-166.

[14]MASON A, WICK M, WHITE H, et al. Heatitis Bvirus replication in diverse cell types during chronic hepatitis B virus infection [J]. Hepatology,1993,18(4):781-789.

[15]YOFFE B, NOON C A. Hepatitis B virus. New and evolving issue[J]. Dig Dis Sci,1992,37(1):1-9.

[16]LEE S P . Pathogenesis of biliary sludge[J]. Hepatology,1990,12(3):200-203.

[17]刘小方,郭仁宣,田雨霖,等.乙肝病毒感染与胆泥形成的关系及其意义[J].中华普通外科杂志,1999,14(5):329-331.

[18]SEO D B, BANG B W, JEONG S, et al. Does the bile duct angulation affect recurrence of choledocholithiasis?[J]. World J Gastroenterology,2011,17(36):4118-4123.

[19]周孝思.胆石的分类和发病机制[M]//石景森,王炳煌.胆道外科基础与临床.北京:人民卫生出版社,2003:467- 481.

[20]YI S Y. Recurrence of bliliary symptoms after endoscopic sphincterotomy for choledocholithiasis in patients with gall bladder stones[J]. J Gastroenterol Hepatol,2000,15(6):661-664.

[21]SONG M E, CHUNG M J, LEE D J, et al. Cholecystectomy for prevention of recurrence after endoscopic clearance of bile duct stones in Korea [J]. Yonsei Med J,2016,57(1):132-137.

[22]CHEON Y K, LEHMAN G A. Identification of risk factors for stone recurrence after endoscopic

treatment of bile duct stones [J]. Eur J Gastroenterol Hepatol,2006,18(18):461-464.

[23]JAKOBS R, HARTMANN D, KUDIS V, et al. Risk factors fornsymptomatic stone recurrence after transpapillary laser lithotripsy for difficult bile duct stones using a laser with a stone recognition system[J]. Eur J Gastroenterol Hepatol,2006,18(18):469-473.

[24]胡兵,唐采白,石丽红,等.胆汁排空时间及奥迪括约肌蠕动方向与胆囊切除后胆源性腹痛关系探讨[J].临床荟萃,2005,20(12):664-666.

[25]胡兵,唐采白,郭召军,等.胆石病术后结石复发的原因及防治[J].临床医学,2006,26(11):17-18.

[26]贾红杰,李佳,陈超.经内镜乳头括约肌切开治疗胆总管结石复发因素的研究[J].黑龙江医药科学,2009,32(5):48-49.

[27]吴丽颖,王书海,贾国法,等.经十二指肠镜乳头括约肌切开取石术后胆总管结石复发危险因素分析[J/CD].中华消化病与影像杂志.电子版,2015,5(1):5-9.

[28]STRNAD P, FIGURA G, GRUSS R, et al. Oblique bile duct predisposes to the recurrence of bile duct stones[J], PLoS One,2013,8(1):e54601.

[29]KIM J H, KIM Y S, KIM D K, et al. Short-term clinical outcomes based on risk factors of recurrence after removing common bile duct stones with endoscopic papillary large balloon dilatation[J]. Clin Endosc,2011,44(2):123-128.

[30]刘永国.胆总管结石术后复发的相关因素分析[J].海南医学,2012,23(8):57-58.

[31]MU H L, GAO J F, KONG Q Y, et al. Prognostic factors and postoperative recurrence of calculus following small-incision sphincte rotomy with papillary balloon dilation for the treatment of intractable choledocholithiasis:a 72-month follow-up study[J]. Dig Dis Sci,2015,60(7):2144-2149.

[32]HARADA R, MAGUCHI H, TAKAHASHI K, et al. Large balloon dilation for the treatment of recurrent bile duct stones prevents short-term recurrence in patients with previousndoscopic sphincterotomy [J]. J Hepatobiliary Pancreat Sci,2013,20(5):498-503.

[33]党彤,武金宝.胆总管结石EST术后复发因素分析[J].中国医药指南,2010,8(29):204-205.

[34]SUN Z, BO W H, JIANG P, et al. Different types of periampullary duodenal diverticula are associated with occurrence and recurrence of bile duct stones:a case-control study from a Chinese center [J]. Gastroenterol Res Pract,2016,2016(2):9381759.

[35]KIM C W, CHANG J H, KIM J H, et al. Size and type of periampullary duodenal diverticula are associated with bile duct diameter and recurrence of bile duct stones [J]. J Gastroenterol Hepatol,2013,28(5):893-898.

[36]PASPATIS G A, PARASKEVA K, VARDAS E, et al. Long-term recurrence of bile duct stones after endoscopic papiflary large balloon dilation with sphincterotomy:4-year extended follow-up of a randomized trial [J]. Surg Endosc,2017,31(2): 650-655.

[37]李建水,张光年,钟扬.腹腔镜联合胆道镜治疗胆囊切除术后胆总管结石的临床疗效 [J].中华消

化外科杂志,2015,14(2):155-156.

[38]吴以龙,陈丹凤,李莉,等.无痛 ERC.治疗胆总管结石86例临床分析[J].中国消化内镜,2009,3(4):30-32.

[39]LAUKKARINEN J, SAND J, AUTIO V, et al. Bile duct stone procedures are more frequent in patients with hypothyroidism. A large, registrybased, cihort study in Finland [J]. Scand J Gastroenterol,2010,45(1):70-74.

[40]ANDO T, TSUYUGUCHI T, OKUGAWA T, et al. Risk factors fro recurrent bile duct stones after endoscopic papillotomy [J]. Gut,2003,52(1):116-121.

[41]周洪涛,鲁富珍,梁祖兰.治疗性ERCP对胆总管结石的临床应用价值[J].中国当代医药,2009,16(7):181-182.

[42]YOON H, KWON C, JEONG S, et al. Clinical significance of biliary dilatation and cholelithiasis after subtotal gastrectomy [J]. Korean J Gastroenterol,2015,66(1):33-40.

[43]INKLNEN J, SATAL J, ARVCDA P, et al. Direct effect of thymxine on pig sphincter of Oddi contractility[J]. Dig DisSc,2001,46(1):182-186.

[44]聂云贵,丁佑铭,汪斌.女性激素在胆囊胆固醇结石形成中的作用的研究现状[J].中国普外基础与临床杂志,2012,19(8):904-910.

[45]李广波,何运良,刘素芬.原发性胆管结石的病因研究进展[J].医学综述,2004,10(2):101-102.

[46]CAREY M C, PAIGEN B. Epidemiology of the American Indian's burden and its likely genetic origins [J]. Hepatology,2002,36(4):781- 791.

[47]韩天权,张圣道.继续重视胆石病的基础研究 [J].外科理论与实践,2003,8(2):92- 94.

[48]TAZUMA S. Epidemiology pathogenesis and classification of biliary stones(common bile duct and intrahepatic)[J]. Best Pract Res Clin Gastroenterol,2006,20(6):1075-1083.

[49]TSAI T J, LAI K H, LIN C K, et al. The relationship between gallbladder status and recurrent biliary complications in patients with choledocholithiasis following endoscopic treatment [J]. J Chin Med Assoc,2012,75(11):560-566.

[50]ZHANG Z, TIAN J, LIAO Q, et al. The analysis of expression of CCK and IP3 receptors in gallstones patients with type 2 diabetes mellitus [J]. Hepatogastroenterology,2014,61(136):2173-2176.

[51]KEIZMAN D, SHALOM M I, KONIKOFF F M. Recurrent syruptomatic common bile duct stones after endoscopic stone extraction in elderly patients [J]. Gastrointest Endosc,2006,64(1):60-65.

[52]FAN Y, WU S D, FU B B, et al. Decreased number of interstitial cells of Cajal play an important role in the declined intestinal transit during cholesterol gallstone formation in guinea pigs fed on high cholesterol diet [J]. Clin Exp Med,2014,7(5):1262-1268.

[53]GALLO V, DE MICHELI A G, CHIANDUSSI L. Tauroursodeoxycholic acid vs ursodexycholic acid in the dissolution of bliliary calculi. Resules of a single blind study[J]. Clin Ter,1993,143(5):421-428.

第二十七章

经皮经肝硬质胆道镜取石术后检查和随访

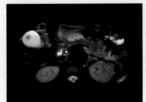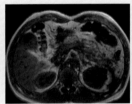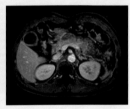

经皮经肝穿刺术后评估及出院标准

经皮经肝穿刺术后往往伴随着较多的手术相关并发症及风险，并且影响患者的术后恢复时间及住院时长，因此做好患者术后评估，及早发现相关并发症，降低风险尤为重要，经治疗处理并发症后如何才能达到出院标准亦是临床治疗必须关注的要点。

一、术后观察期的评估

经皮经肝穿刺术后观察期需要观察评估项目的侧重点与稳定期不尽相同，术后3天往往为各类严重并发症高发阶段，此阶段评估项目较多、分析复杂，但做好评估可保证及时发现、处理并发症，保障患者术后安全。

1. **出血情况** 经皮经肝穿刺术虽可在超声、DSA等影像学引导下进行穿刺以躲避大血管，且创口较小，可降低一定的出血风险，但穿刺建立取石通道过程中被破坏的肝血窦仍是血运丰富的组织，因此术后仍有一定的出血风险。

（1）胆管引流管引流液颜色。患者术后引流液颜色是评估术后胆管出血情况的最直观标准，如发生较严重出血情况，术后即可见红色引流液自引流管引出。若引流液为鲜红色液体应考虑动脉出血，并及时夹闭管道止血，同时密切关注患者生命体征；若出血情况未能改善，应及时介入处理或行开腹手术止血。若引流液为暗红色液体应考虑门静脉出血，处理方法同前述动脉出血，但应注意门静脉出血往往介入止血效果较差，条件允许的情况下应考虑及早开腹手术处理。

若引流液颜色不典型，掺杂胆汁较多，可使用手电筒（白光较佳）照射引流管，透过光线观察是否存在出血情况。若仍无法判断，应及时抽取胆汁送潜血试验检查明确出血情况。一般此种情况的胆管出血较缓慢、量少，通过夹闭胆管引流管12~24 h，并应用药物止血可改善，必要时可给予去甲肾上腺素稀释液行胆管引流管冲洗，以促进毛细血管平滑肌收缩，提高止血效果。但应注意过量的去甲肾上腺素冲洗易引起患者血压升高甚至心律失常。

（2）胃管引流液颜色。为减少经皮经肝穿刺术中胆管冲洗时大量冲洗液进入消化道引起水中毒，术前往往需放置好胃管做好胃肠减压，引流出过多的冲洗液以保障手术安全。胃管引流液也是观察术后出血的重要途径之一。若术中判断可能存在胆管出血并已给予胆管引流管夹闭处理，术后应保留胃管以观察出血是否经胆总管进入消化道。具体颜色观察同前述胆管引流管引流液，但夹闭胃管并不能作为胆管出血的止血措施。若反复出现胃管引出血性或带血色引流液，在排除消化道出血可能性的前提下，应及早行手术止血干预。

（3）术后2h内及术后首日的血常规检查。若术中预判患者胆管出血风险较高，术后2h内应急查血常规，重点关注血红蛋白及红细胞压积，若出现数值明显低于正常值或较术前明显下降，且胆管引流液、胃管引流液呈明显出血征象，应警惕大出血风险并及时给予干预处理；术后首日血常规检查亦应重点关注是否出现血红蛋白下降的情况，必要时在药物止血的前提下给予血制品输注改善病情，若保守治疗无效，亦应及时给予手术干预处理。

（4）患者一般情况。术后胆管出血较多患者，早期可出现精神萎靡、乏力、口渴等症状，并逐渐出现贫血貌，严重患者血容量不足甚至出现休克，及时评估患者一般状况是对患者术后观察期评估的必要项目。

2. 胆管感染　　大部分胆管结石患者因长期的胆汁梗阻淤积，导致胆管感染，胆管系统内存在大量的细菌。经皮经肝穿刺术后，穿刺创伤可进一步加重感染。虽然经皮经肝穿刺创口较小，但穿刺建立取石通道过程中肝血窦被破坏，胆血屏障消失，胆管内菌群、炎症因子等易通过此途径进入血循环系统导致全身感染。因此，术后评估患者感染情况是除出血外的另一个重点。

（1）胆管引流液情况。正常胆汁应呈黄色透明澄清的稍黏稠液体（图27-1），严重感染患者术后胆汁颜色较深，多呈黑褐色或墨绿色，且可见较多脓性絮状物及结石残渣（图27-2、图27-3）。若胆汁黏稠、絮状物较多，阻塞管道导致无法排出，可适当给予低压冲洗管道疏通。

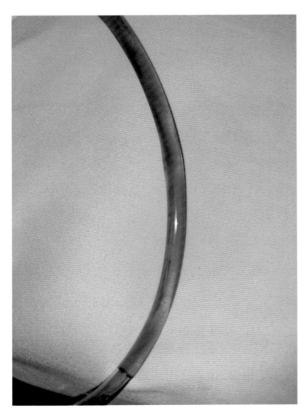

图27-1　正常胆汁

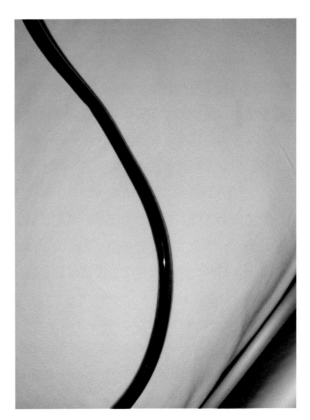

图27-2　感染患者的墨绿色胆汁

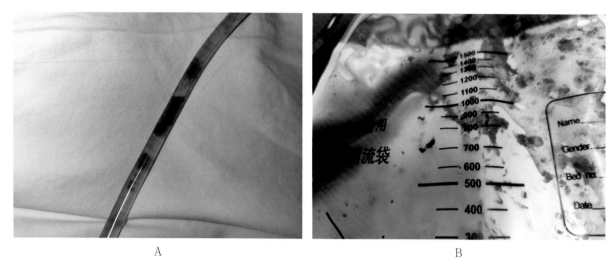

图27-3 混浊、带结石残渣的胆汁
A: 引流管; B: 引流袋。

经皮经肝穿刺术后患者原梗阻胆管压力减小，原梗阻部位以上毛细胆管炎症消退、胆汁分泌功能恢复需要一定时间，因此部分患者首日胆管引流液量较少，其后逐渐增多，每天以200～400 mL为宜。如出现引流量持续减少，每天低于100 mL，应注意是否出现胆管引流管阻塞导致胆管感染加重，必要时给予引流管冲洗疏通，并注意在冲洗过程中调整管道深度，避免因置管过深导致管道弯折、贴壁引起引流障碍。

（2）血压、心率等生命体征。部分严重感染患者术后2 h内即可出现感染性休克，因此持续的心电监测进行术后评估十分重要，如出现反复的收缩压＜80 mmHg、心率增快（＞100次/min），在排除胆管出血可能后，应警惕术后胆管感染风险，及时加强抗感染、抗休克处理。若生命体征仍无改善，必要时进行深静脉穿刺置管并予以药物升血压、补液治疗。术后3天内观察期是严重感染的高发阶段，因此密切观察患者生命体征并做好术后评估是关键点。

（3）术后2 h及术后首日的血常规检查。重症感染患者出现前述胆管引流异常、生命体征不稳，应急查血常规了解感染情况。白细胞计数、中性粒细胞比例、血小板计数是及时评估患者术后感染的要点。多数重度胆管感染患者会出现白细胞低于正常值下限或整倍高于正常值上限，中性粒细胞比例＞80%，血小板低于正常值或较术前明显下降，此时应高度警惕患者术后感染情况加重，并及时给予加强抗感染治疗。

（4）降钙素原。术后定期复查降钙素原（PCT）对评估患者术后感染情况十分重要，且可判断手术对患者胆管感染改善效果。手术后首日往往PCT有一过性增高，但在清除结石病灶、疏通胆管、加强抗感染治疗后，PCT数值会逐渐下降至正常范围。若术后第2天仍有增高趋势，且数值反复维持在1 ng/mL以上，应警惕胆管感染仍未有效控制，并且注意有无全身感染可能，必要时加查血细菌培养，并根据培养结果选用敏感抗生素进行抗感染治疗。

（5）细菌培养。术中对胆汁、胆管冲洗液进行细菌培养是抗感染治疗的重要环节，术后跟踪培养结果并对细菌耐药水平进行评估是指导调整抗感染治疗方案的必要项目。在各检查发现当前抗感染治疗无效后，应进一步行血细菌培养并跟踪培养结果。血细菌培养是评估术后是否存在全身感染（如菌血症、败血症等）的重要标准。适时根据胆管液、血液的培养结果进行抗感染治疗方案的调整对降低经皮经肝穿刺术后观察期并发症风险有极大作用。大部分培养结果需在手术取样当天以后顺延5天出具报告，部分严重感染患者约3天可出报告。但在此期间，若观察期患者出现客观检查感染指标进行性加重，应经验性地给予抗生素进行抗感染治疗，在保障患者安全的前提下严密跟踪培养结果及时调整治疗方案。

（6）γ-谷氨酰转肽酶。γ-谷氨酰转肽酶是术后评估患者毛细胆管炎症在抗感染治疗下是否改善的检查项目之一，但多数患者因长期的胆管梗阻性感染，即使在疏通胆管及给予抗感染治疗后至出院时仍未完全恢复至正常范围，但是可以作为术后评估抗感染治疗的参考指标之一。γ-谷氨酰转肽酶反复进行性增高提示毛细胆管炎症、梗阻仍然较重时，应在重视抗感染治疗的前提下适当增加解痉药物治疗以减轻胆管排泄压力，进而改善感染病情。

（7）全身症状。患者术后感染往往有高热、寒战等全身症状，每日定时测量的体温曲线及寒战发作规律对术后感染评估有一定的指导意义，在积极处理原发病的同时解除感染症状（如物理降温、非甾体药物退热、激素治疗中断炎症瀑布链等）对患者度过术后观察期有积极作用。

3. 肝功能检查　术后定期复查肝功能血清学指标以评估术后肝功能恢复、胆管梗阻改善情况。术后首日血清胆红素（TBIL）、谷丙转氨酶（ALT）、谷草转氨酶（AST）为主要关注项目，但大部分患者上述3项指标在术后首日均较术前有不同程度的增高，因此观察期每日或隔日复查肝功能，可动态了解术后肝功能恢复情况，如数值仍出现明显的增高趋势，应警惕术后是否存在结石梗阻未解除、胆管引流管阻塞、感染进行性加重、药物性肝损害等情况，并结合其他辅助检查综合判断给予对应治疗。若出现血清胆红素上升、转氨酶轻度异常的胆酶分离现象（表27-1），应注意术后肝炎仍有进行性发展，且肝细胞大量坏死，对胆红素的处理能力进行性下降，同时转氨酶由于已经维持相当长时间的高水平，从而进行性耗竭。此时应在保守治疗无效，且患者经济条件允许的前提下及时给予人工肝支持并做好后续治疗处理。

表27-1　严重肝功能损害胆酶分离现象血清学指标

项目名称	结果	标识	参考值	单位
谷丙转氨酶（ALT）	76.5	↑	5～40	U/L
总蛋白（TP）	59.2	↓	65～85	g/L
白蛋白（ALB）	38.8	—	35～55	g/L
γ-谷氨酰转肽酶（γ-GT）	49.1	—	5～50	U/L
血清总胆汁酸（TBA）	11.2		0.1～15.0	μmol/L
血清胆红素（TBIL）	782.6	↑	1.7～22.2	μmol/L
直接胆红素（DBIL）	474.0	↑	0～6	μmol/L
谷草转氨酶（AST）	111.3	↑	5～40	U/L

4. 术后2h内及术后首日行血气分析、血乳酸检测 经皮经肝穿刺取石术时间较长，重症感染患者术后2h内急行血气分析是评估术后是否存在酸碱失衡的重要措施。大部分此类患者因手术时间延长、麻醉状态下组织供氧不足，无氧代谢增高，常导致代谢性酸中毒；若无休克表现，在足量补液及抗感染治疗下，基本可自行代偿恢复；如病情较重，必要时给予补碱纠正，并及时复行血气分析及血乳酸检测以明确治疗效果。

二、术后稳定期的评估

患者在度过经皮经肝穿刺术后观察期后，进入稳定期，评估指标逐渐过渡到一般性检查。除需评估前述的血常规指标、肝功能、降钙素原及胆管引流管引流情况外，针对术后3天以后可能出现的其余轻度并发症，还需进行以下检查以资评估处理。

1. 胸腔积液、腹水超声检查 在经皮经肝穿刺术中，冲洗胆管时冲洗液外渗至腹腔或胸腔常诱发腹水或胸腔积液，但大部分患者术后均可完全吸收。术后3天以后复查仍存在胸腔积液或者腹水，应考虑是否存在积液无法吸收或胆漏可能；若患者合并感染症状及相关指标进行性加重，应考虑给予对应的积液穿刺引流处理（图27-4）。

2. 胸部X线摄片 经皮经肝穿刺术区常在右上腹，因此常有术后炎症波及右侧膈肌及以上的右侧胸腔（图27-5），多数患者易出现术后右侧下肺局部炎症及胸膜炎，少部分患者亦合并咳嗽、气促等症状。胸部X线摄片是评估此术后并发症的常用检查。给予药物抗感染治疗、促进排痰等对症处理有助于及时改善呼吸系统炎症表现，减少并发症状。另外，经皮经肝穿刺术后气胸亦是可能存在的高危并发症之一，其检查特征及处理在前述章节已提及，本文不再冗述。

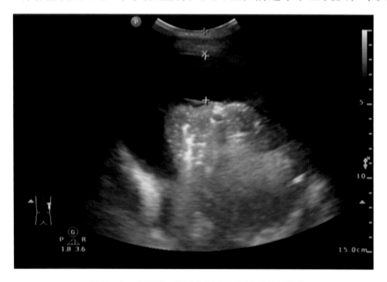

图27-4 术后胸腔积液超声引导下置管引流

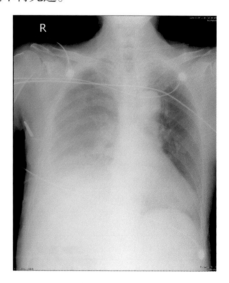

图27-5 穿刺术后胸部X线摄片见右侧胸腔积液

3. 胆管引流管腹壁伤口愈合情况 对患者术后腹壁伤口进行评估是对患者未来出院进行的必要准备。常规应根据外科手术愈合情况进行对应分级，因经皮经肝穿刺手术为二类手术，且引流管留置导致反复的组织炎症刺激，常出现局部的伤口愈合不良甚至感染。若出现上述情况，应给予对应的伤口清创处理。另外，胆管引流管固定缝线的牢固程度亦是术后评估的重点之一，对患者带管出院后保证避免管道脱出等意外有重要意义。

4. 术后疼痛情况　术后疼痛评估对患者能否出院有重要的影响。

（1）术后胆管引流管的异物刺激及固定缝线牵拉是术后伤口疼痛的常见因素，一般给予非甾体药物镇痛治疗处理即可，大部分患者至出院前可明显改善。

（2）置管过深导致胆总管或肠道刺激亦是患者疼痛的常见因素，给予解痉药物处理可改善，但患者经治疗后仍反复出现腹痛应考虑相应调整管道深度。

（3）腹部局部疼痛并出现肌紧张或寒战高热，往往提示可能存在腹腔感染或胆漏，此时应结合前述的腹部超声或CT检查明确诊断，及时给予引流处理并发症。

术后观察期及稳定期评估要点见表27-2。

表27-2　术后评估要点汇总

项目	观察期（术后1~3天）	稳定期（术后>3天）
胆管引流管引流液	颜色，引流量，是否存在出血、感染	是否为花生油样正常胆汁，是否存在阻塞
胃管引流液	观察出血是否经胆总管进入消化道	—
血常规	术后2 h内、术后首日血红蛋白是否明显下降，白细胞计数、中性粒细胞比例、血小板计数是否明显异常	隔日或每3天复查血红蛋白、白细胞、血小板指标是否异常
一般情况	有否精神萎靡、乏力、口渴等症状，有无贫血貌	胃纳、大小便情况
生命体征	收缩压低于80 mmHg、心率增快（>100次/min），警惕出血或胆管感染风险	—
降钙素原（PCT）	手术后首日可一过性增高	每3天复查，指标反复增高应警惕感染未得到控制
细菌培养	严重感染者3天内可培养出细菌	跟踪培养结果及药敏试验，调整抗生素方案
γ-谷氨酰转肽酶	术后复查了解毛细胆管炎症有无改变	每3天复查，指标反复增高应警惕毛细胆管炎症较重
全身症状	有无高热寒战	—
肝功能	术后首日血清胆红素、谷丙转氨酶（ALT）、谷草转氨酶（AST）指标为主要关注项目	每3天复查，警惕胆酶分离
血气分析、血乳酸检测	术后首日复查，注意是否存在酸碱失衡	—
超声检查	—	胸腔积液、腹水超声检查，积液无法吸收，或存在胆漏可能，应考虑给予对应的积液穿刺引流处理
胸部X线摄片	—	是否存在右侧下肺局部炎症及胸膜炎，必要时给予药物抗感染治疗、促进排痰等对症处理有助于及时改善呼吸系统炎症表现
腹壁伤口愈合情况	—	是否存在伤口愈合不良甚至感染，胆管引流管固定缝线的牢固程度
术后疼痛	是否存在异物刺激及固定缝线牵拉，置管过深导致胆总管或肠道刺激，腹部局部疼痛并出现肌紧张或寒战高热	

三、出院标准的评估要点

绝大多数患者存在Ⅱ期取石需要，即使结石可在Ⅰ期取净，瘘道成熟亦需要约1个月时间。因此手术后大多数患者需带管出院休养，待瘘道成熟后再返院进一步复查治疗。故出院前对患者是否达到出院标准需要进行规范化的评估。其中，经治疗后患者胆管炎是否得到控制是贯穿整个住院治疗期间的主要评估目标，针对这一目标对出院前各项指标结果进行收集及综合分析，判断患者胆管炎得到完全控制后，才能确定患者达到出院标准。

1. 抽血检查评估要求　胆管炎常与感染密切相关，因此应针对患者术后出血、感染情况，行出院前血常规、肝功能检查。白细胞计数正常、血红蛋白恢复提示感染及出血得到改善，血清胆红素、转氨酶较术前明显恢复提示术后肝功能恢复。

2. 患者的一般情况及全身情况　无反复的高热寒战是感染得到控制并达到出院标准的重要指标，恢复良好的患者精神较好，胆汁恢复参与消化后胃纳可明显改善。

3. 疼痛情况的评估　出院前患者可能仍有轻微的引流管处腹壁伤口疼痛，若无前述的腹痛及腹肌紧张等潜在腹腔感染、胆漏风险的表现，可给予出院带口服非甾体镇痛药物治疗。

4. 胆管引流情况　出院前患者胆管引流管道应保持通畅，以避免出院期间出现梗阻、感染复发加重，每天引流量应为200~400 mL，胆汁颜色应为澄清金黄色，无明显的絮状物，如出院前引流量及颜色异常，应采取相应的措施疏通管道。

5. 胆管引流管伤口情况　出院前引流管伤口应达到二类乙级至甲级愈合，并且注意管道固定缝线是否出现皮肤排斥反应导致松脱甚至断裂等情况，必要时应给予补缝线等处理。

6. 宣教措施　出院前，应就术后复诊随访时间、管道保护、膳食指导等内容向患者进行详细宣教，并在出院时评估患者对相关宣教内容的掌握情况。

第二节

随　访

肝胆管结石患者经过手术治疗后，除术后恢复的各种药物及非药物治疗、护理外，出院后的随访跟踪亦是重点之一。随访的目的包括保证手术后远期疗效、及时发现术后并发症、及早发现结石复发。根据手术规划及出院状态，随访可分为非带管出院患者随访及带管出院患者随访两大类。

一、非带管出院患者随访

胆管结石患者经胆道镜取石、拔管的治疗周期完成后，其结石复发风险仍较正常人高，所以除一般的随访要求外，还建议其每半年到一年返院或者到当地医院进行复诊跟踪。

（一）抽血实验室检查

1.肝功能检查

（1）总胆红素、直接胆红素、间接胆红素。若三者同时偏高，则提示肝细胞性黄疸，肝细胞受到损害，肝功能减退，肝脏不能完全将间接胆红素转化为直接胆红素，同时肝内胆管受压引起排泄障碍，直接胆红素也不能完全排到胆管，对于取石术后患者应考虑是否存在结石复发、胆管感染导致的继发性肝细胞损伤，并行腹部CT、MRI及超声检查或胆管造影进一步明确诊断。若总胆红素、直接胆红素增高，间接胆红素增高不明显，应考虑患者是否存在胆管不畅、残余结石梗阻，在影像学检查明确病因后及时住院处理。另外，胆红素增高水平、增高速度亦是判断患者适宜门诊用药治疗或住院治疗的标准之一，若增高水平较低、速度缓慢，如无明确结石梗阻病灶，可考虑给予门诊应用药物退黄、抗感染处理；若呈现整倍增高、数值上升迅速，在及时进行影像学复查的前提下应及早住院处理。

（2）γ-谷氨酰转肽酶。γ-谷氨酰转肽酶（γ-GT）广泛分布于人体组织中，胚胎期以肝内最多。在肝内主要分布于肝细胞胞质和肝内胆管上皮中，正常人血清中γ-GT主要来自肝脏。临床上γ-GT测定主要用于诊断肝胆疾病，是胆管梗阻和肝炎活动的指标。针对取石置管术后患者，γ-GT是判断其是否存在毛细胆管炎症、细菌感染程度的重要指标。如胆红素增高不明显、γ-GT明显增高患者，可考虑门诊给予熊去氧胆酸、腺苷蛋氨酸及抗生素等药物退黄、控制感染等处理，并定期复查了解药物疗效。

（3）谷丙转氨酶（ALT）、谷草转氨酶（AST）。若随访阶段尤其是带管出院患者，检查发现ALT、AST增高，往往提示胆管炎继发肝实质损害，其中ALT是最常用的敏感指标，1%的肝细胞发生坏死时，血清ALT水平即可升高1倍。AST持续升高且数值超过ALT往往提示肝实质损害严重，是慢性化程度加重的标志。因此，此类患者在积极用药对症治疗（以下详述）的同时，亦应定期复查，若肝损害持续存在，需考虑住院治疗。

（4）胆汁酸。在发生肝外胆管阻塞时，血清胆汁酸浓度显著升高。大多数取石置管术后肝内胆汁淤积的患者，血清胆汁酸浓度明显升高。发生胆管阻塞时，胆汁分泌下降，并迅速改变胆汁酸贮存量的分布，使得血清和尿液中的胆汁酸浓度显著升高。现已发现，大多数胆汁淤积患者血清中的碱性磷酸酶、5'-核苷酸酶和γ-GT的活性也明显升高。胆管阻塞时上述酶活性升高的机制目前尚不清楚，但可能与胆汁淤积发生时，肝脏中的这类膜结合酶产生诱导作用，随后在胆汁酸的作用下滤过微管膜有关。血清胆汁酸水平在发生胆管阻塞后迅速达到峰值，并在此后长期的阻塞过程中基本保持不变。与此相反，胆红素水平则在胆管阻塞过程中缓慢升高。血清碱性磷酸酶活性则呈不规则性升高，个体间差异性较大。通过引流解除肝外胆管阻塞后，血清胆汁酸水平迅速降低，而血清胆红素、碱性磷酸酶和γ-GT等的活性则在外部引流过程中缓慢恢复至正常。但是，血清总胆汁酸测定似乎在鉴别诊断肝内胆汁淤积和肝外胆汁淤积方面作用不大。因此，诊断取石术后患者的随访，虽然血清胆汁酸对判断胆管梗阻有一定的参考价值，但仍需进一步结合其余实验室检查和影像学检查综合判断。

2. 血常规检查

（1）白细胞、中性粒细胞比例。多数胆管结石梗阻患者可发生胆管细菌性感染，取石置管术后应定期复查，若白细胞、中性粒细胞比例增高，应怀疑是否存在结石复发梗阻、胆管细菌感染等情况。若感染表现较轻，结合前述肝功能检查结果，可考虑门诊给予药物抗感染治疗；若合并出现明显感染症状，如寒战、高热、肝区胀痛等，应及时完善相关影像学检查，必要时进一步住院处理。

（2）血小板。胆管梗阻继发的严重感染、肝功能损害，常伴有明显的血小板指数下降，若取石置管术后患者随访期间复查出现这类情况，在排除既往有脾功能亢进病史的前提下，应高度警惕是否存在感染加重，除完善影像学检查明确梗阻情况外，还应及时住院做相应处理。

3. 凝血功能检查　严重胆管感染可继发肝功能损害甚至败血症，亦常发生凝血功能异常，若复查发现凝血酶原时间明显延长、凝血酶原活动度明显下降，应密切关注其感染及肝功能情况，必要时住院处理。

4. D-二聚体　血液中的纤维蛋白经过活化和水解，产生特异性的纤维蛋白降解产物。D-二聚体是最简单的纤维蛋白降解产物，其水平升高说明体内存在高凝状态和继发性的纤维蛋白溶解亢进。因此，D-二聚体指标对血栓性疾病的诊断、疗效评估和预后判断具有重要的意义。严重胆管感染患者常伴有肝细胞、胆管上皮细胞坏死，往往继发D-二聚体增高。因此，若随访复查发现D-二聚体增高，应密切关注其感染情况，必要时应进一步住院处理。

5. 胰腺功能二项（淀粉酶、脂肪酶）　胆管结石导致胆管感染的患者往往继发胰腺功能异常，与梗阻后胰管压力上升、逆行感染有关，表现为进行性的胰腺功能异常加重，往往提示取石术后患者有残余或者复发结石落入胆总管下段导致胰管开口梗阻。此类患者应及时进一步行CT甚至MRCP检查以明确诊断，并住院治疗。

6. 降钙素原　降钙素原（PCT）是一种蛋白质，当严重细菌、真菌、寄生虫感染，以及脓毒症、多脏器功能衰竭时，其在血浆中的水平升高；自身免疫、过敏、病毒感染、局部有限的细菌感染、轻微的感染和慢性炎症不会导致PCT升高。细菌内毒素在诱导PCT升高的过程中发挥了至关重要的作用。PCT反映了全身炎症反应的活跃程度。影响PCT水平的因素包括被感染器官的大小和类型、细菌的种类、炎症的程度和免疫反应的状况。在严重休克、全身性炎症反应综合征（SIRS）和多器官功能障碍综合征（MODS）等情况下，即使没有细菌感染或细菌性病灶PCT水平仍可升高，但是其PCT水平通常低于那些有细菌性病灶的患者。此外，从肠道释放的细胞因子或细菌移位也可能诱导PCT增高。因此，取石置管术后患者随访情况，可视感染情况复查PCT，以了解其感染控制效果，并判断是否存在结石感染复发。

（二）影像学检查要求

1. 肝胆胰脾超声检查　超声检查是胆管结石患者术后最常用的无创性检查之一，其具有简单、快捷及费用较低的特点，可提高患者检查依从性，并且其成像原理为超声波回声反馈，对X线可穿透的阴性结石常有很好的检出能力，是目前已知敏感度最高的影像学检查方法。取石置管术后患者在定期抽血检查的同时，应尽量给予相应的超声检查以明确胆管情况，检查周期可每3个月至6个月1次。

2. 上腹CT检查　腹部CT是针对肝内外胆管结石常用的影像学检查，可对肝脏整体情况进行全面了解，常给予平扫加增强检查鉴别胆管与肝内血管，并可及早发现结石梗阻及血栓，但因其成像原理主要依靠X线成像，对于密度较低、含钙量较少的"阴性结石"往往无法准确检出，需结合超声检查对随访患者病情作出综合判断。因其存在辐射伤害，因此建议检查周期为6个月至1年1次。

（三）体格检查

1. 皮肤巩膜　皮肤巩膜黄染变化是判断胆管取石术后胆管引流是否通畅的客观表现之一。若黄染进行性加重，应密切关注是否存在结石复发、胆管引流不畅等问题。

2. 腹部体查　肝内外胆管结石合并胆管炎症患者常有右上腹压痛，但局部反跳痛、肌紧张常不明显，而肝区叩击痛往往表现为阳性，此时应注意患者胆管感染情况并给予进一步的实验室及影像学检查以支持诊断。

（四）主诉

1. 畏寒、发热　取石置管术后患者出现畏寒、发热，往往提示有感染可能，应复查血常规，密切关注肝功能等指标。

2. 腹痛、腹胀　置管术后患者腹痛，可能与结石复发、感染加重、胆管压力持续增高有关，此时应复查影像学检查以明确诊断。

3. 皮肤瘙痒　血清胆汁酸进行性增高，往往刺激末梢神经引起皮肤瘙痒，且以全身性瘙痒为主。取石术后随访患者出现此类症状，往往提示有可能出现结石复发、胆管感染导致的胆汁淤积，应进一步检查明确诊断。

（五）营养状况

1. 胃纳　胆管取石术解除结石梗阻后，大部分患者胆汁可恢复排泄进入肠道促进消化，改善胃纳；少部分患者会出现肠道蠕动过快等反应，但经过适当的饮食调节可明显改善。如若出现反复的纳差、消化道反流，应考虑是否存在胆管结石复发梗阻或术后胆管狭窄等影响胆汁排泄功能的问题，并行相应的实验室检查及影像学检查以明确诊断。

2. 体重水平　长期胆管结石梗阻合并反复感染，可消耗残余胆汁，影响营养吸收，导致患者体重下降。手术解除结石梗阻、控制感染后，患者体重水平应能逐渐恢复到同龄正常人群水平，因此随访期间监测体重变化是必需项目之一。

3. 下肢水肿　反复胆管结石感染可继发肝功能损害、胆汁消耗，缺乏胆汁参与的消化功能障碍是导致血清白蛋白水平下降的主要因素。下肢水肿是判断患者营养状况的客观临床表现之一，且可协助判断肝功能恢复情况和是否需要静脉补充白蛋白等。

二、带管出院患者的随访要求

大部分患者经治疗后无须继续住院等待拔管或者Ⅱ期手术即可带胆管引流管出院。PTCD术后患者置管时间达1个月后，肝表面与腹壁之间创口基本可以愈合包裹形成瘘道。因此，在这一个月内做好随访跟踪、指导患者做好管道护理，是避免发生术后脱管、腹腔胆漏、管道阻塞等并发症的保障。

（一）做好引流量记录

正常人每天胆汁排泄量为800～1 200 mL，而置管术后患者肝功能、胆汁分泌功能恢复，每天引流量为300～400 mL。因此，除住院期间确认肝内外胆管结石梗阻已彻底解除并给予引流管结扎的带管患者外，其余患者在带管出院期间应嘱咐其做好引流量记录并进行定期跟踪随访，以保证院外期间及时发现胆管引流管移位、弯折、脱管及结石或感染分泌物阻塞等情况并及时做好处理。记录胆管引流量还可以了解胆汁分泌、排泄情况，以指导制订患者院外期间药物治疗方案。若每天引流量＜100 mL、肝区明显胀痛不能缓解、反复畏寒发热等，应指导其及时返院复查处理，必要时给予胆管引流管冲洗或胆管引流管造影确认引流情况，如发现引流管阻塞无法通过冲洗解除、引流管脱出等特殊情况，应进一步处理。

（二）伤口处理

无严重感染患者，带管出院后可至当地医院进行引流管伤口换药，时间间隔一般为4～7天，更换伤口敷料时应动作轻柔，保护胆管引流管固定缝线，避免拉拽管道导致脱管及出血，同时应观察缝线处皮肤是否对管道固定缝线出现排斥反应，如缝线已大部分被排斥、无固定作用，应及时补缝固定管道，或根据实际情况在明确管道通畅、结石取净的情况下拔除胆管引流管。

（三）夹闭胆管引流管时机

少部分ERCP、胆肠吻合术后患者在胆道镜取石术后因结石梗阻病灶解除、肝内通道通畅，肝内胆管压力在有胆管引流管减压下明显下降，肠道内容物易反流进入胆管引起反流性胆管炎，继而发生反复炎症甚至感染出血、发热、腹痛、腹胀。适时夹闭胆管引流管是解决这类问题的较好方案。但因肝表面与腹壁之间创口基本愈合包裹形成瘘道需要较长时间，为了避免夹闭管道后引起腹腔胆漏，建议患者手术后2周开始间断夹闭管道。可采取餐前半小时夹闭、餐后2 h开放的方式，这种做法既可保证有足够的胆汁进入肠腔帮助消化食物，又可避免在肠道未排空的状态下开放管道减压导致食物残渣反流进入胆管。此外，还可根据患者实际耐受程度适当增加夹闭次数，但出现发热、腹痛等症状时提示胆管压力过高，应及时开放胆管引流管减压。

（四）更换胆管引流管引流袋时机

若术后发现结石尚未取净有梗阻风险、胆管反复炎症导致脓性胆汁排出等情况，应持续进行胆管减压，并定期至当地医院更换胆管引流管引流袋，间隔周期约1周。推荐患者使用抗反流引流袋（或防逆流引流袋），可有效减少管道菌群逆行生长导致医源性的胆管感染。更换引流袋应遵循无菌原则，更换前后必须消毒胆管引流管与引流袋之间接口。

（五）出院后的复诊时间

大部分患者出院后1周应返院门诊复查，了解术后胆管引流液性状、液体量等情况，并了解患者带管时饮食状态，如有肠液反流、纳差严重等表现，应遵循夹闭胆管引流管时机要求，定时夹闭、开放胆管引流管，并复查肝功能、血常规、胰腺功能等指标。出院后1个月，患者应按时返院再次复查前述内容，如无须Ⅱ期取石术，应进行腹部超声或者CT等影像学检查了解有无结石残留，并行T形管造影了解胆管是否通畅、引流管有无滑脱、有无造影剂渗漏进入腹腔（提示胆漏），如发现异常情况，应住院进一步处理。

（六）关于存在胆管狭窄并给予胆管引流管支撑治疗的患者随访要求

术中发现胆管狭窄并进行静脉扩张器或球囊扩张器扩张后，需在狭窄处留置胆管引流管进行支撑避免狭窄环在扩张愈合后出现回缩，因此引流管留置时间相应增加。大部分此类患者留置管道支撑至少3个月，有的甚至半年以上，但随着留置时间延长，管道壁及周围胆管易发生结石附着生长。这类患者除应在术后1周、1个月返院门诊复查之外，还应每3个月返院门诊复查1次，以了解管道有无结石阻塞、引流管有无脱落、是否需要持续支撑狭窄部位，如发现这些异常，应住院行胆道镜探查清理胆管并更换胆管引流管，此后继续按前述周期进行随访。

（七）关于带管出院患者在院外期间出现胆管引流管脱落意外的指导处理

胆管引流管为人为置入体内的引流通道，且放置时间较长，单纯依靠引流管固定缝线及固定胶布难以保证完全避免管道脱落风险。一旦发生此意外情况，患者应及时联系医生，并在医生指导下做相应处理。根据置管时间与管道脱落的时间距离，处理方式也有所差异。

1. 置管术后2周内脱落　因置管后肝表面与腹壁之间创口愈合包裹形成瘘道需要较长时间（至少2周），其间若出现引流管脱出，应先指导患者用干净的敷料包扎伤口，无条件者可用干净的布料压迫伤口，并及时返院或至当地医院进行处理。患者到院处理时，医生应先观察原引流管伤口情况，如有无胆汁渗出、伤口是否封闭。若伤口仍有胆汁渗出、脱管时间较短，说明瘘道已基本成熟，但伤口未愈合，此时可考虑在DSA下进行无菌操作向瘘道置入超滑导丝，并顺导丝重新置入硅胶胆管引流管；若伤口无胆汁渗出，甚至出现伤口内局部疼痛、饱胀感，甚至红肿发热，应怀疑因瘘道未成熟时脱管导致的腹腔胆漏，需及时复查腹部超声明确伤口周围皮下组织、腹部与肝周间隙有无积液，如患者有明显感染症状（如寒战、高热），应及时住院行局部穿刺引流及抗感染治疗。若脱管患者伤口无渗出胆汁、无感染表现，说明肝表面伤口在弹性作用下自行封闭，应复查腹部超声或CT明确肝周及胆管情况，嘱咐其定期随访。

2. 置管术后2周后脱落　大部分患者置管术后经过2周时间，肝表面与腹壁之间创口基本愈合并包裹形成瘘道。若此类患者出现院外脱管，除指导其进行伤口的简单处理外，到院后还应根据脱管天数，综合判断，做出不同处理。脱管1～2天，因伤口及瘘道未完全回缩封闭，应考虑给予造影下重新置管处理。脱管超过2天，大部分引流管口已愈合，若患者未出现前述胆漏情况，且胆管通畅，无计划Ⅱ期取石，可复查腹部超声或CT明确肝周及胆管情况，嘱咐其定期随访；但若结石梗阻病灶未接触且有计划行Ⅱ期取石，应及时收住入院重新行PTCD置管或取石处理。

（八）拔管或更换引流管前的胆管造影时机

多数带管出院患者约在术后1个月瘘道成熟，必须行胆管造影等影像学检查，这是判断是否应拔除引流管的重要检查，并且可在患者出现管道阻塞、胆管引流管脱出等情况时作出明确诊断，还可在DSA辅助造影下行胆管引流管重置。胆管造影常安排在无须Ⅱ期取石预备拔管患者的拔管操作前，或需长期置管支撑胆管狭窄病灶更换胆管引流管之前，是门诊随访检查不可或缺的一部分。

（九）带管出院患者的其余随访内容

1. 肝功能

（1）总胆红素。带管出院患者若出现反复的血清胆红素增高，且以直接胆红素增高为主，应考虑是否存在管道阻塞、引流不畅、主要胆管梗阻病灶仍存在，并给予腹部CT、MRI、超声或胆管造影检查，以进一步明确诊断。在影像学检查明确病因后应及时住院处理。如何判断患者适宜门诊用药治疗或住院治疗，与前述非带管出院患者标准相同。

（2）γ-谷氨酰转肽酶（γ-GT）。针对取石置管术后带管出院患者，因存在胆管引流管的异物刺激及细菌逆行感染的风险，γ-GT有可能反复增高。如患者感染症状不明显，可考虑门诊给予熊去氧胆酸、腺苷蛋氨酸及抗生素等药物行退黄、控制感染等治疗，并定期疏通胆管引流管，抽血复查了解药物疗效。

2. 血常规检查

（1）白细胞、中性粒细胞比例。与非带管出院患者出现肝功能异常原因一样，异物刺激反应及胆汁中的细菌逆行感染可能导致带管患者定期复查时发现白细胞、中性粒细胞比例增高。若增高水平稳定、无进行性加重，可给予足量的抗感染药物进行保守治疗；若白细胞、中性粒细胞比例仍迅速增高，应怀疑是否存在管道阻塞等情况，并及时完善相关影像学检查，必要时进一步住院处理。

（2）血小板。在胆管引流通畅的前提下，原严重感染导致的血小板下降应有显著改善。但若带管出院患者随诊期间，仍出现血小板进行性下降，应该在排除既往有脾功能亢进的前提下考虑是否存在管道梗阻、主要结石病灶未清除导致感染加重，并完善影像学检查，及时住院做相应处理。

3. 胰腺功能二项（淀粉酶、脂肪酶）　带管出院患者若出现胰腺功能异常，应首先考虑胆管引流管置管是否过深，压迫胆总管胰腺开口导致胰管压力上升；或引流管末端进入肠腔，肠内容物反流导致逆行感染。此类患者应及时进一步做CT或者胆管引流管造影检查以明确管道深度，并及时调整。

4. 降钙素原　有条件患者应定期复查降钙素原（PCT）指标，了解胆管引流对感染控制的疗效，并以此判断是否存在管道梗阻、逆行感染。

5. 影像学检查要求

（1）肝胆胰脾超声检查。对带管出院患者行超声检查主要用于判断置管深度及是否存在引流管外腹腔胆漏。若观察到肝周积液，并且患者有明显的膈肌刺激症状、反复寒战发热，应及时对积液病灶进行穿刺引流。带管出院患者出院后1周应返院进行超声检查。

（2）上腹CT检查。腹部CT检查是带管出院患者出院后了解管道弯折、脱管、置管过深等情况的必要检查项目，一般给予腹部CT平扫明确管道情况即可。根据患者具体胆管结石情况、门静脉血管情况必要时给予增强CT检查，以鉴别结石、胆管、血管、引流管，并对下一步是否需另外开放取石通道给予影像学资料支持。

（3）胆管引流管造影。胆管引流管造影是带管出院患者出院后拔管、换管前的必要检查，亦是出现管道弯折、脱管、置管过深等情况需调整管道深度的必要随访检查项目。

6. 体格检查

（1）皮肤巩膜。皮肤巩膜黄染是判断胆管引流管是否通畅、残留结石病灶是否需要及时行Ⅱ期手术的客观表现之一。黄染进行性加重者，应密切关注是否存在胆管感染、肝功能损害进行性加重等问题，必要时行相应检查或住院治疗。

（2）腹部体查。多数带管出院患者因胆管引流管的异物刺激可出现腹部局部压痛症状，尤其以右肝胆管穿刺置管患者为甚。患者常有右上腹压痛，但局部反跳痛、肌紧张常不明显，而肝区叩击痛往往呈阳性。若合并局部反跳痛、肌紧张，应警惕腹腔胆漏，此时应注意患者感染情况并行进一步的实验室及影像学检查，以判断是否需要紧急住院处理。

7. 主诉

（1）寒战发热。带管出院患者出现寒战发热，往往提示脓性分泌物过多、管道阻塞导致感染，需密切复查血常规、肝功能等指标，必要时给予胆管引流管冲洗疏通处理。

（2）腹痛、腹胀。带管出院患者出现腹痛、腹胀，可能与管道弯折、阻塞、脱管等因素导致胆管压力持续增高有关，此时应行影像学检查以明确诊断。

8. 营养状况及饮食生活指导

（1）胃纳。大部分带管出院患者因存在胆管引流减压，部分胆汁丢失，残余胆汁量不足，容易导致纳差。可适时行胆管引流管夹闭，增加流入肠道胆汁量予以改善。

（2）饮食及餐后指导。因存在胆管引流管减压，胆管与肠道之间原有压力平衡被打破，如患者胆总管下段开口松弛或既往有胆肠吻合、ERCP手术史，极易发生胆肠反流，从而导致反复逆行感染。因此随访期间，应指导带管出院患者进食后避免平卧姿势，可适度进行漫步等活动以促进胆汁向肠道排泄，避免反流。部分反流严重患者，应鼓励其多进食固体食物，以减少流质食物反流进入胆管。

三、随访患者的用药指导

大多数胆管结石患者术后根据随访资料给予对症药物治疗，可明显改善预后，减少复发，因此随访时给予患者适当的用药指导也是必不可少的内容。

（一）熊去氧胆酸

口服熊去氧胆酸可抑制胆固醇在肠道内的重吸收，并减少胆固醇向胆汁中分泌，从而降低胆汁中胆固醇的饱和度，使胆固醇结石逐渐溶解。熊去氧胆酸还可用于治疗胆汁淤积疾病，其药理机制主要是通过亲水性的、有细胞保护作用的、无细胞毒性的熊去氧胆酸来相对地替代亲脂性、去污剂样的毒性胆汁酸，并促进肝细胞的分泌作用和免疫调节。因此取石术后口服熊去氧胆酸，可减少远期结石复发概率，一般治疗周期为6个月至1年，并根据门诊随访检查相应延长服药时间或复用药物。

（二）腺苷蛋氨酸肠溶片

腺苷蛋氨酸是存在于人体所有组织和体液中的一种生理活性分子。它作为甲基供体（转甲基作用）和生理性巯基化合物（如半胱氨酸、牛磺酸、谷胱甘肽和辅酶A等）的前体（转硫基作用）参与体内重要的生化反应。其在肝内，可使质膜磷脂甲基化，从而调节肝脏细胞膜的流动性；还可通过转硫基反应促进解毒过程中硫化产物的合成。只要肝内腺苷蛋氨酸的生物利用度在正常范围内，这些反应就有助于防止肝内胆汁淤积。肝硬化时，由于腺苷蛋氨酸合成酶（催化必需氨基酸蛋氨酸向腺苷蛋氨酸转化）的活性显著下降（-50%），肝腺苷蛋氨酸的合成明显减少，从而削弱了防止胆汁淤积的正常生理过程，使肝硬化患者饮食中的蛋氨酸血浆清除率降低，并造成其代谢产物，特别是半胱氨酸、谷胱甘肽和牛磺酸利用度下降。而且这种代谢障碍还造成高蛋氨酸血症，增加发生肝性脑病的风险。有研究证明，体内蛋氨酸累积可导致其降解产物（如硫醇、甲硫醇）在血中的浓度升高，而这些降解产物在肝性脑病的发病机制中起重要作用。由于腺苷蛋氨酸可使巯基化合物合成增加，但不增加血循环中蛋氨酸的浓度，给肝硬化患者补充腺苷蛋氨酸可以使在肝病时生物利用度降低的必需化合物恢复其内源性水平。肝内胆汁淤积可为取石术后的急性和慢性并发症，其病因是肝细胞分泌胆汁减少，本应随着胆汁被清除的物质在血液中聚积，特别是胆红素、胆盐和各种酶。肝内胆汁淤积临床表现为黄疸和（或）瘙痒，血中胆汁的成分（主要是总胆红素、结合胆红素、胆盐）和胆管酶（碱性磷酸酶和γ-谷氨酰转肽酶）升高。补充腺苷蛋氨酸可以消除因腺苷蛋氨酸合成酶活性降低而造成的代谢阻滞，恢复胆汁排泌的生理机制。各种实验模型证明，腺苷蛋氨酸抗胆汁淤积的药理机制是通过依赖腺苷蛋氨酸合成膜磷脂，降低胆固醇与磷脂的比例，恢复细胞膜的流动性；并通过转硫基作用合成参与内源解毒过程的含硫化合物。本品没有致突变作用，也不影响动物的生育能力，在整个妊娠期本品既不干扰动物胚胎的形成，也不影响胎儿的发育。所以取石术后患者，若出现胆红素增高，黄染严重，可考虑给予腺苷蛋氨酸进行退黄治疗，并定期根据复查结果调整用药时间及用药量。

（三）还原型谷胱甘肽（阿拓莫兰）

还原型谷胱甘肽是含有巯基（SH）的三肽类化合物，在人体内具有活化氧化还原系统、激活SH酶、解毒等重要生理活性。还原型谷胱甘肽参与体内三羧酸循环和糖代谢，促进体内产生能量，起到辅酶作用。还原型谷胱甘肽是甘油醛磷酸脱氢酶的辅基，又是乙二醛酶及磷酸丙糖脱氢酶的辅酶。还原型谷胱甘肽能激活体内的SH酶等，促进碳水化合物、脂肪及蛋白质的代谢，调节细胞膜的代谢过程。还原型谷胱甘肽可与多种外源性、内源性有毒物质结合生成减毒物质。因此对于胆管感染继发肝功能损害患者，随访阶段给予还原型谷胱甘肽修复受损肝细胞有一定的临床治疗价值。

（四）异甘草酸镁（天晴甘美）

异甘草酸镁是一种肝细胞保护剂，具有抗炎、保护肝细胞膜及改善肝功能的作用。药效试验表明，异甘草酸镁对D-氨基半乳糖引起大鼠急性肝损伤具有防治作用，能阻止动物血清转氨酶升高，减轻肝细胞变性、坏死及炎症细胞浸润；对四氯化碳引起大鼠慢性肝损伤具有治疗效果，可降低一氧化氮水平，减轻肝组织炎症活动度及纤维化程度；对氨基半乳糖或弗氏完全佐剂诱发的小鼠免疫性肝损害也有保护作用，可降低血清转氨酶及血浆一氧化氮水平，减轻肝组织损害，提高小鼠存活率。对于胆管感染受损的肝细胞，给予异甘草酸镁改善肝功能有很好的疗效，有利于患者肝脏各生理功能恢复。

（五）抗生素治疗

早期胆管感染及时使用足量敏感的抗生素治疗，可有效减少细菌感染引起的脓性胆汁淤积，避免形成继发性结石。根据统计，多数患者早期以大肠杆菌感染为主，可经验性使用二代头孢、青霉素类联合制剂，亦可根据患者胆汁培养结果及其药敏试验结果选择敏感抗生素治疗。

（王宗信　丁兆伟）

▶ **参考文献** ◀

[1]魏嘉亮.不同路径行经皮肝穿刺胆道镜碎石取石术治疗肝胆管结石的疗效比较[D].广州:广州医科大学,2017.

[2]张瑜哲.氨甲环酸减少初次单侧全膝关节置换术后失血量的作用评估[D].郑州:郑州大学,2013.

[3]周海峰.恶性胆道梗阻患者行经皮肝穿刺胆道支架置入术后胆道感染的危险因素分析[D].南京:东南大学,2016.

[4]武得海,张修礼,杨云生.消化道隐性出血的诊断进展[J].中国临床医生,2010,38(3):18-21.

[5]田平,姚金兰.深静脉穿刺在急诊休克病人容量治疗中的作用[J].中国伤残医学,2013,21(10):376-377.

[6]华丽芬,谢韵琴.29例内镜胆道支架置入术后并发症的观察及护理[J].护理与康复,2008,7(2):114-115.

[7]孙小东.药师参与抗感染治疗典型病例分析[J].内蒙古中医药,2010,29(23):63-64.

[8]徐妍君,杨尹默.降钙素原在腹腔感染诊治中应用的现状与进展[J].中华外科杂志,2019,57(8):638-640.

[9]闫秀芝,喻晓霞.13例酶胆分离肝炎活性炭血液灌流联合连续性血液净化疗效观察[J].包头医学院学报,2013,29(2):53-54.

[10]李智.双镜联合胆总管切开取石与开放手术治疗肝外胆管结石的对比研究[D].石河子:石河子大学,2018.

[11]范叶丽,樊淑珍,段美庆.肝功能检测的临床意义[C].承德:第三届华北三省两市检验医学学术会议论文汇编,2006:396.

[12]SULZER J K, OCUIN L M. Cholangitis:Causes, Diagnosis, and Management[J]. SurgClin North Am,2019,99(2):175-184.

[13]黄洁夫.肝胆胰外科学[M].北京:人民卫生出版社,2009.

[14]黄志强,金锡御.外科手术学[M].3版.北京:人民卫生出版社,2005.

第二十八章

经皮经肝硬质胆道镜取石术的模拟训练

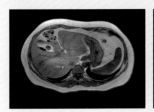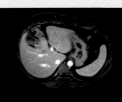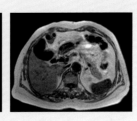

经皮经肝胆管取石术在临床上开展已经40余年，但胆管结构复杂、伴行血管众多、变异多，故手术风险依旧较大，一个成熟的肝胆外科医师也需要在接受相应的专业培训后，才能够熟练开展此项技术。因此，在离体器官或动物模型中进行经皮经肝胆管取石的模拟训练，对于提高临床医师的手术技术具有十分重要的意义。但不论是猪还是狗的肝内胆管都较人类胆管纤细，胆道镜难以进入三级或四级胆管内，故动物模型仅能模拟训练部分操作。经皮经肝胆管取石术的培训模型主要包括离体动物肝模型、活体动物肝模型及虚拟操作等。

第一节
离体猪肝模型

一、培训目的和要求

（1）熟悉经皮经肝胆道镜手术的各种器械、设备的使用方法。

（2）掌握经皮经肝胆管穿刺、扩张、胆道镜的操作、取石等基本技巧。

二、器械准备

新鲜离体猪肝（包括肝、肝外胆管、胆囊、胰头、部分十二指肠）、训练台、肝固定盒、缝线、缝针、持针器、止血钳、剪刀、穿刺针、筋膜扩张器亲水导丝、14 F或16 F配套保护性鞘管、硬质胆道镜（或软质胆道镜）、取石钳、套石篮、绿豆或砂石十数枚、注射器、供水系统、电视监视系统。

三、训练方法

（1）取离体猪肝标本，用剪刀去除肝脏、肝外胆管、胆囊、胰头、十二指肠周围的脂肪和筋膜。

（2）把离体猪肝平放于训练台上，装入肝固定盒内，同时把肝外胆管、胆囊、胰头、十二指肠摆放在自然位置。

（3）连接胆道镜、摄像系统、光源及供水系统，调整焦距及摄像头方向。

（4）细针穿刺胆囊，向胆管内注水，人工模拟肝内胆管充满胆汁的状态，满意后，封闭胆囊穿刺口，防止液体外流（必要时可在液体内添加染色剂，方便观察）。

（5）在肝脏表面涂上一层耦合剂，超声引导下在肝内胆管扩张较明显处选一穿刺点，多选择较粗大的二、三级胆管，穿刺到位后拔出针芯，有液体滴出则可确定。通过穿刺针鞘引入导丝，超声观察导丝的置入过程，一般置入深度为5～10 cm。

（6）把筋膜扩张器套在导丝上，按顺序对通道进行扩张，由8 F开始，以2 F逐渐递增，由同一手术者操作，一手将导丝稍向后拉直，另一手旋转扩张器并向前推进。每次推进深度保持相等，避免折曲导丝或推进过深穿破胆管壁。最后将所需管径的扩张管连同保护性鞘管一起旋转推向胆管内，或将两侧缝线悬吊后，纵行打开胆总管0.8～1.0 cm，置入保护性鞘管。

（7）将硬质胆道镜或软质胆道镜置入胆管内检查。置入时，应转动和摆动入镜的角度，向各个方向观察胆管，并进入胆总管，探查胆总管下端情况。

（8）将砂石粒或绿豆经保护性鞘管放入胆管内，入镜后寻找并用取石钳或套石篮取出。

四、注意事项

（1）最好采用新鲜猪肝，因其弹性好，手感好。冰冻猪肝弹性差、手感差，而且容易渗水，难以人工模拟胆管系统。

（2）猪的肝脏外观呈分叶状，由深在的左、右叶间裂将肝脏分为三个主叶（右外侧叶、中叶和左外侧叶）。肝中裂，又称脐裂，将肝中叶再分为左中叶和右中叶。结构上尾状叶与右外侧叶相连，但有一不太明显的小叶间裂从右外侧叶分裂出尾状叶。胆囊位于右中叶，胆囊床较深，左中叶边缘可见胆囊压迹。

（3）猪的左、右肝管分别引流相应半肝进入肝总管，左肝管径比右肝管径大，胆囊管以薄的结缔组织包绕走行于肝脏表面到达肝门，与肝总管汇合位置较高，肝总管较短，胆总管较长。

（4）猪的肝内胆管纤细，胆道镜入镜困难，较难模拟穿刺远离肝门的三、四级胆管及穿刺成功后探查三、四级胆管的过程，仅能部分模拟探查二、三级胆管或通过打开胆总管，行胆总管探查。

第二节

活体猪肝模型

与离体猪肝模型相比，活体猪肝模型更加接近人体实际的经皮经肝胆道镜手术操作，操作者可体会有血供状态下的经皮经肝胆道镜手术的操作过程。

一、实验动物

采用体重35～40 kg的小型试验猪，猪术前禁食24 h，禁水12 h。

二、麻醉方法

术前首先肌内注射氯胺酮5 mg/kg，随后经耳缘静脉推注1.25%戊巴比妥钠1 mg/kg维持麻醉，随后行气管插管，术中全程心电监测心率、呼吸和血氧饱和度。

三、体位和固定方法

猪取仰卧位，以绷带绑缚四肢，分别固定于手术台两侧，下颚以绷带固定于手术台头端，腹部去除猪毛。

四、训练方法

（1）连接胆道镜、摄像系统、光源及供水系统，调整焦距及摄像头方向。

（2）定位方法。

a. 超声定位。在猪的肋缘下皮肤涂上液状石蜡，用探头在肋缘下探查，熟悉超声探头的握持手法，辨别肝脏位置、胆管及伴行血管的分布，在超声监视下穿刺目标胆管，拔除针芯，沿针鞘置入亲水导丝，超声实时观察导丝置入过程。

b. X线定位。调整C形臂机位置，结合体表位置标示穿刺左、右肝管汇合部，从穿刺针注入1∶1稀释后的碘普罗胺，多角度摄片，确认穿刺针与胆管之间的位置关系，调整满意后行胆管造影。

（3）当穿刺针穿入胆管系统后拔出针芯，用5 mL注射器回抽，抽出胆汁即可确定穿刺成功。若无法抽出胆汁，可行超声造影或X线胆管造影确认穿刺是否成功。

（4）正中切口进腹，胆囊切除后，胆总管两侧缝线悬吊，纵行打开胆总管0.8～1.0 cm，置入保护性鞘管。

（5）将硬质胆道镜或软质胆道镜置入胆管内检查。置入时应转动和摆动入镜的角度，向各个方向观察肝内胆管，并探查胆总管下端情况。

（6）将砂石粒或绿豆经保护性鞘管放入胆管内，入镜后寻找并用取石钳或套石篮取出。

（7）完成操作后，再次入镜，根据需求选择合适的胆管引流管留置位置，记录深度后退镜，对比长度后按所需深度置入胆管引流管。

（8）20 mL以上注射器测试引流情况，必要时可再次行X线胆管造影或超声胆管造影。

五、注意事项

试验用小型猪的胆管较人类纤细，穿刺成功后可能较难模拟通道扩张建立过程，胆道镜胆管探查过程需经胆总管探查模拟。

第三节
虚拟操作培训设备

现代医学模拟技术的发展日新月异，信息技术和医学模拟技术的结合已经成为医学模拟技术发展的新潮流，也成为医学教育改革和发展的有机组成部分和推动力量。

内镜医学自20世纪90年代前后引入我国并被迅速推广，成为当代医学发展的方向之一。现在内镜下的微创医疗诊治工作（即内镜医学）已涉及人体各个器官系统，日益显示其重要性和生命力，标志着医学已经从经验判断、体外间接分析发展到了直接进入体内，在直视下利用微创医学进行精准医疗的新阶段。

微创手术需要透过内镜操作，与以往开刀手术直视下操作不同，透过内镜屏幕所示可能与手上的操作上下左右完全相反，同时镜像也缺乏距离感，即使是有经验的医师也不可能轻易地掌握或熟练操作，而初级医师即使有资深的导师督导，也不可能在短时间内掌握技巧。所以，模拟培训在内镜的操作上起着至关重要的作用。

目前主要应用胆管内镜模拟器来练习使用各种胆管系统内镜的技巧。其中PERC Mentor经皮通路穿刺模拟器可用来进行经皮通路胆管穿刺练习。该产品采用了力反馈专利技术，可以真实地模拟穿刺到达不同组织的触感，操作手感与临床手术完全相同。通过使用本产品，可以了解肝脏穿刺部位的解剖层次、经皮胆管穿刺的步骤，还可以模拟不同体位、使用不同工具在实时荧光透视的监控下穿刺的各种技巧。

（一）PERC Mentor经皮通路穿刺模拟训练系统的主要内容

1. **手眼协调训练模块**　练习手眼协调能力，让学员熟悉基本器械（特别是内镜引导下）的操作。

2. **基本操作训练模块**　可以让学员了解肝内外胆管系统的解剖结构和解剖学标志，学习胆管内镜的基本操作技巧、如何系统地探查肝内外胆管系统。

3. **手术训练模块**

（1）虚拟患者的真实数据，具有完整的病历档案，病例难度可根据要求逐渐增加。

（2）学习如何应对视像减弱，如何进行超声和C形臂机定位、调节冲洗压力。

（3）针对不同病症，选择合适工具，进行虚拟治疗。

4. **模拟器特点**

（1）锻炼学员的手眼协调能力。

（2）把影像学的平面图像转变为肝脏解剖的立体影像。

（3）使用荧光透视图像处理技术，真实手术器械和导丝操作。

（4）转动C形臂和调整超声扫查位置及角度以达成理想的穿刺。

5. 经皮经肝胆管穿刺模块的特点

（1）用于胆管专科和放射影像专科的胆管穿刺练习。

（2）学习如何避免损伤周围其他脏器。

（3）在术中观察实时荧光图像。

（4）多层面、多角度地显示胆管穿刺针。

（5）使用真实的穿刺针和器械。

（6）模拟不同组织层穿刺时的手感。

（7）多种参数指导手术完成。

（8）可模拟个体解剖差异及不同的临床实际情况。

（9）通过不同的穿刺点，建立通往目标胆管的理想穿刺通路。

（二）主要配置要求

1套胆道镜模拟器、1套手眼协调训练模块、1套基本操作训练模块、1套手术训练模块、1套经皮经肝胆管穿刺模块、1套大屏幕液晶电脑、1套连接线等。

第四节

经皮经肝胆道镜培训考核

评估经皮经肝胆道镜培训后所获得的操作技能转化为实际手术技能的效果是经皮经肝胆道镜培训考核的目的。目前经皮经肝胆道镜培训的内容主要从两个方面进行考核。首先，对于应用训练模型和动物实验所进行的培训操作，考核过程中必须体现公平、公正原则，从而确保培训考核的质量，应由专门的具有丰富实际临床操作经验的专家进行考核，并制定系统的考核评分标准，将考核内容系统化，以不同技术要点进行量化，每个要点给予相应的分数。同一批学员由同一组专家进行考核、评分，尽量避免评判者个人主观态度影响考核的结果。其次，对于虚拟操作培训系统可以利用设备本身所具有的相对客观的考核模块，利用模拟器对学员进行各种基本技能操作的考核，并由模拟系统直接进行评分，达到客观明了的评价效果。

针对经皮经肝胆道镜技术培训的实践性强、训练时间周期长等特点，根据目前培训的内容要点制定经皮经肝胆道镜培训的考核制度和内容，从而达到检验培训质量、检测教学效果、培养人才、检验人才的目的。

一、考核制度

（1）每个考核小组由培训中心指定教授、副教授2~3人组成，要求考核人员本身必须具有丰富扎实的有关经皮内镜操作技能的理论和实际操作能力。

（2）通过考核小组成员亲自监督培训医师的实际操作水平及理论水平等考核内容来确定考核成绩。

（3）按培训考核的内容逐一进行考核。

（4）计分方法。综合所有考核内容所得成绩为最终考核成绩，采用100分制评分标准，60分及格，75分良好，90分优秀，并记入培训档案。对于考核不及格者安排补考1次，不及格者需针对其薄弱环节继续延长培训，重新进行考核，根据再次考核的成绩决定是否予以毕业。

二、考核内容

（一）平时考核（占20%）

由培训中心老师平时认真记录培训医师的学习态度、组织纪律性和完成实习任务的情况，在培训结束时进行评分。

（二）理论考试（占20%）

由培训中心统一构建经皮经肝胆道镜技术的考试题库，命题重点放在基本理论、理论应用、实际操作原则等方面。每期学员的考试题目从题库中抽取，重点考查对知识的理解及应用。采取闭卷笔试方式。

（三）离体器官—动物训练模型考核（占40%）

根据目前应用的手术操作模型，从学员对模型的熟悉程度、对操作的熟练程度、操作完成的时间等方面进行考核，并重点对定位、穿刺造瘘、模拟取石等技术要点进行考核。

（四）虚拟操作培训系统考核（占20%）

利用虚拟操作培训系统内的考试模式对学员进行手眼协调训练模块、基本操作训练模块、手术训练模块等不同操作的技能考核，最后由系统自动进行评分。

（孙北望　龙萍　罗燕君　王淑雯）

▶ **参考文献** ◀

[1]HÄCKER A, WENDT-NORDAHL G, HONECK P, et al. A biological model to teach percutaneous nephrolithotomy technique with ultrasound- and fluoroscopy-guided access[J]. J Endourol,2007,21(5): 545-550.

[2]QIU Z, YANG Y, ZHANG Y, et al. Modified biological training model for percutaneous renal surgery with ultrasound and fluroscopy guidance[J]. Chin Med J(Engl), 2011,124(9):1286-1289.

[3]AYDIN A, SHAFI A M, SHAMIM KHAN M, et al. Current Status of Simulation and Training Models in Urological Surgery:A Systematic Review[J]. J Urol,2016,196(2):312-320.

[4]HANDA R K, JOHNSON C D, CONNORS B A, et al. Renal functional effects of simultaneous bilateral single-tract percutaneous access in pigs[J]. BJU Int,2010,105(1):125-128.